DER DESPERADO

EIN BEITRAG ZUR PSYCHOLOGIE DES REGRESSIVEN MENSCHEN

VON

HANS VON HENTIG

UNIVERSITÄT BONN

SPRINGER-VERLAG

BERLIN · GÖTTINGEN · HEIDELBERG

1956

ISBN-13: 978-3-540-02051-6 e-ISBN-13: 978-3-642-92675-4
DOI: 10.1007/978-3-642-92675-4

BRÜHLSCHE UNIVERSITÄTSDRUCKEREI GIESSEN

MEINER „SQUAW“

Vorwort

Man wird diesem Buch anmerken, daß es in langen Jahren entstanden ist, und wie aus einer kriminalhistorischen Untersuchung des wilden Westens eine kulturhistorische Studie wurde. Es konnte nicht ausbleiben, daß die vorwärtsschreitende Arbeit auf eine Theorie menschlicher De-Zivilisation hindrängte. Das Phänomen ist Folge und regressive Anpassung zugleich, wenn ungebahnte Natur und ungeformte Gesellschaft vom Menschen verlangen, er möge sich mit ihrer rauhen Ursprünglichkeit abfinden und dabei am Leben bleiben. Daß der Desperado nur eine von vielen Spielarten der „Verwilderung" ist und der Gangster zum Beispiel ihm nahesteht — bis herab zum Sprachschatz, der beide heute noch verbindet — gehört zu den sichern Ergebnissen dieser Untersuchung.

Daß psychotische oder kriminelle Persönlichkeiten körperlich wie seelisch Rückschlags-Bereitschaften aufweisen, räumt die Wissenschaft ein. Daß wir alle mehr oder weniger reversibel sind, haben uns Jahre gelehrt, die hinter uns liegen, deren Narben aber immer noch schmerzen. Der Desperado ist nur der Teilausschnitt eines viel weiteren Problems. Seine Naturgeschichte zu schreiben, bedeutet den Verzicht auf die emotionelle Befriedung von Bewunderung oder Verwerfung. Der Desperado war das Produkt von Kräften, die ihn hießen, so und nicht anders zu sein.

Ich habe 15 Jahre im Westen gelebt und die Luft der Berge, der Ebenen, der Lagerfeuer und der Goldgräberstädte geatmet. Ich habe Freunde gehabt, deren Erinnerung noch in die Zeit zurückreichte, als Indianer lautlos über die Bergkämme zogen. Diese Lebensnähe ist, hoffe ich, der Erkenntnis und der Darstellung zugute gekommen.

Von der riesigen Literatur war mir nur ein Teil zugänglich. Das Material habe ich so kritisch benutzt, daß ich erwarte, weder unverständigen Lobrednern der Zeit, noch verständnislosen Verkleinerern einer gewaltigen Leistung zu gefallen. Obschon die Jugend heute blasseren Vorbildern nachjagt, hat ihr Instinkt erraten, daß die Menschheit vor nur 100 Jahren zwischen Missouri und Pazifik durch eine erstaunliche Phase der Evolution — und Involution — gegangen ist. Ob der Kulturmensch je wieder ein solches Experiment mit sich selber machen wird, ist zweifelhaft.

Bonn, im Herbst 1955 HANS V. HENTIG

Inhaltsverzeichnis

I. Einleitung

A. Begriffsbestimmung

Wir Jungen haben einen alten Stier gekannt,
Schwarz war er und ein richt'ger Desperado.
(Cowboy-Lied)

I

Das Wort „Desperado“ kann nicht ins Deutsche übersetzt werden, ohne den Sinn zu verlieren, den ihm die amerikanische Kulturgeschichte gegeben hat. Zwar hat ihm der Ausdruck "Outlaw" den Rang abgelaufen. Auch er hat die alte rechtliche Bedeutung abgestreift und ist im 19. Jahrhundert zur Bezeichnung für einen Menschentyp geworden, der von Natur geprägt und durch besondere Lebensumstände fortentwickelt ist[1]. Es kennzeichnet die Gefühle, die beim Wort "Outlaw" mitschwingen, daß auch gefährliche Tiere wie Wölfe, Stiere und Pferde so genannt werden[2].

Outlaw-Tiere führen in die psychologische Genese der Anlage ein. Amerikanische Jäger glauben, daß der böse, reißende und gerissene Wolf[3] durch schlimme Erfahrung[4] zum Unhold geworden ist. Der Wolf ist etwa in eine Falle gegangen und mußte sich Zehen, Pfote oder ein Bein abbeißen, um davonzukommen[5]. Die bittere Erfahrung hat ihn scheu, die Entstellung einsam, die Gefahr gefährlich gemacht, und die Spur im Sande oder im Schnee verrät den Defekt. Körperlich behindert, ist er unendlich argwöhnisch geworden und kaum noch zu fangen. Bisweilen bringt man ihn zur Strecke, schleift ihn auf den Marktplatz und

---

[1] Darum ist die Übersetzung der «fuorileggi» als „Außergesetzliche“ unzureichend. WERNER HELLWIG: *Der Brigant Giuliano,* S. 39. Frankfurt 1953.

[2] Siehe den Abschnitt "The outlaw lobo" in B. A. BOTKIN: *A tresury of Western folklore,* S. 145ff. New York 1951. Das Werk wird von nun an als *Folklore* zitiert.

[3] Von dem Schmerz der Scheuerwunden, auch der seelischen, kommt das englische Wort "smart".

[4] Die Worte „verschlagen“ und „verschmitzt“ hängen mit „geschlagen werden“ zusammen. KLUGE, F., u. A. GÖTZE: *Etymologisches Wörterbuch der deutschen Sprache,* S. 835, Berlin 1951, führt eine Erklärung von 1741 an, „weil theils Kinder durch Schmitze der Rute klug werden“. Auch „gerieben“ bedeutet geschunden und somit gewitzt.

[5] Daher stammen die Wolfsnamen Old Club Foot (alter Klumpfuß), Old Crip (alter Krüppel) Old Stubby (alter Fußstumpf) und Old Two Toes (alter Zweizeh). Folklore, S. 146.

richtet ihn hin[1] wie in vergangenen Zeiten. Menschenähnlichkeit[2] gab ihm in der Sage des Mittelalters den Namen „Eisenhelm“, Isegrim. Im zottigen Tier steckt die Seele des bösen Menschen[3].

Auch im Menschen sind Wolfsgelüste verborgen. Die Berserker der nordischen Länder werden im „Rabenlied“ so geschildert[4]:

„Wolfswämser heißt man die, die in der Schlacht
In die blutigen Schilder heulen.
Wolfsröcke tragen sie, wenn es zum Kampfe kommt,
Wenn sie die Waffen zusammenschlagen.“

Wolfsbegierden kommen über die Menschen der amerikanischen Wildnis, wenn Leidenschaft oder Alkohol sie erhitzt[5]. Das Cowboylied nimmt den uralten Zusammenhang wieder auf[6]. Wer sich austoben will, läßt im Sprachgebrauch des wilden Westens „seinen Wolf los“[7]. Wölfe gehen im Schnee wie Menschen hinter einander her[8]. In einer Nacht durchmessen sie riesige Strecken, so daß man an Zauber glauben möchte. Der unauslöschliche Haß des Menschen stammt aus dem Nomadenleben her, als der Wolf die Herden, die Grundlagen seiner Existenz, zerstörte[9], und der tollwütige Wolf trotz Feuerbrand und Lärm angriff und tötete, wenn er nur einen einzigen Biß versetzte. Die Furcht vor dem Wolf liegt allen Lebewesen im Blute und hat sich in Sprichworten, Märchen und Bildern der Rechtssprache erhalten.

Zuflucht des Wolfes ist der Wald. „Wald“mensch ist der italienische Verwilderte, insalvatichire heißt verwildern. Im Walde wohnte der Verbannte, der Outlaw der mittelalterlichen englischen Romane. Er rettet sich in den “grene wode”. Er muß als “theef”[10] von dem leben, was Pfeil und Bogen erjagen. Die Fleta setzt den Kopf des Outlaw dem des Wolfes gleich. “An outlaw and a weyve bear wolves heads, which may be cut off by any one with impunity[11].”

---

[1] Folklore, S. 147.

[2] Es ist die uralte Werwolf-Vorstellung. Nach Gervasius von Tilbury (Kluge-Götze, S. 872) bedeutet der erste Teil des Wortes Werwolf Mann: “were enim Anglice virum sonat...”

[3] Kluge-Götze, S. 340.

[4] Elton, Oliver: *The nine books of the Danish history of Saxo Grammaticus*, S. 44. London 1905.

[5] “I'm a wild she-wolf.” Folklore, S. 222. Wölfinnen waren am gefährlichsten.

[6] „Ich bin der Wolf der ganzen Welt.“ *American Cowboy Songs*, S. 47. New York 1936 (ohne Autor).

[7] Folklore, S. 222.

[8] *Brehms Tierleben*, Bd. II, S. 22. Leipzig 1900.

[9] „In Lappland ist das Wort Frieden gleichbedeutend mit Ruhe vor den Wölfen...“ Brehms Tierleben, Bd. II, S. 22.

[10] Jusserand, J. J.: *English wayfaring life in the middle ages*, S. 253. New York 1891.

[11] Jusserand, S. 256.

II

Der Desperado hat seinen Namen von einem seelischen Zustand erhalten. Beim Outlaw kommt eine frühere Phase der Entwicklung zum Ausdruck: Der Ausschluß von der Gruppe. Die Gemeinschaft hat dem Menschen das entzogen, was Gegengabe für mannigfache Einengung ist, den Schutz der Vielheit. Er mag immer schon ein Außenseiter, ein schwarzes Schaf, ein Rebell gewesen sein. Jetzt werden alle Bande kollektiven Zusammenhalts gelöst. Der Ausgestoßene steht allein in einer Welt, die von übermächtigen Naturkräften, Tieren, Feinden, ja hartherzigen Gespenstern erfüllt ist. Aber diese Isolierung mobilisiert den nackten Selbsterhaltungstrieb. Der Outlaw wird böse, und wird, weil er böse und rücksichtslos ist, gefürchtet. So ist das englische Wort "wretch", eigentlich der Ausgeworfene, wie Seetang ans Ufer gespült wird, von der Bedeutung des „Vertriebenen"[1] zu der des Nichtswürdigen, des Elenden[2] gekommen, wobei zur physischen Verjagung der schlimmere Antrieb von wegweisenden Flüchen[3] hinzukommt. Treten der Anlage noch Verfolgungsakte zur Seite, so trifft das Wort outcast zu. Mit der Stärke des äußeren Druckes nimmt der Prozeß zu, den man Entartung, vielleicht, ohne unsere Nützlichkeitsideen einzuführen, Rückkehr zur Wildform nennen kann. Ein Pferd, das jeden Reiter abwirft, ist für den Menschen unbrauchbar, kann aber biologisch kaum degeneriert heißen, weil es sich der Domestikation erwehrt[4]. Ja, es kann als Rodeo-Pferd neue Nützlichkeit gewinnen, eine soziale Funktion wiederfinden.

Was in Amerika vor hundert Jahren zusammenfloß, waren zwei Schichten von Anschauungen. Die eine Vorstellung kam aus dem anglosaxonischen Recht des Mittelalters. Ihr waren Untertöne der Sympathie, des Gedankens vom „guten Räuber", zugemischt. Die andere war einer viel tieferen Denkschicht entnommen und brachte den indianischen Gedanken des schlechten Menschen hinzu, den man sich vom Leibe halten muß, und der immer schlechter wird, wenn man ihn fernhält. Beim Indianer gehen noch moralische Verwerfung und widerwärtige Sensationen ineinander über[5]. Die Sünde steht auf einer Linie mit Schmutz[6] und üblem Geruch. Worte, die heute eine moralisierende Bedeutung haben, wie

---

[1] HOLTHAUSEN, F.: *Etymologisches Wörterbuch der englischen Sprache*, S. 207. Leipzig 1927.

[2] KLUGE-GÖTZE, S. 168, sagt: „Elende, im fremden Land aus der angeborenen Rechtsgenossenschaft ausgewiesen, verbannt . . ., unglücklich."

[3] Siehe Shakespeare, Hamlet III, 2; King Lear XI, 3, wo "ban" die Bedeutung von verfluchen hat und im Gegensatz zum Segen steht.

[4] Von einem solchen Prachttier handelt das Cowboy-Lied "Old Dunny was an outlaw". American Cowboy Songs, S. 47. New York 1936.

[5] Über dieses Junktim siehe meinen Aufsatz: *Fischmarkt und Strafstätte*, in Schweiz. Z. f. Strafrecht 52, 373 (1938).

[6] OLDENBERG, HERMANN: *Die Religion des Veda*, S. 295. Stuttgart 1923.

„garstig", haben ursprünglich das Faulende und Verdorbene bezeichnet[1]. Der Gedanke der Befleckung ist rege, der zahlreiche Zeremonien der Reinigung, ja der optischen Abwendung zu begegnen suchen[2]. Nach dem Glauben der Indianer ist der schlechte Mensch in Auflösung begriffen. Der Büffel riecht ihn von weitem, er hat kein Jagdglück mehr. Zu diesem Verfall tragen schlimme Träume und böse Gedanken bei[3], die ihn wie Aussatz plagen. So bringt der „ranzige" Outlaw dem Stamme der Indianer Unheil[4], und gegen diese verderbliche Ansteckung wird die Barriere des Zwischenraums errichtet. Ob die einsamen und angriffslustigen Elefanten und Büffel, die die kolonialen Engländer "rogues" nennen, wegen ihres absonderlichen Geruches verstoßen werden, und ob sie, die hassenswert riechen, auf die Isolierung mit Bösartigkeit reagieren, wissen wir nicht. Die Geschichte des tierischen Desperados ist noch nicht geschrieben worden.

Die alte Friedloslegung, die in Gefahr stürzte[5], ist selten geworden[6]. Aber der flüchtige Verbrecher macht heute noch ähnliche Erfahrungen. Er wird gesucht, gejagt, vom Anker aller menschlichen Beziehungen gerissen, von einem Schlupfwinkel zum anderen gehetzt. Er, der oft schon an inneren Gußfehlern litt, muß sein Wesen nach der defensiven Seite hin verbiegen.

Unter dem Druck deletärer Bedingungen wird der bloße Outlaw zum Desperado. In der Abwehr erfolgt die regressive Umbildung von Zügen, die vorher schon bereits bestanden und jetzt ins Rutschen kommen. Die Wechselwirkung zwischen Verfolgung und dem Absinken auf verkümmerte Daseinsformen — darunter eine Bösartigkeit[7], die das Element der Verfolgung verstärkt — hat sich auch der Vorstellungswelt primitiver Menschen aufgedrängt. „Unter den Eingeborenen Westafrikas geht die

[1] Kluge-Götze, S. 241. Im Englischen bedeutet "smelly" unanständig, genau wie "fishy". Partridge, Eric: *A dictionary of slang and unconventional English*, S. 788. New York 1950. — "A stinker" ist ein ekelhafter Kerl.

[2] Stengel, Paul: *Die griechischen Sakralaltertümer*, S. 105ff. München 1900.

[3] Auch die Griechen glaubten, daß häßliche Gedanken beflecken: „Nur wer rein ist, betrete die Schwelle des duftenden Tempels, niemand aber ist rein, außer wer Heiliges denkt." Stengel, S. 106.

[4] Die Anschauungen der Indianer sind geschildert in G. B. Grinnell: *The Cheyenne Indians*, S. 355. New Haven 1923.

[5] Siehe den Erfrierungstod der Ausgewiesenen in Bret Hartes: Die "outcasts of Poker Flat".

[6] Etwa Robespierres «mise hors la loi» am 27. Juli 1794. Siehe mein: Robespierre, *Studien zur Psychopathologie des Machttriebes*, S. 125ff. Stuttgart 1925.

[7] In einem amtlichen Berichte vom Jahre 1881 stehen die Worte: „Als Klasse sind die Cowboys nicht besonders beherzt, obschon sich einige unter ihnen finden, die durch so schwere Dinge gegangen sind, daß sie zu allem fähig wurden und es auf alles ankommen lassen." Miller, Joseph: *The Arizona story*, S. 148. New York 1952. Im Englischen heißt es: "they have become desperate" und "they will take desperate chances".

Überlieferung, nach welcher die Schimpansen einmal Mitglieder ihres Stammes gewesen seien, wegen ihrer schlechten Gewohnheiten aber aus aller menschlichen Gemeinschaft verstoßen und infolge hartnäckigen Beharrens auf ihren gemeinen Neigungen allmählich auf den jetzigen Zustand herabgesunken wären[1]."

III

Bei nicht wenigen Desperados richtet sich die Auflehnung nicht nur gegen die Gruppe, die ihnen feind ist, sondern gegen einen anderen Ungerechten, die Natur. Bisweilen sind körperliche Mängel[2] mit seelischer Dysfunktion verbunden. Diese weithin sichtbare Ungleichheit, diese grobe Benachteiligung stürzt das Individuum in innere und äußere Konflikte. Schon Schiller ist an ein kriminalpsychologisches Problem mit den Augen und Einsichten des Mediziners herangegangen:

„Die Natur hatte seinen Körper verabsäumt. Eine kleine unscheinbare Figur[3], krauses Haar von einer unangenehmen Schwärze, eine plattgedrückte Nase und eine geschwollene Oberlippe, welche noch überdies durch den Schlag eines Pferdes aus ihrer Richtung gewichen war, gaben seinem Anblick eine Widrigkeit, welche alle Weiber von ihm zurückscheuchte und dem Witz seiner Kameraden eine reichliche Nahrung darbot[4]."

Bücher und Kino machen uns mit Prachtkerlen und Idealtypen unter den Männern des Westens bekannt. Wie aber beschreibt Bret Harte[5] die Goldgräber, mit denen er zusammenwohnt? „Der kaltblütigste Mann war kaum 5 Fuß hoch, hatte eine sanfte Stimme und verlegene, schüchterne Manieren ... Der stärkste Mann hatte nur drei, Finger, der beste Schütze nur ein Auge ..." Entstellung[6] sucht Männergesellschaft. Sie ringt mit physischer Mehrleistung um Anerkennung und Vergessen. Der Furchtlosigkeit und dem kämpferischen Draufgängertum wird vieles übersehen, weil sie seltener sind als ein glattes Gesicht.

Neben den sichtbaren körperlichen Mängeln hat der sexuell „Ausgestoßene" mit Anpassungsschwierigkeiten zu rechnen. Daneben gibt es Verkettungen, die ohne Schuld oder ohne wesentliche Schuld ins Unheil führen. Das sind die „heillosen" oder „unseligen" Menschen, von denen die alten Berichte sprechen, und die aus kleinen, zufälligen Anfängen in

---

[1] Brehms Tierleben, Bd. I, S. 83. Leipzig 1893.

[2] Diese Zusammenhänge bestehen bei manchen körperlichen Mißbildungen, wie sie bei der schwersten normalen Verkrüppelung, dem hohen Alter, sich bemerkbar machen.

[3] Über den Machttrieb kleiner Menschen siehe mein Buch: Die Strafe, Bd. II, S. 295. — In Grimms Märchen hat der Däumeling „Courage im Leibe".

[4] Schiller: *Der Verbrecher aus verlorener Ehre.*

[5] Harte, Bret: *Californische Erzählungen,* Bd. I, S. 5. Reclam-Ausgabe o. J.

[6] Dem gut aussehenden, allzu gut aussehenden Desperado werden wir noch begegnen.

schwere Krisen abgleiten. Eine solche Entwicklung nahm Murieta, der berühmte Desperado Californiens[1], und lange vorher Michael Kohlhaas, den Heinrich von Kleist den „Rechtschaffensten zugleich und entsetzlichsten Menschen seiner Zeit“ nannte. Solchen tragischen Entwicklungen werden wir oft begegnen. Jedem, der daran geht, das enggesponnene Gewebe des Phänomens aufzutrennen und die kausalen Fäden bloßzulegen, drängt sich die fatale Macht des Zufalls auf.

Aber noch andere Bedeutungen umfaßt das Wort „Desperado“. In ihm wird die Gleichgültigkeit angedeutet, die er gegenüber dem menschlichen Leben hat, sei es das eigene oder das der anderen. In ihm liegt die Warnung an die Umwelt, sich in acht zu nehmen, weil diesem Manne alles zuzutrauen ist. Er ist ein „sakrischer“[2] Kerl. In ihm „wurlt“ kalte, chronische, unberechenbare Verzweiflung. Wer Schillers Räuber liest, wird sich wundern, wie oft das Wort „Verzweiflung“ darin vorkommt.

Vielleicht geht es zu weit, die Lebensführung vieler Desperados als fortgesetzten Selbstmordversuch anzusehen, der von mörderischen Episoden unterbrochen wird. Wir werden einer Reihe solcher Typen begegnen. BRET HARTE hat in den „Verstoßenen von Poker Flat“ einen Spieler geschildert. Er macht seinem Leben ein Ende. Über der Leiche ist eine Spielkarte an den Baum geheftet. Darauf steht mit fester Hand geschrieben: „Unter diesem Baume liegt die Leiche von John Oakhurst, der eine schlechte Karte zog am 23. November 1850 und seinen Einsatz zurückgab am 7. Dezember 1850.“

Schon ehe ich mich mit dem Desperado beschäftigte, war ich um die psychologische Grundlage des Zustandes bemüht, den man Verzweiflung nennt[3]. Psychiater haben die Angriffstendenzen vieler Selbstmörder erkannt[4]. Es ist kein Zufall, daß sich in der medizinischen Terminologie des Selbstmords das Wort „Verzweiflung“ oder raptus[5] wiederfindet. Aus dem indianischen Kulturkreis sind akute Verzweiflungsanfälle bekannt, die an das fauchende, knurrende, in die Enge getriebene Raubtier erinnern. Bei einem Ausbruch begann der indianische Desperado Cherokee Bill, jedesmal wenn er einen Schuß auf die

---

[1] Schiller hat in dem „Verbrecher aus verlorener Ehre“ diese kausale Verknäuelung herausgespürt: „Warum achtet man nicht ... auf die Beschaffenheit und Stellung der Dinge, welche ... einen Menschen umgeben, bis der gesammelte Zunder in seinem Inwendigen Feuer fing?“ — Über Murieta s. Folklore, S. 53.

[2] Der Ausdruck „sakrisch“ gibt die volkstümliche Abschleifung von „verflixt“, «maledetto», "confounded" wieder. Es ist ein Mensch, der verdammt und nicht mehr zu retten ist, der nichts mehr hofft und von dem nichts mehr zu hoffen ist. Wir sprechen von einem verteufelten Kerl, die Engländer von einem "devil of a fellow".

[3] *Die Strafe*, Bd. II, S. 10.

[4] RINGEL, ERWIN: *Der Selbstmord*, S. 127ff. Wien 1953.

[5] Aggression und Selbstvernichtung fallen beim Familienmord zusammen.

Wärter abgab, zu „kollern“[1]. Der Laut liegt zwischen dem Kollern eines Truthahns und dem Heulen der Coyoten. Es ist der Ausdruck äußerster motorischer Spannung, der Todesschrei des Indianers. Kollern bedeutet Tod für jeden, der sich entgegenstellt[2]. Es ist das Laut-Konzentrat der letzten Verzweiflung.

Die Drohung vieler Desperados, man werde sie nicht lebend fangen, vielleicht auch die erstaunliche Unfallhäufigkeit der Zeit, mag in dieser Richtung gedeutet werden. Dabei ist zu bedenken, daß es sich fast ausschließlich bei den Menschen des wilden Westens um junge Männer handelte. Wie nahe steht heroische Lebensverachtung dem abgeschwächten Trieb der Selbsterhaltung? Liegt nicht wahre Gefährlichkeit in einer geistigen Verfassung, die jenseits aller sozialen, auf Abschreckung bedachten Mechanismen liegt? Darüber wird noch vieles zu sagen sein.

IV

Die Blütezeit des Desperados fällt in die Jahre 1850—1890. Sie beginnt mit dem mexikanischen Kriege und endet mit der letzten aller „Grenzen“, dem Goldrausch in Alaska[3]. Wir wissen, daß ähnliche Typen sporadisch in Australien und Südafrika aufgetreten sind. Wenn diese menschliche Spielart in den Vereinigten Staaten zur weithin sichtbaren Ausbildung gelangte, liegt es an einer Vielfalt von Ursachen, um die wir uns bemühen werden. Hier, in Nordamerika, lagen die riesigen Landmassen, deren wüstenähnliche oder gebirgige Konfiguration die Zivilisation nur schrittweise vorrücken ließen. Der Bürgerkrieg hielt den Vormarsch ins Innere des Landes auf. Der stärkste Impuls ging vom Golde aus, das erst in Californien, 10 Jahre später in Colorado gefunden wurde. Nach Californien konnte man zur See gelangen. Wer nach Colorado wollte, mußte das unwegsame Land zwischen dem Missouri und den Rocky Mountains durchwandern. Die vielfachen Bewegungen[4] erlauben, weil sie sich auf längere Zeit verteilen, den Vorgang wie in einer Zeitlupe zu studieren.

Der Öde der Wüsten und der Berge ging die wegsame Wildnis des Meeres voraus. Zuerst kamen daher auch die Desperados zur See[5].

---

[1] Auf englisch "gobble". — Das deutsche Wort „kollern“ scheint mit colère, „ausbrechender oder stiller Wut“, zusammenzuhängen. Ein Wort "gobby" wird aus Neu-Fundland berichtet. WENTWORTH, HAROLD: *American dialect dictionary*, S. 257. New York 1944.

[2] Wer „angekollert“ wird, ist in so akuter Gefahr, daß er Notwehrrechte in Anspruch nehmen kann. Folklore, S. 347. Hier finden sich die interessanten Tatsachen über das eigenartige Phänomen.

[3] In GENE FOWLER: *Timberline*, S. 50, New York 1940, ist die Geschichte von Soapy Smith zu lesen. „Hier wurde er König der Gauner in Alaska und beherrschte ganze Siedlungen mit seinem Grips und seiner Pistole.“

[4] Siehe das Kapitel, das die Wanderungseffekte schildert.

[5] TURBERVILLE, A. S.: *English men and manners in the eighteenth century*, S. 166, Oxford 1926, nennt die großen Seeräuber des 18. Jahrhunderts "desperadoes".

Fielding hat in seinem Tagebuch einen solchen Kapitän vor uns hingestellt. Ihm schien der „sonst" tüchtige und gottesfürchtige Kapitän zur See alle Regeln des Anstands und der Moral über Bord geworfen zu haben[1]. Auch die Matrosen meinten nach Fielding, daß keine Regel der Menschlichkeit auf sie Anwendung finde. Aber wer damals zur See ging, war oft auf die See geflüchtet. Es war eine reine Männergesellschaft. Das Nacheinander von Gefahr, heftiger Anstrengung und langer Ruhe sagt dem Primitiven zu, entspricht dem Rhythmus der Urzeiten.

Die Meinung, daß der moderne Gangster in vielen Stücken ein später Nachkomme des Desperados sei, läßt sich mit guten Gründen vertreten[2].

B. Verdruß mit Material und Sprache

I

Wer die Zeit der „Pioniere" mit wissenschaftlichen Mitteln erforschen will, stößt auf erhebliche Schwierigkeiten. Chronisten der Zeit haben diese Hinderung deutlich empfunden. „Zwei Wesenszüge", so lesen wir, „scheinen allen Tatmenschen der Anfangszeit gemein gewesen zu sein — unverzagte Bravour und völlige Unfähigkeit, über irgendein Geschehnis von Bedeutung übereinstimmend zu berichten. Es ist, als ob sie sich richtig verschworen hätten, daß zwei Augenzeugen niemals über wesentliche Umstände eines Vorgangs einig sein dürften[3]." So ist der Pfad des Geschichtsschreibers voller Dornen. Auf die damaligen Zeitungen kann man sich nicht verlassen, noch weniger auf die Äußerungen der Berühmtheiten, wenn sie von sich selber sprechen. In Tombstone vertraten zwei Blätter verschiedene Interessentengruppen. Was sie brachten oder nicht brachten, entsprach dieser notorischen Parteilichkeit[4]. Die Zeitung in Ellsworth, einem höchst unruhigen Ort, druckte monatelang die Überschrift: „Alles ruhig in Ellsworth". Gleich darunter kamen die kleinen Nachrichten über Schießereien und Zusammenstöße bei Tag und bei Nacht[5]. Daß die widersprechendsten Zahlen über die Mordkriminalität in Südkalifornien verbreitet wurden, hat CLELAND gezeigt[6]. In manche

[1] TURBERVILLE, S. 170: „Sie sind stolz darauf, wie Wilde zu reden und sich wie Wilde zu benehmen."

[2] Die offensichtlichen Unterschiede mit der Welt der westlichen Grenze haben Urbanisation, Fortschritt der Technik und höhere Organisation bewirkt. Die Wildnis ist in die Slums der Riesenstädte zurückgekehrt, und manche Seiten des modernen Lebens sind zu einem neuen Dschungel geworden, in dem die Gangster auf Beute ausgehen.

[3] LOCKWOOD, FRANK C.: *Pioneer days in Arizona*, S. 158. New York 1892.

[4] BURNS, WALTER NOBLE: *Tombstone*, S. 121, New York 1946, gibt ein treffendes Bild des Kampfes zwischen dem "Nugget" und dem "Epitaph".

[5] LAKE, STUART N.: *Wyatt Earp, Frontier marshal*, S. 78. New York 1952.

[6] CLELAND, ROBERT GLASS: *The cattle on a thousand hills*, S. 131. San Marino 1941.

Seiten des Lebens in Dodge City führen die Vorwürfe der Temperenz-Prediger[1] und die hämischen Bemerkungen einer Zeitung im Nachbarort[2] besser ein, als die beschwichtigenden Bemerkungen der Einwohner. Nach dem „Kansas Cowboy" waren Leben und Eigentum der Leute, „die sich nicht um andere kümmern" in Dodge City sicherer als in irgendeinem andern Platz des Staates[3].

Man nahm es mit Daten und Tatsachen nicht sehr genau. Überall ist die „Lust zu fabulieren" spürbar. Man freute sich an abenteuerlichen Geschichten und malte fehlende grelle Farben hinzu. „Oberst" E. Z. C. Judson, besser als Ned Buntline bekannt, der Entdecker von Buffalo Bill und nicht unbekannt im Gangsterleben der vierziger Jahre in New York[4], hat mit vier verschiedenen Geburtsdaten gearbeitet. „Das erste wurde niedergeschrieben, als er zur Marine ging, ein zweites, als er sich zum Heere meldete. Sein Antrag auf Gewährung einer Pension gibt ein drittes Datum an und auf seinem Grabstein steht ein viertes[5]", wofür man ihn wahrscheinlich nicht verantwortlich machen kann. Unbedenklich geben Autoren zu, daß sie Vorgänge nicht ganz zutreffend beschrieben haben, um ihre Person zu salvieren[6].

Was ist von Wyatt Earps Bericht über die Schlacht von Iron Springs zu halten? Der Vorderteil des Sattels ist von einer Kugel zersplittert, der Rock hängt in Fetzen, in den Hosen sind drei Schußlöcher, drei in der Hutkrempe, fünf im Kopfteil des Hutes. Sein Bein ist taub; eine Kugel hat den Absatz getroffen. Drei Geschosse haben das Fell des Pferdes geritzt. Das sind im ganzen 15 Treffer[7]. Er selbst ist unversehrt. Vor welchem Gericht würde dieses blaue Wunder Glauben finden?

Berühmt ist die Mär von „Morley's Ritt". Morley soll, um eine entscheidende Meldung zu bringen, mit einem guten Pferd losgaloppiert sein. Kurz vor dem Ziel Canon City bricht das Tier tot zusammen. Morley läuft zu Fuß weiter und erreicht im letzten Augenblick sein Ziel. Dazu sagt sein Sohn[8]:

---

[1] Vestal, Stanley: *Queen of cowtowns, Dodge City*, S. 214. New York 1952.

[2] Walsh, Richard J.: *The making of Buffalo Bill, a study in heroics*, S. 150 und 151. Indianapolis 1928.

[3] Vestal, S. 213, mit dem bissigen Hinweis auf die Zustände in der Hauptstadt Topeka, wo vor dem Kapitol (dem Regierungsgebäude) nachts häufig Morde und Raubüberfälle begangen würden. Erst solle die Hauptstadt vor der eigenen Türe kehren. In Dodge City würden die Behörden schon ihre Pflicht tun.

[4] Nach Herbert Asbury: *The gangs of New York. An informal history of the underworld*, S. 43. Garden City 1927.

[5] Monaghan, Jay: *The great rascal*, S. 28. New York 1951.

[6] Lockwood, S. 125.

[7] Lake, S. 340.

[8] Folklore, S. 210. — In vielen Büchern, die sich mit der Zeit befassen, ist die Rubrik "Tall Tales", Mordsgeschichten, zu finden. So in Joseph Miller, S. 304ff.; Folklore, S. 640—676; W. A. Chalfant: *Gold, guns and ghost towns*, S. 163ff. Stanford 1954.

„Um das Andenken meines Vaters und die Ehre der Familie zu wahren, möchte ich versichern, daß mein Vater nicht, mit einem Ritt von 40 Meilen vor sich, im Galopp losraste (es macht mich immer wütend, wenn ich so etwas im Kino sehe). Er brachte sein Pferd in einem frischen Trab voran, bis es sich angewärmt hatte. Dann trabte und galoppierte er abwechselnd, so wie es das bergige Gelände erlaubte ... Auch hetzte er das Pferd nicht zu Tode."

Das Unwahrscheinliche war unterhaltsam. „Handfestes Lügen", meint WALSH[1], war Landessitte. Wenn man von Lügnern spricht, so konnte der alte Westen mit einer größeren Anzahl aufwarten als irgendein Land unter der Sonne[2]. Es war mehr Freude am Interesse der Zuhörer als bösartige Aufschneiderei. Diese Pseudologie konnte bis zur Personifizierung verschollener Helden gehen[3]. Drei falsche Jesse James' haben sich an seinen Ruhm angeklammert. Der letzte trat noch im Jahre 1948 auf, und es hat nicht wenige gegeben, die an ihn glaubten. Daß dieser Mann, J. Frank Dalton mit Namen, 101 Jahre alt war, mag als Entschuldigung gelten. Aber vielleicht war er auch nicht einmal 101 Jahre alt, und bildete sich auch diese Höchstleistung ein[4].

Und dann die geistigen Verwüstungen der Heldenverehrung. Buffalo Bill war für einige Zeit das Ideal des Kämpfers und aller männlichen Tugenden. Andere haben an ihm kein gutes Haar gelassen[5], wenn man bei der langen Mähne des Mannes davon sprechen kann[6]. FRANK TARBEAUX hat in seiner Selbstbiographie Buffalo Bill für einen ausgemachten Feigling erklärt[7], der niemals in seinem Leben einen Indianer getötet habe. Für diese Auffassung spricht die Tatsache, daß Buffalo Bill im Bürgerkrieg nicht ins Gefecht kam, weil er seiner Mutter versprochen hatte, sich nicht vor dem 18. Lebensjahre zu stellen, und er sein Wort nicht brechen wollte[8]. Auch war sein Gesicht so weich und selbst durch den Spitzbart nicht martialischer gemacht, daß eine Zeitung bei seinem Auftreten sarkastisch von einer „wunderschönen Blondine" sprach[9].

[1] WALSH, S. 131 und 132.

[2] „Ein Mann aus dem Osten mag ein bißchen geschwindelt haben, wenn er nach dem Westen kam und von den Entfernungen lernte, die greifbar nahe zu sein schienen und doch Hunderte von Meilen entfernt sind." WALSH, S. 132.

[3] Nach BURNS (S.192, stürzt sich ein falscher "Billy the Kid" ins Verderben.

[4] HORAN, JAMES D., u. PAUL SANN: *Pictorial History of the Wild West*, S. 44. New York 1954. — Das Buch wird von nun an als Pict. Hist. zitiert. — Ein 85 Jahre alter Eisenbahnräuber warf einen Blick auf ihn und meinte: „Er ist's."

[5] RIPLEY, THOMAS: *They died with their boots on*, S. 74, New York 1949, meint: „Jeder alte Trecktreiber weiß, daß Bill Cody nichts anderes als ein Schlächter (von Büffeln) war."

[6] Man kann das lange Haar auf alten Bildern (Pict. Hist., S. 48 und 53) bewundern. — Zusammen mit Queen Victoria hing Bills Bild in allen Friseurläden.

[7] „Schön wie ein Apollo" hatte Buffalo Bill nur am Ende des Bürgerkrieges in der Etappe gedient. Dies hinderte ihn nicht, einer Guerillabande beizutreten, die in Missouri Brände legte und Vieh raubte. RIPLEY, S. 74.

[8] GARST, SHANNON: *Buffalo Bill*, S. 85. New York 1950.

[9] MONAGHAN, JAY: S. 18.

Die Geschichte der Zeitungen, die im Westen aus dem Boden wuchsen, eingingen und an anderer Stelle wieder auftauchten, ist ein besonderes Kapitel. Sie mußten den verzweifelten Versuch machen, das Interesse des Lesers gefangen zu nehmen. So kam es zu dem erfundenen Familienmord, den MARK TWAIN seiner Zeitung einschickte[1]. So kam es zu den Flunkereien von Zeitungen, die von Bergwerksgesellschaften ausgehalten wurden und den Verkauf von Kuxen vorantreiben sollten. In Lundy in Nevada besaß eine englische Gesellschaft Goldminen. Man gab eine Zeitung heraus. Zum Leiter wurde ein Mann ausersehen, der an der ganzen Westküste als „Schwindler Jim Townsend“ bekannt war[2].

Durch Zufall sind einige Nachrichten über das Blatt erhalten geblieben. Obschon der Ort nur wenige Läden hatte, brachte die Zeitung Anzeigen von drei großen Lebensmittelgeschäften, einem Warenhaus, zwei Banken und vieler Kneipen, auch Beerdigungsinstituten und anderen nicht existierenden Unternehmen. Ein gedruckter Fahrplan wies auf die Ankunft und Abfahrt von Zügen hin, die es nicht gab. „Alles das sah sehr gut für den britischen Aktienkäufer aus, obgleich jeder im Ort wußte, daß Lundy nahezu verlassen und von schmerzlicher Eintönigkeit war.“ Daneben berichtete die Zeitung von einem Theater (das es nicht gab), an dem die berühmtesten Schauspieler der Westküste auftraten. Eine Erstaufführung wurde geschildert, eine Darstellung der Kostüme gegeben, die von den Logenbesuchern getragen worden waren. Solche Blätter sind nicht geeignet, sicheres kulturhistorisches Material zu liefern.

II

Viel Kopfzerbrechen bereitet die sprachliche Wiedergabe. Das Wörterbuch läßt uns im Stich, denn viele Worte haben einen Sinn erhalten, der von der literarischen Bedeutung weitab liegt[3]. Manche Ausdrücke wie lobo, bonanza und loco[4] bewahren im Spanischen die alte Bedeutung, haben sich aber auf amerikanischem Boden gewandelt. Das Wort Posse kann nur durch langatmige Umschreibung verständlich gemacht werden, weil es die Einrichtung auf dem europäischen Kontinent nicht gibt[5].

[1] Der Artikel ist abgedruckt in C. B. GLASSCOCK: *The big bonanza*, S. 118f. Portland 1931. WELLS DRURY (An editor at the Comstock Lode, S. 164, New York 1936) hat den Fall milde, WILLIAM M. STEWART (GLASSCOCK, S. 116) sehr abfällig beurteilt. „Schwindelgeschichten und scherzhafte Irreführung machten zweifellos einen bedeutenden Inhalt der Zeitung aus“ (GLASSCOCK, S. 117).

[2] CHALFANT, S. 53 und 54.

[3] Die bemerkenswerte Sinn-Geschichte der Worte "ornery" und "sooner" kann in Folklore, S. 20 und 53, nachgelesen werden.

[4] "Lobo" ist der Wolf; "bonanza" ein Glücksfall, dann eine plötzlich ertragreiche Goldmine, nach PARTRIDGE (S. 77) vielleicht eine Fundstätte in Nevada; "loco" heißt „verrückt“.

[5] Posse comitatus ist das alt-englische Aufgebot zur Verfolgung von Verbrechern.

Hinter dem Wort Pionier steht die alte Idee des Bahnbrechers[1]. Vor dem ersten Weltkrieg mußten in der britischen Armee alle Truppengattungen glatt rasiert sein, nur die Pioniere durften zur Erinnerung an die alte handwerkliche Funktion weiter Bärte tragen, und solche echten „Pioniere" mit Bart, Riesenaxt und weißer Schürze konnte man im Jahre 1955 bei den Paraden der kanadischen Besatzungstruppen in Deutschland sehen. "Bad man" darf nicht mit Bösewicht übersetzt werden, denn es gab angesehene, dabei höchst gefährliche bad men[2]. Es waren Leute, mit denen nicht gut Kirschen essen war und um die man besser herumging, statt mit ihnen anzubändeln.

Unter der Leitung des Gerichts, in Pionierzeiten höchst selbstherrlich, sorgte der Sheriff für Ruhe und Ordnung[3]. Er ernennt seine Unterbeamten, wodurch erhebliche Ungebundenheit in das System der Sicherheitsbeamten kam und heute noch kommt. Die Auswahl konnte nicht immer unbedenklich sein. In den Gemeinden wachte der City Marshal über die Innehaltung eines Minimums von Sicherheit. Der Marshal der Vereinigten Staaten schritt ein, wenn es sich um die Kompetenz des Bundes handelte, also etwa beim Postraub. In vielen Orten sehen wir die verschiedenen polizeilichen Instanzen kollidieren, übten sie freilich eine heilsame gegenseitige Kontrolle aus.

„Killer" ist heute noch ein Ausdruck der Gangster, ist also ein Mensch der aus reiner Neigung oder von Berufs wegen tötet. Es ist möglich, daß das Wort aus der Zeit stammt, in der Büffel massenhaft abgeschossen wurden, jedenfalls wird es in diesem Zusammenhang gebraucht[4]. Das Wort renegade hat eine religiös-rassische Geschichte. Ursprünglich der hassenswerte Ketzer[5], wandelt sich der Sinn vom Abtrünnigen zum Bösewicht, wobei immer noch der Gegensatz von Christ und Heide nachklingt, das Töten also zu einer verdienstlichen Angelegenheit wird.

Wie wenig der Wortsinn feststeht, kann man aus den widersprechenden Definitionen der Ausdrücke gunman[6] und gunfighter sehen. In den älteren Berichten haben beide Worte ungefähr die gleiche Bedeutung.

---

[1] Ursprüngliche Bedeutung ist der militärische Vortrupp, der Hindernisse wegräumt, nach KLUGE-GÖTZE (S. 567) vom italienischen pedone.

[2] Siehe die Karrikatur eines "bad man" in Folklore, S. 60ff.

[3] Damals wie heute hatte der amerikanische Sheriff das Gefängnis unter sich und führte die Hinrichtungen durch. Alt-englische Ausdrücke sind für das Gefängnis "sheriff's hotel", für die Hinrichtung "sheriff's ball" und für die Hängeschlinge "sheriff's picture-frame". PARTRIDGE, S. 754.

[4] LAKE, S. 57.

[5] Abtrünnig ist nach KLUGE-GÖTZE derjenige, der sich von einer Gruppe abtrennt. Das Wort hängt mit einer althochdeutschen Wurzel für „Flüchtling" (fliehend entkommen) zusammen.

[6] Von den Desperados in Eurika sagt DRURY (S. 282), daß es eine Menge dieser "gunmen" gab und daß sie zu seiner Zeit "gunfighters" genannt wurden.

Spätere Erörterungen beginnen bereits zu moralisieren. FULTON[1] nennt den gunman hinterlistig und mordgierig, jederzeit bereit, den unbewaffneten Gegner zu überfallen oder ihn aus dem Hinterhalt abzuschießen. Der gunfighter dagegen ist ritterlich, großmütig und gibt wie ein guter Sportsmann dem Feinde eine Chance. „Wenn er tötet, so geschieht es, weil es nicht anders geht. Er hinterläßt eine Spur von Blut, aber man kann ihn nicht einen Mörder nennen. Und selbst wenn das Gesetz nach ihm greift und ihn ins Zuchthaus oder auf den Galgen schickt, so geht es uns gegen den Strich." Diese später hinzugedichtete Nuance, die hauptsächlich für Sheriffs gilt, ist höchst fraglich und kann in der Übersetzung nicht herausgebracht werden. So sehr unnötige Fremdworte zu verwerfen sind, so müssen diese Ausdrücke in der englischen Urform gebraucht werden.

II. Die Kräfte der Umwelt

A. Die physikalische Umwelt

Wer von Innerasien oder Innerafrika spricht, denkt an Gegenden, die schwer zugänglich, spärlich bewohnt und kaum bekannt sind. Kontinente sind meist von der Küste her „erobert" worden. Der Eindringling kam die großen Flußläufe, den Nil, die Wolga, den Mississippi oder den Hudson hinauf. Im Jahre 1858 befuhren sechzig Dampfschiffe regelmäßig den Missouri. Hinter den Landeplätzen von Independence, St. Joseph und Leavenworth begann die große amerikanische Wüste, die amerikanische Landkarten von 1654 und 1700 ebenso weiß lassen wie unsere Globen die Gegenden um den Nordpol. Erst 1825 wurde der Santa Fé Trail in Benutzung genommen; er war einem Karawanenweg durch die Sahara ähnlich. 1841 kam der Oregon Trail hinzu. Sechs Jahre danach zogen die Mormonen nach dem Großen Salzsee, um in der Wildnis Ruhe vor Verfolgungen zu finden. Vorher wurden die riesigen Steppen und die gewaltigen Gebirgszüge nur von einzelnen Händlern und Jägern durchstreift, meistens Franzosen. In den vierziger Jahren kam Josiahs Tagebuch heraus[2]. Zögernd begann Inner-Amerika in den Gesichtskreis der Menschen zu treten.

Zwischen dem Missouri und der pazifischen Küste breiten sich zwei Steppengürtel und zwei Gebirgszüge aus. New York liegt 10 Fuß[3] über dem Meeresspiegel, New Orleans 8, San Francisco 52. Wenn man von Ost nach West wandert, so erreicht man in Denver eine Höhe von 5221,

[1] Folklore, S. 288. — Bei VESTAL (S. 139) nennt Clay Allison die Marshals von Kansas, die er haßte, "gunmen". „So wie das Gesetz jetzt ist", meinte ein Mann, „schlägt es zu, jetzt auf Seiten der Ordnung, dann gegen die Ordnung." Folklore, S. 220.

[2] Das Buch hieß "Commerce of the Prairies" oder "The journal of a Santa Fé trader" und erschien 1845.

[3] Der Fuß entspricht 30,479 cm.

in Albuquerque von 5314, in Cheyenne von 6139 Fuß. Sind die Rockies durchquert, so fällt das Land langsam wieder ab. Kurz vor der pazifischen Küste stellt sich eine neue Bergmasse entgegen. Im Mount Whitney erhebt sich die Sierra Nevada auf 14495 Fuß. Der Berg ist der höchsten Erhebung der Rockies, dem Mount Elbert, um ein paar Meter voraus.

Dieses Inner-Amerika, umgrenzt von Missouri, dem Pazifik, dem Rio Grande und dem Columbia-Fluß, ist das Habitat des Desperados gewesen. Die Höhenlage und die Entfernung von ozeanischen Einflüssen bestimmen die Trockenheit, die Dauer des Sonnenscheins, die Typen der Luftbewegung und die Minima wie Maxima der Temperaturen. Der Mensch, der vom Osten kam, sah sich ungewohnten physikalischen Kräften ausgesetzt. In Cheyenne, Denver, Bismarck, schon in North Platte, sinken die winterlichen Temperaturen zu großer Tiefe ab, von hochgelegenen Orten wie Central City oder Leadville gar nicht zu sprechen. Utah, Wyoming, Montana und Denver weisen die höchsten Schneefallziffern im Lande auf. Schnee hemmt nicht nur die Bewegung von Mensch und Tier. Er führte vor 100 Jahren nicht selten zu tödlicher Isolierung von der Außenwelt[1]. Augenzeugen aus Ward, in den Bergen von Colorado, haben von Wintern erzählt, in denen man nur durch Schneetunnels von Haus zu Haus verkehren konnte. BRET HARTE hat eine ganze Gruppe geschildert, die in Schneemassen verschüttet wird und umkommt[2].

In den Rockies ist wie in Alaska der Ausdruck „Hüttenknall“[3] üblich. Darunter versteht man den gespannten Gemütszustand von Menschen, die den ganzen Winter hindurch in enger Hütte zusammengepfercht waren. Ob Mann oder Frau, Vater und Sohn, selbst Mutter und Sohn, sie beginnen sich auf die Nerven zu fallen[4]. Sie verzanken sich für die Zeit ihres Lebens, obgleich kein ausreichender Grund vorliegt. Die perniziöse Wirkung kann sich auf eine ganze Gemeinde, die eingeschlossen und zur Untätigkeit verurteilt ist, ausdehnen. Im furchtbaren Winter 1859/60 lag der Schnee in den Pässen der Sierra 50 Fuß hoch[5]. Alle Preise stiegen ins Ungemessene[6].

---

[1] „Zu den Todesursachen: schlechter Whisky, schlechte Ärzte und Totschlag kam der Tod durch Erfrieren hinzu“. CHALFANT, S. 62.

[2] „Die Verbannten von Poker-Flat.“

[3] Der Ausdruck ist "cabin fever" und in der Übersetzung dem Zuchthausknall nachgebildet. Folklore, S. 20.

[4] Der Ausdruck ist zu milde für die zornmütige Spannung, die sich entwickelt. Er erinnert an die Reizbarkeit unter Zellengenossen. DEUTSCH (16 Jahre in Sibirien, S. 234, Stuttgart 1921) nennt diese Explosivität „vom Standpunkt gesunder Menschen kaum begreiflich“.

[5] GLASSCOCK, S. 59ff.

[6] Ein Zelt kostete soviel wie ein modernes kleines Landhaus. GLASSCOCK, S. 60.

Unter den Menschen, die in der Mitte des 19. Jahrhunderts der Lokkung des Goldes in Californien folgten, waren viele Angestellte und Gebildete, die körperliche Arbeit schwer ankam[1]. Es wurde im Freien gearbeitet. Wenn oben in den Bergen harter Frost kam und viel Schnee fiel, ging jedes Tier, das ohne schützendes Versteck war, zugrunde. Oft war der Schnee so hoch und so fest gefroren, daß man über die Viehzäune hinweggehen konnte[2]. Noch hatte die kalte Jahreszeit ihre alte Tödlichkeit bewahrt. Wenn der Schnee endlich schmolz, war die Erde mit Kadavern von Antilopen, Rehen, Coyoten und wildem Geflügel übersät[3]. Wenn Wind aufkam, war der Sturm[4] stark genug, Menschen umzureißen. Aber auch andere Naturkräfte zeigten ihre ungebändigte Energie. Oft war die Luft so mit Elektrizität geladen, daß entweder warnende Telegramme nicht durchkamen, oder ohne jede Batterie telegraphiert werden konnte[5]. Auch dem Schnee wohnten unbekannte Eigenschaften inne, die er aus polaren Gegenden mitbrachte. Er war so hauchdünn, daß er durch die Dachziegel wehte, durch die Schlüssellöcher drang und im festverschlossenen Hause die Betten bedeckte.

Eine gefährliche Folge dieser Bergwinter war die Lungenentzündung. In großer Höhe war sie meist tödlich. Ärztliche Hilfe war fern oder unvollkommen. Zwischen Betrunkenheit und Erfrierungstod bestand ein Zusammenhang, der heute noch nicht geschwunden ist.

Von den sozialen Folgen eines schweren Schneesturms kann man sich kaum einen Begriff machen. Der Blizzard[6] macht jeder polizeilichen Verfolgung ein Ende, treibt selbst den verhungerten Mörder mit erfrorenen Gliedern ins Gefängnis zurück[7]. In den Wintern von 1872 und 1873 kamen am Arkansas-Fluß mehr als hundert Büffeljäger vor Kälte um. Viele Amputationen mußten ausgeführt werden und mehr als zweihundert Menschen verloren Hände, Füße, Finger oder Zehen[8]. Wir haben Nachricht von deliriösen Zuständen bei Eingeschneiten und Verhungernden[9]. Ehe der Tod eintrat, regten sich kannibalistische Gelüste. Bei großer Kälte sind die Bäche fest zugefroren, sind Hochgebirgsbäume

[1] Royce, Josiah: *California*, S. 391, New York 1889, führt das viele Trinken der Pioniere darauf zurück, daß gebildete Menschen die muskuläre Beanspruchung nicht ertragen konnten.

[2] Andererseits verhinderte die Tiefe und Flockigkeit des Schnees die Benutzung von Schlitten.

[3] Vestal, S. 264.

[4] Schlimme Blizzardjahre waren in Dodge City 1873, 1874, 1875, 1876 und 1882. Vestal, S. 263.

[5] Man vermutete starke, durch Schneewolken verdeckte Nordlichter. Vestal S. 263.

[6] „blizzard" ist ursprünglich ein heftiger, kurzer Schlag. Partridge, S. 65.

[7] Horner, John Willard: *Silver Town*, S. 151. Caldwell 1950.

[8] Vestal, S. 51.

[9] Folklore, S. 179ff.

im Schnee begraben und kein Zelt bietet mehr Schutz. In Massen flüchten die Goldgräber in die Niederungen und tragen zur Überfüllung der Talsiedlungen und zu allen möglichen Konflikten[1], Preiserhöhungen und dem Erholungssport des Revolverschießens bei[2]. Lange Monotonie wird durch kommerzielle Verführung zu allen „Freuden" des Gemeinschaftslebens abgelöst. In wenigen Nächten wird, wie beim Seemann nach langer Fahrt, der sauer erworbene Arbeitsertrag verspielt. „War kein Geld mehr da, so wurden die darbenden Goldgräber Bettler oder Diebe[3]."

Bisweilen konnte man von „Wetter-Hysterie[4]" sprechen, die sich auf das Verhalten des Menschen überträgt. Unruhe des Viehs ist das erste Anzeichen. An den Mähnen der Pferde tanzen Funken. Auf jedem Ohr sitzt ein feuriger Lichtfleck[5]. Zwischen den Hörnern der Stiere springen kleine erschreckende Lichter hin und her[6]. Dann bricht mit unerhörter Wucht der Sturm herein. Eben noch war die Luft weich und warm. Plötzlich ist es eiskalt. Der „Norther" ist da, und jetzt verstehen wir die Erdlöcher, in die, Tieren gleich wie in Urzeiten, sich die Männer der Prärie eingruben. Es war ihre einzige Rettung.

Auf der anderen Seite stürzt nach langer Trockenheit ein Wolkenbruch herab, der die Bahndämme unterwühlt, Holzhäuser wegschwemmt und Menschen wie Vieh ersäuft. Der heiße Wunsch nach Regen während der trockenen Zeit wird in „stärkerem Maße erfüllt, als es notwendig war[7]". Hochentwickeltes Wettergefühl der Tiere ahnt den Wetterumschlag voraus[8]. Dann bricht die Katastrophe herein, die Mark Twain[9] aus eigener Erfahrung geschildert hat. Dort wand sich der Carson-Fluß trübe und matt durch ein weites Wüstenbecken. Mark Twain wollte auf der Poststation übernachten. Es fiel auf, daß die Indianer ringsherum in großer Aufregung aufpackten, trotzdem das Wetter vollkommen klar war. Im Fluß waren nur wenige Fuß Wasser. Nach einer Stunde war er voll bis zum Rande.

„Um 11 Uhr schaute nur noch das Dach des kleinen Stalles aus dem Wasser heraus, und unser Wirtshaus war eine Insel im Weltmeer. Soweit das Auge im Mondlicht schauen konnte, war die Wüste nicht mehr zu erblicken, sondern eine weite schimmernde Wasserfläche."

---

[1] Collier, W. Ross u. E. W. Westrate: *Dave Cook of the Rockies*, Fighting sheriff and leader of men, S. 134. New York 1936.

[2] Karsner, David: *Silver Dollar*, The story of the Tabors, S. 51. New York 1932.

[3] Karsner, S. 51. — Wie sie vorher von lockeren Mädchen, Spielern und Kneipenbesitzern ausgenommen wurden, erzählt Karsner, S. 53ff.

[4] Folklore, S. 89.

[5] Miller, Joseph: *The Arizona story*, S. 15. New York 1952.

[6] Wellman, Paul I.: *The trampling herd*, S. 126. New York 1936.

[7] Martin, Douglas D.: *Tombs one's epitaph*, S. 135. Norman 1950. — Lehmwände und ganze Häuser schmelzen wie Sand weg.

[8] Folklore, S. 85—88.

[9] *Im Gold- und Silberland*, Lehr- und Wanderjahre, III, S. 63. Stuttgart 1900.

Es wäre unsinnig, anzunehmen, daß das menschliche Nervensystem von so schroffen atmosphärischen Wechselfällen nicht berührt würde[1].

Gewitter sind im Innern des Landes von besonderer Heftigkeit. Wir hören von Menschen, die in Texas[2] und in Arizona[3] vom Blitze erschlagen wurden. Blitze, die die Bergspitzen treffen, reißen Felsblöcke ab. Pferde sind relativ immun. Selbst wenn der Reiter getötet und die geschmolzenen Sporen verbogen sind, kann das Tier ohne Schaden davonkommen[4]. Die Vorschriften der Texas Rangers — einer Polizeitruppe — sagen ausdrücklich, daß Dienstpferde, die von Indianern oder Blitzschlägen getötet werden, vom Reiter zu ersetzen sind[5]. In einer sehr alten Vorstellung befangen, wollen Rangers nicht mit einem Kameraden im gleichen Zelt an Gewitternächten schlafen, der schlimm zu fluchen pflegte[6].

Trotz dieser hysterischen Anfälle und raptusähnlichen Krämpfe der Natur ist die Meinung weitverbreitet, daß die Luft des Westens belebt und verjüngt[7], obschon die Mitmenschen nicht ohne Erfolg bemüht waren, das allzulange Leben[8] abzukürzen. In bitterem Scherz pflegt man zu sagen, daß man im Westen den Menschen zweimal töten muß und die Pferdediebe doppelt so lange baumeln müssen als anderswo.

Kalifornien und Arizona sind Erdbebengebiete, und man kennt hier ein bestimmtes erstickend-schwüles Erdbebenwetter, das dem Stoß vorausgeht. Erdbeben verdienen nicht der Zerstörung wegen Erwähnung, die in menschenleeren Gebieten unwichtig ist, sondern aus einem anderen Grunde. Es steht fest, daß Menschen und Tiere durch die Verschiebung der Erdschichten affiziert werden und selbst unter den seismischen Phasen leiden, die dem fühlbaren Erdstoß vorausgehen[9]. Es gibt eine Summe von Erfahrungen, eine wahre Psychologie der Erdbewegungen in Südkalifornien. Männer sind Erdbebenwirkungen mehr unterworfen als Frauen. Frauen erleiden leicht Fehlgeburten oder

---

[1] Vor dem Regensturm schleppen Katzen- und Hundemütter die Jungen nach einem sicheren Ort. Klapperschlangen werden vor heftigem Regen besonders bösartig, greifen sogar an. Folklore, S. 86 und 87.

[2] HALEY, J. EVETTS: *Jeff Milton*, a good man with a gun, S. 29. Norman 1949.

[3] MARTIN, S. 137.

[4] MARTIN, S. 137.

[5] HALEY, S. 31. — Blitzschlag galt als "act of God".

[6] HALEY, S. 28.

[7] Folklore, S. 83.

[8] Nach einem Garn ist ein alter Mann in Texas lebensmüde. Den Freunden sagt er, er müsse in einen anderen Staat gehen, um einen Platz zu finden, wo man endlich sterben könne. Folklore, S. 84.

[9] Siehe meine Studien: "*Reactions of animals to changes in physical environment*", J. Comp. Psychol. **1923**, 61 ff., und „*Über die Einwirkung von Erdbeben auf Menschen*", Arch. f. Psychiatr. **1923**, 546—568.

dauernde Störungen der Menstruation[1]. Nach MARK TWAINs Beobachtung[2] verfielen bei einem Erdbeben tausende „in eine Art Seekrankheit" und fühlten sich stundenlang elend. Einige litten tagelang, ganz verschont blieb kaum einer.

Bei einem Erdbeben in Tucson[3], das sich am 3. Mai 1887 ereignete, hörte man plötzlich „eine heftige Kanonade". Quellen versiegten. Dafür stiegen an anderen Stellen Wasserfontänen hoch in die Luft. Ein Riß tat sich in der Erde auf, der dreißig Meilen lang war und den ein Pferd nicht überspringen konnte. Fast jede Uhr blieb stehen. Gewaltige Felsblöcke rollten ins Tal.

Hitze[4], Durst, Dürre und Unfruchtbarkeit haben die enge einstige Verknüpfung verloren, seitdem künstliche Bewässerung dem Südwesten neuen Aufschwung gegeben hat. Vor hundert Jahren gab es wenig schattengebende Bäume und noch weniger Wasserstellen. Wo man auf Wasser stieß, war es nicht immer trinkbar. Im Cowboylied ist von dem Fluß die Rede, der beißend ist wie das höllische Feuer[5], und MARK TWAIN fand den Monosee mit Alkali geschwängert und hörte, es sei unmöglich darin zu schwimmen, weil das giftige Wasser die Augen angreife[6]. Die Agua Salado-Quelle in Arizona schmeckte unerträglich nach Kupfersalzen und den „starken Tinkturen hineingefallener Insekten und ertrunkener Nagetiere[7]". Mit Abscheu wandten sich die durstigen Pferde von diesem Gesöff ab. Hier in der Wüste kamen in wenigen Jahren 400 Goldsucher durch Durst ums Leben, und ein Landmesser zählte 1893 65 Gräber, als er an einem Tage 30 Meilen weit über Land ritt[8]. Eine Grenzkommission las gegen Morgen 130—140 Grad Fahrenheit (etwa 60 Grad Celsius) ab und schätzte die allerdings ungewöhnliche Temperatur der Tagesmitte auf 150 Grad Fahrenheit, also 65° C. In der Cervantesquelle schwankte die Temperatur des Wassers zwischen 80 Grad Fahrenheit (etwa 30° C) und „siedend heiß"[9]. Wo immer ein kleines Rinnsal die Erdkruste durchbrach „leckte die durstige Luft das Wasser buchstäblich auf[10]".

---

[1] Folklore, S. 95ff., wo noch allerlei zusammengewürfeltes Material zu finden ist.

[2] Lehr- und Wanderjahre III, S. 212.

[3] MARTIN, S. 131ff.

[4] Sehr alt ist die Anekdote, ein Soldat aus Fort Yuma sei in die Hölle gefahren und habe sie so kühl gefunden, daß er sich ein paar Decken kommen ließ. Folklore, S. 92.

[5] Cowboy Songs, S. 55.

[6] TWAIN, MARK: Lehr- und Wanderjahre, III, S. 104 und 107.

[7] HALEY, S. 158.

[8] Vor dem Bürgerkrieg wurde der Versuch gemacht, Kamele aus Afrika einzuführen.

[9] HALEY, S. 159.

[10] HALEY, S. 160.

Es wurde allgemein geglaubt, daß die Comstockmine in Nevada eine arsenhaltige Ausdünstung von sich gebe. Man schrieb dieser giftigen Luft erregende Wirkung zu[1], ja die Metalldämpfe sollen die Ursache von geistigen Störungen gewesen sein[2].

B. Die Umwelt der Tiere

Die Menschen, die vor hundert Jahren in die amerikanischen Prärien, Wüsten und Hochgebirge vorstießen, trafen auf eine überreiche Tierwelt. Auf dem Santa Fé Trail sah der junge Tilghman die Luft voll von Enten, Gänsen und Kranichen. „Die flachen Flußufer waren schwarz von ihnen[3].“ Trappen, Feldhühner, Schnepfen und Regenpfeifer bedeckten die Niederungen. Als ein Jäger auf einen Flug Enten einen Schrotschuß abgab, kamen 21 junge und fette Tiere herunter. „Es mußte schon ein schlechter Tag oder ein schlechter Jäger sein, wenn er nicht an einem Tage hundert Enten oder Gänse erlegte. Manchmal wurden mehrere hundert an einem Tage geschossen[4].“ Am Red Canon weckten Truthühner den schlafenden Jeff Milton, die noch nie einen Menschen gesehen hatten und ihn neugierig umdrängten[5]. Bei Crow Springs gab es so viele Truthühner, daß man sich nicht vor ihnen retten konnte[6]. Der wilde Truthahn war größer und kräftiger als das heutige Zuchttier: er wog 30—40 Pfund[7]. Der Vogel war äußerst billig; in Ellsworth tauschte man zwei Truthähne für fünf Stücke Kuchen ein[8].

Die Abhängigkeit von Tieren wie dem Pferd, Maultier und dem Rind hat dem Menschen Züge aufgeprägt, die nicht übersehen werden können. Da war zum Beispiel die Meinung, daß ein Mann zu Fuß überhaupt kein Mann sei[9]. Da hören wir, daß der sterbende Herdenbesitzer nicht nach dem Anblick seiner Lieben verlangte, sondern bat, man möge ihn noch einmal das Brüllen der Stiere und den Laut der Kälber hören lassen[10]. Und

---

[1] Lyman, George Dunlap: *The Saga of the Comstock Lode*, S. 149. New York 1934. Er schreibt: "it made their blood run hot. It excited their passions ... They shot and stabbed, minced and maimed."

[2] Glasscock, S. 185: „Einige wurden wahnsinnig von den Ausdünstungen von Arsenik, Antimon und Schwefel, die in unerträglichem Gestank aus dem heißen Wasser (der Bergwerksschächte) aufstiegen.“

[3] Tilghman, Zoe A.: *Marshal of the last frontier*, Life and services of W. M. (Bill) Tilghman, S. 65. Glendale 1949.

[4] Wright, Robert M.: *Dodge City*, the cow capital, S. 72. Wichita 1913.

[5] Haley, S. 114.

[6] Haley, S. 117. "Turkeys were next to nuisance."

[7] Faulkner, H. U.: *American economic history*, S. 11. New York 1949.

[8] Tilghman, S. 71.

[9] Folklore, S. 7.

[10] Folklore, S. 10.

ein Cowboy versicherte, daß von allen Herrlichkeiten der Welt die größte ein vierjähriger, fetter Stier sei[1].

Der Umgang mit Nutztieren — dem Esel, der heimlich den letzten Proviant fraß[2], dem störrisch-klugen Maultier[3], dem langsamen eigenwilligen Zugochsen und dem Pferde, das das berauschende Gefühl[4] der Geschwindigkeit gab — zwang dem Menschen des Westens motorische und emotionelle Synchronisierung auf. Die Ochsentreiber der Überlandkarawanen werden als große und massive Kerle beschrieben[5], sehr muskulös und mit drahtigem Bart. Sie schwingen eine gewaltige Peitsche, kennen keine Hast und fluchen ebenso mächtig wie sie trinken. Gewiß haben sich besondere Menschentypen zu dieser Arbeit gedrängt und die Herrschaft über die Tiere, der stete Gebrauch der Peitsche muß ihre gewaltsamen Züge weiterentwickelt haben. Der Esel ist im Südwesten viel verwünscht und gleichzeitig respektiert[6]. Er stiehlt mit viel List, und empfindet sichtbare Freude, wenn er einem Feind einen wohlgezielten Huftritt versetzt hat. Unendlich anspruchslos schleppt er 200 Pfund 20—40 Meilen weit und sucht am Abend selbständig nach Wasser und Gras. Einige der größten Goldfunde sollen in Arizona dadurch gemacht worden sein, daß Goldgräber mit Steinen nach ihrem Esel warfen. Die Brocken fielen seltsamerweise zu kurz, es war der Goldgehalt, der sie zu schwer gemacht hatte.

Büffeljäger töteten damals nicht nur, den Massen erlegter Tiere folgten Schlächter. Sie tauchten beim raschen Zerlegen der Beute den Arm bis an den Ellenbogen in schäumendes Blut[7]. Leicht konnte die Scheu vor dem „besonderen Saft", wenn er dem Menschen entquoll, verlorengehen. Immer wieder mußte das Schlachtmesser neu geschärft werden. Es wurde zu neuer Mordarbeit zurecht gemacht. Vernichtungsinstinkte mußten geweckt werden. Das Pferd streifte in den Ebenen Inneramerikas ursprünglich in Herden, von einem Hengst geführt, frei

---

[1] Folklore, S. 19.

[2] Ein alter Bergmann hatte einen schwarzen Esel, von dem er sagte: „Wenn ich in seine ruhigen, unergründlichen Augen blicke, so habe ich das Gefühl, daß er mich völlig durchschaut und daß seine Privatmeinung über mich nicht sehr schmeichelhaft ist". MILLER, S. 240.

[3] ELY, SIMS: *The lost Dutchman mine*, S. 105, New York 1953, erzählt von einem "rogue mule", der das letzte Mehl und den letzten Speck des Herrn fraß und auf dem Rest herumtrampelte. — Jeff Milton kannte ein weißes Maultier, das auf einem Nachtmarsch stehenblieb, als die kostbare Whiskyflasche heruntergefallen war (HALEY, S. 391).

[4] Folklore, S. 136. Der Reiter "was drunk with the chase".

[5] Folklore, S. 191.

[6] MILLER, S. 236.

[7] VESTAL, S. 47. „Es war eine harte, schmutzige, blutige Arbeit." — Es gab auch andere Methoden; wenn man in Virginia City Fleisch brauchte, holte man das Tier von der Weide, erschoß es und machte sich an das Zerlegen. CHALFANT, S. 91.

umher. Das Führungsverhältnis ging an den menschlichen Herrn über, aber noch gab es Pferde, so bösartig und ungebärdig, daß sie den Menschen zu töten suchten[1]. Noch sind die Legenden unter den Indianern von einem milchweißen Hengst nicht ausgestorben, der so schnell und so scheu war, daß ihn niemand fangen konnte[2]. Ihn zu besitzen, war die Sehnsucht aller Reiter von Texas bis Montana. Von den Indianern lernten die Einwanderer wilde Pferde zu jagen. Am schwersten war die Behandlung des eingefangenen, von Furcht und Erregung zitternden Tieres. Eine Psychologie der Zähmung kam zur Anwendung, die wieder verloren gegangen ist[3].

In jenen Tagen „war ein Pferd sehr viel mehr wert als ein Mensch“[4]. In den endlosen, wasserarmen Räumen, unter feindlichen Naturkräften und feindlichen Indianern, konnte der einzelne Mensch zu Fuß nicht weit kommen, war der Verlust des Pferdes unmittelbare Lebensgefahr[5]. Die Männer des wilden Westens haßten es, zu Fuß zu gehen; wer es tat, fühlte sich gedemütigt und wurde als Bettler angesehen. Wer den Sattel verkaufen mußte, war auf dem Höhepunkt der Mittellosigkeit angelangt. „Die meisten Menschen zogen es vor, eine Meile weit zu gehen, ihr Pferd zu satteln und über die Straße zu reiten[6].“ Nur so können wir die unbarmherzige Bestrafung des Pferdediebes verstehen[7]. Er wurde ohne weiteres aufgeknüpft und bei der leidenschaftlichen Hast kam mancher Irrtum vor. Die falsche Beschuldigung des Pferdediebstahls war ebenso gefährlich wie der Vorwurf der Hexerei im Mittelalter. Farbige Haut war ein zusätzliches Verdachtsmoment. Die primitive Wirtschaft des wilden Westens beruhte auf der Trag- und der Zugkraft des Pferdes. Eine große Pferdekrankheit brachte den Verkehr zum Erliegen[8]. Jeder Gebirgsort war isoliert. Alte Leute haben fest behauptet, daß es in der Zeit der

---

[1] Pict. Hist., S. 170. — Von Pferden, die den abgeworfenen Reiter zu Tode zu treten versuchen, spricht Tilghman, S. 72. Über psychische Störungen von Pferden nach Genuß einer Giftpflanze, die mit Halluzinationen einhergehen, s. Folklore, S. 483.

[2] Folklore, S. 120ff.

[3] Folklore, S. 130.

[4] Goodwin, C. C.: *As I remember them*, S. 120. Salt Lake City 1913.

[5] Vestal, S. 196. — Das Verhältnis von Cowboy und Pferd wird durch die veritablen Liebeslieder gekennzeichnet, die im Westen auf das Pferd gesungen wurden. Folklore, S. 756.

[6] Vestal, S. 196ff.

[7] Man konnte auf weidende Pferde nicht aufpassen. Nach T. A. McNeal (When Kansas was young, S. 77, New York 1922) war beim Pferdediebstahl die alte Rechtsvermutung umgekehrt: Der Verdächtige galt für schuldig, solange er seine Unschuld nicht bewiesen hatte. „Selbst dann ist es wahrscheinlich, daß mehr als die Hälfte der Männer, die damals als Pferdediebe gehängt wurden, sich wirklich dieses Verbrechens schuldig gemacht hatten.“

[8] Horner, S. 149.

Pferde viel mehr Unfälle gab als in der motorisierten Welt. Pferde gingen durch, traten in Kaninchenlöcher, brachen vor Übermüdung zusammen. Jugendliche Reiter liebten Pferde, mehr aber noch die Aufnahme größerer Kräfte in ihren Machtbereich, den prahlerischen Wettbewerb und die bewunderte Höchstleistung, die hauptsächlich auf Kosten des treuen Tieres ging. „Pferde", so heißt es, „waren der damaligen Jugend höchster Stolz und ihre höchste Freude, ihre Kameraden beim Abenteuer und ihre zuverlässigen Genossen, die sie aus Tod und Gefahr retteten[1]". Das Eigentumsgefühl an diesem wertvollen Objekt war hochempfindlich. Niemand durfte nach dem Ehrenkodex des Westens sich an einem fremden Pferde zu schaffen machen. Dem Tier in den Zügel zu fassen, war eine Beleidigung[2].

Von den nutzbaren Tieren, die der Mensch jener Zeit vorfand, wurden wenige, wie das Pferd, entwickelt, andere ausgerottet, da kein Eigentumsinteresse den Schild über sie hielt. Obschon gejagt, lebte der Büffel in vollkommener Symbiose mit den spärlichen Ureinwohnern des Landes. Die einfachen Waffen und die bescheidenen Bedürfnisse des Indianers waren das Geheimnis seiner Erhaltung, die wiederum der Rothaut einen unerschöpflichen Vorrat an Nahrung und Kleidung sicherte. „Fröbel", lesen wir[3], „zog im Jahre 1858 mit einer Wagenkarawane von Missouri nach Mexiko und fuhr acht Tage lang unaufhörlich zwischen Büffelherden dahin." So viele waren es, daß Dixon meinte, ihr Fleisch würde ausreichen, die Wigwams der Indianer in alle Ewigkeit zu füllen.

Die Ewigkeit hat nicht lange gedauert. Die ersten Händler und Fallensteller, die Soldaten der vorgeschobenen militärischen Posten, die Arbeiter, die die großen Eisenbahnen bauten, sie alle lebten von dem billigen Büffelfleisch[4]. Büffeljagd wurde ein Erwerbszweig. Als Wyatt Earp in jungen Jahren Büffel schoß, waren mehrere tausend Jäger am Werk[5]. Nach dem Fleische, von dem jeder Erwachsene der Grenze fünf Pfund aß[6], wurden zuerst die Felle, dann selbst die Knochen zu einer begehrten, überall auflesbaren Handelsware. Ein Gesetz von 1874, „das

---

[1] Haley, S. 81.

[2] Haley, S. 111.

[3] Brehms Tierleben, Bd. III, S. 271.

[4] Es kostete 5 cents das Pfund, und bald konnte man es nicht mehr sehen. Vestal, S. 38.

[5] Lake, Stuart N.: *Wyatt Earp, Frontier marshal*, S. 45. New York 1952.

[6] Lake, S. 29. — General Crook schätzte die Zahl der Büffel damals auf 50 Millionen. Lake, S. 33. — Dixon schrieb: „In Rotten, in Haufen, in Massen, in Herden donnern die schwarzen zottigen Tiere vor uns her, manchmal von Norden nach Süden, manchmal von Süden nach Norden; 40 Stunden nacheinander haben wir dieselben stets im Gesicht gehabt, Tausende auf Tausende, Zehntausende auf Zehntausende, eine unzählbare Masse ungezähmter Tiere." (Brehms Tierleben, III, S. 271.)

unsinnige Abschlachten des Büffels“ einzuschränken, verfiel dem Veto[1]. Das Massaker wurde solange fortgesetzt, bis das harmlose und nützliche Tier ausgetilgt war.

Die durchschnittliche Tagesbeute gibt Wyatt Earp auf 50 Tiere an, obschon ein Jäger und vier Mann, die zum Abhäuten da waren, gelegentlich auf hundert Tiere kamen[2]. Einmal rühmte sich ein Jäger, in einem Winter 658 Büffel umgelegt zu haben[3]. Die "Dodge City Times" machte sich über ihn lustig und führte Tom Nixon an, der in vierzig Minuten 120 Tiere geschossen und vom 15. September bis zum 20. Oktober 2173 Büffel erlegt hatte. Ein anderer Mann will Buch geführt haben und meldet als Jagdstrecke[4]:

am 1. November	1265 Tiere für die letzten 14 Tage
am 15. November	1354 Tiere für die letzten 14 Tage
am 1. Dezember	1408 Tiere für die letzten 14 Tage
am 15. Dezember	1828 Tiere für die letzten 14 Tage

In seiner 1920 veröffentlichten Selbstbiographie will Buffalo Bill uns glauben machen, daß er in 18 Monaten 4280 Büffel abgeschossen habe[5]. Als die große Börsenpanik von 1873 ausbrach, kam es zu einem Ansturm auf den Realwert des Büffels[6], auf den die Jäger losstürzten, als ob sie Gold gefunden hätten.

Nicht immer war die Jagd ungefährlich. Manche Tiere griffen an, wie jener einäugige Büffel, der beim Drauflosfahren so aussah, als habe er „den Schwanz zwischen die Hörner genommen“[7]. In der Brunstzeit werden die Männchen erregt und kämpfen erbittert miteinander; Furcht kennen sie nicht mehr[8]. Solange der verfolgte Büffel Atem und übrige Kraft hat, ist er „gutmütig“. Hängt ihm aber die Zunge heraus und tritt Schaum vor die Schnauze, dann gilt es, aufzupassen[9]. MARK TWAINs Geschichte von dem Büffel, der den Reisenden auf einen Baum jagte und dann ihm nachzuklettern suchte, ist natürlich Fabel[10].

Gefahr, mehr noch Lebensgrundlage war die reiche Tierwelt den Menschen, die vor hundert Jahren zwischen dem Rio Grande und dem

[1] VESTAL, S. 39.
[2] LAKE, S. 44.
[3] VESTAL, S. 43.
[4] VESTAL, S. 43, 44.
[5] Folklore, S. 205.
[6] VESTAL, S. 45, wo S. 38ff. die Probleme des Büffels ausführlich behandelt sind.
[7] Folklore, S. 138. — Hier findet sich die Beobachtung, daß man Büffel mit einem weißen Pferde nicht jagen kann, weil Büffel Schimmel nicht mögen. Es gab wilde Stiere, die Postkutschen angriffen und umwarfen. GLASSCOCK, S. 139. Über Schweine, die Menschen beißen s. MARTIN, S. 29.
[8] TILGHMAN, S. 86, 87.
[9] Folklore, S. 133.
[10] Nach dem fernen Westen. Lehr- und Wanderjahre. Bd. I, S. 228, 229.

Columbiafluß im Norden lebten. Langsam schob sich das Rind in die Lücke, die die Ausrottung des Büffels öffnete. Die halbwilden Herden von Texas konnten nicht eher verwertet und verbessert werden, als Eisenbahnen und Absatzgebiete entstanden. Große Schlachthäuser und Kühlanlagen wurden erst in Cincinnati, der Porkopolis, dann in Kansas City und Chicago errichtet.

Der neue wirtschaftliche Wert und der Transport, zu dem der lange Antrieb nach den Eisenbahnstationen des Nordens gehörte, schuf den soziologischen Typ des Cowboys. Die Menschenart blühte mächtig auf und verging nach zwei oder drei Jahrzehnten bis auf spärliche Reste. Es war eine kurze, heroische Rückkehr zum alten Nomadentum. Kein Wunder, daß sie die Phantasie der Jugend mächtig ansprach, denn hier lagen beseligende, vereinfachte Formen des Daseins nahe beieinander: Reiten, Nachtlager im Freien, Rundgesang am prasselnden Feuer, ewiger Ortswechsel, Nähe der Kameraden und, wie vor Tausenden von Jahren, die warme Nähe der Herden. Jugendlich war auch die Anhänglichkeit an den selbstgewählten Ersatz-Vater, den Führer des Trecks. Hier fand sich der entlaufene Jugendliche in die Obhut und Autorität eines bewunderten Erwachsenen zurück. Ein Erzähler nennt diese Unterordnung „leidenschaftlich"[1].

Als der Vormarsch der Goldsucher und der Siedler begann, war im Westen der Kampf zwischen Mensch und Tier, von dem die Herkulessagen berichten, noch nicht ganz ausgekämpft. Nicht immer behielt der Mensch die Oberhand, wenn ihm Naturkräfte und Tierwelt in kolossalen Ausmaßen entgegentraten. Noch gab es den Grizzly-Bär, den König der Wälder. Ihn umwitterte Aberglauben[2] und der Ruf der Gefährlichkeit[3]. Die Erzählung von dem Grizzly, der einem Trapper das Bein abreißt und das Fleisch seinen Jungen bringt, klingt märchenhaft, könnte aber wahr sein[4]. Manche Tiere wurden groß „wie ein Bulle"[5]. Der Bär, den die Bergleute von Virginia City mit einem Stiere kämpfen ließen, war sicher kein Grizzly[6].

---

[1] Vestal, S. 87.

[2] Indianerstämme essen wegen der Menschenähnlichkeit kein Bärenfleisch. Siehe Jeff Miltons Erfahrung mit einem angeschossenen Bär (Haley, S. 385). „Das Tier stand auf und blickte ihn mit seinem herabhängenden und zerbrochenen Kiefer an, als wollte es sagen: „Warum das ?".

[3] Nach Brehms Tierleben, Bd. II, S. 234, werden Tiere, die den Graubären wittern, toll, ganz als ob sie die Ausdünstung eines Löwen oder Tigers wahrnähmen. Noch das Fell flößt gewaltigen Schrecken ein. „Wenn ein Grizzly über die Straße wandert, verlieren die Pferde der Postkutsche den Kopf und stürzen sie um."

[4] Folklore, S. 152.

[5] Haley, S. 107.

[6] Glasscock, S. 225.

Wichtiger als die Wildkatze[1] und der Berglöwe[2] war der Wolf. Das hungernde Tier ist dem vereinzelten Menschen gefährlich. Wer vor ihm wegläuft, soll verloren sein[3]. Oft wird die Menschenähnlichkeit betont. Ein Beobachter will gesehen haben, daß sie wie gedrillte Soldaten vorgingen. „Ich gebe Euch mein Wort; mir kam es so vor, als ob sie den Teufel im Leibe hätten[4].“ Oft folgten die Wölfe den Reisenden in einiger Entfernung. Hielten die Menschen an, so blieben auch sie stehen und blickten, den einen Fuß hochhebend, starr nach den Menschen hin. Wenn es weiterging, setzten sich auch die Wölfe in Bewegung.

Giftschlangen waren und sind eine Plage. Sie haben die Phantasie des Volkes viel beschäftigt[5]. In bestimmten Zeiten — Spätherbst, Winter, Vorfrühling — ist die Schlange besonders aktiv, so daß man besser nicht auf dem Boden schläft. Wenn es am Abend kühl wird, kommen die Schlangen aus ihren Schlupfwinkeln hervor und greifen auch den Esel oder das Maultier an; man reitet um diese Zeit nicht gern aus. Bisweilen kriechen Klapperschlangen in Betten und lassen den Schläfer unverletzt. Obwohl es im Südwesten Sitte ist, jede Schlange umzubringen, ließ Milton einmal ein Tier am Leben, aus Dankbarkeit, weil sie ihn, als er sie aus Versehen anfaßte, nicht gebissen hatte[6]. Wie der Wolf, so hat sich die Klapperschlange tief in die Vorstellungswelt des Amerikaners eingegraben. Wer den Eindruck des Hinterhältigen oder Hassenswerten erwecken will, greift zum Bild des Wolfes oder der Klapperschlange, es mögen Einzelmenschen oder ganze Völker sein. Anders war es bei den Indianern, wo Häuptlinge sich stolz „Wolf“ nannten. Schlangen haben sie freilich niemals als ihre tierischen Ahnherren angesehen. Dazu entsprach die Kampfesart des Tieres nicht ihren Ehrbegriffen.

Tollwütige Hunde waren in den ersten Zeiten von Dodge City nichts Ungewöhnliches und eine Anzahl Leute starben an der Infektion. Daneben gab es tollwütige Coyoten[7]. Vor allem aber übertrugen Stinktiere[8], damals noch zahlreich, die krank waren und in die Decken krochen[9], die Krankheit. Man kannte keine Therapie, und die Furcht war weitverbreitet.

[1] Glasscock, S. 126, 127.

[2] Miller, S. 105—107.

[3] Folklore, S. 151.

[4] Folklore, S. 150.

[5] Man glaubt allgemein, daß bedrängte Klapperschlangen „Selbstmord“ verüben, sich selbst zu Tode beißen. Folklore, S. 156.

[6] Haley, S. 385.

[7] Wright, S. 71: “One terror of the plains were mad wolves.”

[8] Martin, S. 72; Wright, S. 73: „Der Biß war fast immer tödlich.“

[9] Beim Schlafen im Freien. — Wie groß die Furcht war, kann man daraus sehen, daß in Tombstone eine von Coyoten gebissene Frau aus Angst vor Tollwut Selbstmord verübte. Martin, S. 75.

C. Die Umwelt der Menschen

1. Das Trümmerfeld der Niederlage

Politische Katastrophen, Massenwanderungen und riesige wirtschaftliche Umwälzungen sind in keiner Epoche Amerikas enger verflochten gewesen als in der zweiten Hälfte des 19. Jahrhunderts. In dieser Zeit machten sich die Vereinigten Staaten mit Siebenmeilenstiefeln auf, ihrer künftigen Größe zuzueilen, erst Europa gleichzukommen, dann zu überholen. Unbestreitbar war der Bürgerkrieg ein „Konflikt ökonomischer Kraftfelder"[1]. Die wirtschaftliche Bedeutung des Südens war auf Klima, Boden, Zucker, Reis, Tabak, Baumwolle gegründet, vor allem aber auf die lebende „Maschinerie" der Sklaven. Baumwolle bedarf vieler Hände zu ihrem Gedeihen, auch ungeschickter Hände von Kindern und schwacher Hände von Frauen. Sie kann den größten Teil des Jahres geerntet werden. Der räumlichen Konzentration des Arbeitsprozesses[2] kommt die Tatsache entgegen, daß der Sklave unter Aufsicht gehalten und angetrieben werden mußte. Bei Baumwolle und Reis senken sich die Kosten der Überwachung. Sie waren nicht unerheblich. Im Jahre 1863 betrug das Gehalt eines Aufsehers 1300 Dollar[3].

Es war in dem warmen Klima nicht schwer, einen Sklaven zu unterhalten. Der Jahresbetrag begann bei 15 Dollar und konnte auf 30—40 Dollar ansteigen, überstieg im Durchschnitt nicht 20 Dollar[4]. Die Baumwolle hatte den Anbau von Mais aus dem Felde geschlagen; ein Beobachter nennt die Baumwoll-Freude des Südens eine Manie[5]. Das Produkt hatte seine großen Vorteile: es war nicht schwer, unverderblich, leicht zu stapeln, konnte von Unbefugten nicht verfüttert und nicht gegessen werden[6]. Selbst die Erfindung der Sortiermaschine erlaubte eine Ausweitung des Baumwollbaus und erhöhte den Wert des Plantagensklaven[7]. Noch vor 40 Jahren fielen Habitat von Baumwollbau und Neger zusammen[8]. Klima, Boden, Frucht und Mensch standen in physischem Einklang.

Die Wirtschaftsform der Latifundien und der Sklavenarbeit mußte bestimmte menschliche Beziehungen lockern oder befestigen. Der Anteil der Neger an der Gesamtbevölkerung war größer als heute und verdichtete sich, je tiefer man nach Süden kam. Im Jahre 1800 wurden 1002000, 1860 4441000 Neger gezählt[9]. Als der Bürgerkrieg ausbrach,

---

[1] Faulkner, S. 317.

[2] Im Gegensatz zum Mais.

[3] Faulkner, S. 324.

[4] Faulkner, S. 324.

[5] Hicks, John D.: *The American nation*, S. 229. Boston 1946.

[6] Diese Gefahr war groß bei verarmter Arbeiterschaft.

[7] Dumond, D. L.: *History of the United States*, S. 206. New York 1942.

[8] Siehe die Karte vom Jahre 1910, Hicks, S. 230.

[9] Faulkner, S. 68.

wohnten ungefähr 5000000 Weiße und 3500000 Neger in der Konföderation[1]. Aber nicht alle Weiße waren Plantagenbesitzer. Neun Zehntel aller Landbesitzer sind durch die ganze Geschichte des Südens hindurch kleine weiße Eigentümer gewesen[2]. Daß sie nicht ganz glücklich waren, wird dadurch ersichtlich, daß sie frühzeitig begonnen hatten, nach dem Westen und dem Südwesten weiterzuwandern. Es entwickelte sich die Oligarchie der Plantagenbesitzer, die allen Lebenserscheinungen und der politischen Geschichte des Südens das Gepräge gab[3]. Nur 384000 von ihnen besaßen so viel Land und so viel Inventar, daß sie sich eine größere Anzahl von Sklaven halten konnten. Wir haben einige Zahlen[4]:

107,957	Weiße	hatten	mehr	als	10	Sklaven
10,781	„	„	„	„	50	„
1,733	„	„	„	„	100	„

Die herrschende Kaste war eine kleine Gruppe. Sie hatten sich eine Zwischenschicht von weißen Aufsehern zugelegt. Nur mit Unlust und innerem Widerstand ließ sich der Sklave die schwere Muskelleistung abfordern. In deutlichem Widerspruch von Arbeitstechnik und Führungspsychologie mußte die Oberschicht ein Übermaß an Aufsicht und Nachdruck auf die untergebene Schicht verwenden. Ihr blieb Zeit für Politik, Heeresdienst, Kultur und die Entwicklung einer strikten Kastenmoral. Dabei nahmen beide, Sklaven wie Sklavenhalter, Schaden an ihrer Seele. Überhebung blieb nicht aus. Die geheime Furcht vor einem Aufstand der Sklaven vergiftete die Atmosphäre. Wenn der Sklave nicht im Haus beschäftigt und damit privilegiert war, wuchs bei ihm der ohnmächtige Haß des Gefangenen auf, ein wohlentwickeltes System der Täuschung, ein Kampf um kleine Vorteile, der die Beziehungen der Neger untereinander vergiftete. Wie Diktatoren und Unterworfene litten Herr und Sklave an einem Zuviel der Macht und einem Zuwenig gegenwirkender Kräfte.

Der Reichtum des Südens bestand aus exportierbaren Rohstoffen und lebendigen, mit billigem Treibstoff gespeisten, menschlichen „Traktoren“. Der Sieg des Nordens brachte die schonungslose Expropriation dieser Werte, die von einander abhingen. Äußerlich eine vielgepriesene humanitäre Maßnahme, eine große Reform, traf dieser Schritt die Grundlagen der führenden Schicht. Die Staatsanleihen des Südens wurden für

[1] Dumond, S. 467. — Faulkner gibt für 1860 andere Zahlen an (S. 327). Danach betrug die weiße Bevölkerung der Südstaaten 8099760, die schwarze 3953580. Soziologisch besagen diese Zahlen wenig, da sie nichts über das zahlenmäßige Verhältnis der Geschlechter und die Altersstruktur aussagen.

[2] Faulkner, S. 68.

[3] Faulkner, S. 319.

[4] Faulkner, S. 327.

ungültig erklärt[1], das Papiergeld wurde wertlos. Mit dem Wegfall der billigen Arbeitskräfte verlor das Land seinen Wert. Entgegen der Amnestie vom 29. Mai 1865 wurde Privateigentum beschlagnahmt[2]. Der Norden eignete sich das Staatseigentum des geschlagenen Gegners an.

Hicks gibt ein dramatisches Bild der Zustände[3]. Columbia, früher die Hauptstadt von Südkarolina, war „eine Masse geschwärzter Kamine und windschiefer Mauern". Von Atlanta sagte ein Erzähler: „Die Hölle hat ein Ei gelegt, und hier wurde es ausgebrütet". Mobile war eine tote Stadt. Verwilderte Hunde gingen durch die öden Straßen von Galveston. Schurz[4] hat eine Beschreibung von Charleston gegeben: Gras wächst in den Straßen. Auf den Kaminen sitzen Raubvögel und schlagen mit den Flügeln, nach Beute spähend. Im Hafen der Stadt, der einmal einer der belebtesten des Südens war, ist kein Mensch zu sehen.

Überall hatten die Soldaten die Zäune umgerissen und verheizt. Unkraut überwucherte die Felder. Noch heiß von der Erregung des Kampfes hatte General Sherman einen Bericht nach Washington gesandt, in dem es hieß[5]:

„Von Atlanta bis Savannah[6] haben wir in einer Breite von 60 Meilen allen Mais und alles Futter verbraucht, auch jede Kartoffel. Wir haben Rinder, Schweine, Schafe, Hühner und 10000 Pferde und Maultiere mitgehen heißen, auch zahllose Sklaven[7]. Ich schätze den Schaden, der dem Staate Georgia und seinen militärischen Hilfsquellen zugefügt wurde, auf 100 Millionen Dollar. 20 Millionen sind uns zugute gekommen, der Rest wurde einfach verwüstet und zerstört."[8]

Wie immer in solchen Zeiten machte sich private Plünderung neben den militärischen Maßnahmen breit[9]. In Banden zogen Neger, heimatlos, hungrig, aber machtgeschwellt nach allzu langer Ohnmacht, durch das Land und suchten die einsam gelegenen Gehöfte heim. Der Brand der Herrenhäuser hatte ihnen die Freiheit gegeben, aber Brot und Hemmung genommen. Sie machten 40% der Bevölkerung aus; sie waren durch die 1800 „Schlachten"[10] der Herren nicht dezimiert worden, die die Geschichtsschreiber gezählt haben. Die Arbeit lag hinter ihnen; jetzt wollten sie

[1] "Trust funds, endowments and savings were gone." Dumond, S. 510. Die Annullierung aller Sparanlagen traf besonders Witwen, Waisen und alte Leute. Das Wirtschaftsleben fiel auf reinen Tauschverkehr zurück.

[2] Hicks, S. 4.

[3] Hicks, S. 2—6.

[4] Von Hicks zitiert, S. 3. — „Mitten in der einst so reichen Stadt graste ein verlassenes Kavalleriepferd mit der eingebrannten Marke I.C. ‚geprüft und ausrangiert'."

[5] Hicks, S. 2.

[6] Es ist der berühmte Zug durch Georgia zum Meere.

[7] Hier wird der Sklave neben dem Vieh noch als Eigentumsobjekt angesehen.

[8] "The remainder is waste and destruction."

[9] Siehe den Bericht des Staatssekretärs McCulloch von 1866, Hicks, S. 5.

[10] Dumond, S. 467.

sich ausruhen und die neue Macht kosten. Sie gingen in die Städte und kamen mit demoralisierten weißen Elementen in Berührung, die ihnen als Muster dienten. Ihr Familienleben, vom Weißen und seinem Eigentumsrecht an Frau und Tochter desorganisiert, ging vollends in die Brüche[1].

Der Norden, weit überlegen an Menschenzahl, Geld und materiellen Hilfsquellen, hatte gesiegt, aber die mechanische Überlegenheit schien in den chaotischen Zuständen, die dem Siege folgten, keine moralische Bestätigung zu finden. Abenteurer und Schieber ergossen sich im Kielwasser des Zusammenbruchs über den hilflosen Süden und vereinigten in dunklen Geschäften rechte Bestrafung und reichen Gewinn. Zusammen mit lokalen Revolutionsgrößen plünderten diese carpetbaggers[2] den Besiegten aus. Zeitgenössische Zeichnungen beweisen den orgienartigen Charakter dieser Verbrüderung[3].

Dazu kamen Haufen von Deserteuren, die jetzt als Helden eines ultrageheimen Widerstandes aus dem Dunkel auftauchten. Die Union hatte 2800000 Mann eingezogen, der Süden 1000000—1400000 Soldaten aufgestellt[4]. Erst hatte es der Norden mit Freiwilligen versucht, dann hatte er ein Handgeld von 100, schließlich 400 Dollar ausgesetzt. Im August 1862 kam die allgemeine Wehrpflicht, die nicht ganz allgemein war, weil der, der 300 Dollar zahlen konnte, zu Hause bleiben durfte. Der Süden war im April 1862 mit der Wehrpflicht vorangegangen, und Menschenmangel hatte ihn gezwungen, sie von 15—50 Jahre auszudehnen[5]. Der Erfolg ist umstritten. Während die einen behaupten, daß die radikale Maßnahme dem Süden 300000 Mann brachte, haben andere gemeint, daß seine 100000 Deserteure gerade aus dieser Gruppe stammten. Bald nahm der Wettlauf nach Befreiung von der Wehrpflicht die bekannten Formen an. Man flüchtete in die Unabkömmlichkeit, ließ Protektion walten und kleine Kunstgriffe[6] ihre Wirkung tun. Tausende flohen in die Berge, ein «maquis» vor hundert Jahren[7]. Gegen dieses

---

[1] Dumond, S. 510.

[2] Die Männer mit der plüschenen Handtasche, auf deutsch „Rucksackspartakisten“.

[3] Siehe die alte Abbildung bei Hicks, S. 35.

[4] Dumond, S. 467.

[5] Dumond, S. 468.

[6] Da Aufseher über mehr als 20 Sklaven zurückgestellt wurden, verteilten die Plantagenbesitzer ihr Sklavenheer unter ihre Söhne. Dumond, S. 468.

[7] Diese Guerillas hießen "bush-whackers", eigentlich Leute, die sich einen Weg durch das Dickicht bahnen. Vielleicht ist das Wort von Australien nach der Westküste gebracht worden, da dort die Ausdrücke "bushman" und "bushranger" gebräuchlich sind. "Jay-hawkers" war ein anderer Ausdruck, „Falken“. Sie waren Banditen, die aus patriotischen oder ideologischen Gründen nachts in Missouri einfielen, Vieh raubten und Scheunen in Brand setzten. Der jugendliche Buffalo Bill war einer von ihnen (Shannon Garst: *Buffalo Bill*, S. 83ff. New York 1950).

Heer von Deserteuren mußte ein Sonderkrieg geführt werden. Viele dieser Typen hatten den Frieden mehr als den Krieg zu fürchten. Die militärische Besetzung durch den Norden machte dem Räuberleben ein Ende. Sie mußten, je mehr die Zustände sich äußerlich konsolidierten, ausweichen. Ihr Weg ging in die staatenlosen Steppen und Gebirge des Westens.

Die Grenzkämpfe zwischen Kansas und Missouri, deren Spuren heute noch zu sehen sind, hatten schon Jahre vor dem Ausbruch des Bürgerkriegs eingesetzt. Im Jahre 1854, nachdem das Kansas-Nebraska-Gesetz von Präsident Pierce unterzeichnet war, begann eine Periode des Schreckens[1]. Das waren die Lehrjahre des Desperados Jesse James und seines älteren Bruders, der am Massaker von Lawrence teilhatte. Die Guerillabanden von Quantrill[2] und Anderson setzten sich zu einem großen Teil aus Deserteuren zusammen[3]. Das ungebundene Leben zog zügellose Naturen an, und die quasi-militärische, quasi-patriotische Mission erlaubte ihnen, mit halbgutem Gewissen ihren destruktiven Tendenzen die Zügel schießen zu lassen, Beute zu machen und den Helden zu spielen. Sie wurden von den Ängstlichen und Unentschiedenen auf beiden Seiten unterstützt. Die wechselseitigen Übergriffe steigerten sich zu unerhörter Höhe.

Eine Kettenreaktion von Vergeltungsakten rollte ab. Das bekannte Gemälde „Befehl Nr. 11" vermittelt einen Eindruck der Schreckenstage[4]. Als Vergeltung für Quantrills Angriff auf Lawrence erließ General Ewing jenen berühmten Befehl, der drei Kreise menschenleer machte. Im Cass County durften von 10000 Bewohnern nur 600 zurückbleiben. Über diese zwangsweise geräumten Gebiete fielen die Partisanen her, plündernd und mordend. Als die Vertriebenen 1866 endlich zurückkehren durften, fanden sie die Straßen mit Gras bewachsen, die Felder von Unkraut überwuchert, an Stelle der Häuser nur noch die rauchgeschwärzten Kamine. Lange Zeit nannte man Bates und Cass Counties das „versengte Land". In dieser Umwelt wuchsen die Männer von 1880 auf. Das war die Lehre, die die Älteren ihnen auf den Lebensweg mitgegeben hatten.

---

[1] Harlow, Alvin F. (*Old Waybills.* The romance of the express companies, S. 344ff. New York 1934) nennt diese Zeit eine „Periode des Terrors", wie sie nie wieder die Blätter unserer nationalen Geschichte befleckt hat. Banden selbsternannter „Regulatoren", die sich auf die politische Zugehörigkeit zu der einen oder der anderen Partei beriefen, begingen „unbeschreibliche Exzesse" (ebenda S. 345).

[2] Harlow nennt Quantrill einen brutalen "killer".

[3] Siehe die Darstellung bei William E. Connelley: *Quantrill and the border wars,* S. 220 u. 221. Cedar Rapids 1910.

[4] Der Maler Bingham war Oberst im Stabe des Generals Ewing gewesen und hatte vergeblich versucht, den barbarischen Befehl aufzuhalten (Violette, E. M.: A history of Missouri. S. 38. Boston 1918).

Jeder Krieg ruft die roheren Instinkte auf den Plan, ganz einfach weil wir alle im Kriege auf eine Stufe der De-Zivilisation hinabsteigen müssen und alle primären Eigenschaften, gute und böse, aus ihren Höhlen heraufbeschworen werden. Amtliche Berichte schrieben Räubereien, Notzuchtshandlungen, Brandstiftungen undisziplinierten „Nachzüglern" zu[1]. Wer es war, wird sich nicht mehr feststellen lassen, aber kein Krieg erzieht zu den Werken des Friedens, und der schlimmste aller Kriege ist der Bürgerkrieg.

Die Niederlage und der staatliche Zusammenbruch stürzte das hochgesteigerte Selbstgefühl und den nicht immer unberechtigten Stolz der südlichen Oberschicht in den Abgrund der Demütigung. Die damaligen Eindrücke waren so heftig und so verletzend, daß sie heute noch nicht vergessen sind. Sie lebten in Präsident Wilsons frühem, beinahe fanatischen Pazifismus fort[2], sie haben die Anschauungen eines Einwanderersohns, wie Bernard Baruch, lange Zeit bestimmt[3]. Man weiß nicht recht, ob die Männer des Südens der Konföderation mehr im Kampfe oder in der Niederlage anhingen. Als der Desperado Boone Helm 1863 in Virginia City gehängt wurde, war sein letzter Ruf: „Jeff Davis dreimal hoch![4]" Postkutschenräuber sammelten für die „blutende Konföderation" und gaben den Passagieren eine Quittung[5], und das alles geschah, während im Osten der Krieg tobte. Manche gingen noch weiter. Jack Black lernte als Junge einen alten Veteranen kennen, den das Kriegsende „voller Haß, Blei und Rheumatismus" gelassen hatte[6]. Für den verbitterten

---

[1] Diese Ausschreitungen waren "committed by lawless brigands and vagabonds connected with the army". Karl Sandburg: *Abraham Lincoln*, Bd. II, S. 385. Boston 1918.— General Mitchel, der eine Freiwilligenbrigade kommandierte, bat Washington um Erlaubnis, zur Todesstrafe greifen zu dürfen. Er erhielt die Genehmigung, aber keiner wurde bestraft; "the guilty were too many to shoot".

[2] Wilsons Forderung „Frieden ohne Sieg" war eine dunkle Erinnerung an die Jugenderlebnisse im geschlagenen Süden. (G. M. Harper: *President Wilson's addresses*, S. 218. New York 1918.) Mit echtem Gefühl spricht der Präsident in dieser Rede von der verderblichen Vergänglichkeit des reinen Gewaltfriedens.

[3] Baruchs Biograph schreibt: (Carter Field: *Bernard Baruch*, Park bench statesman, S. 90, New York 1944): „Man stelle sich den unauslöschlichen Eindruck auf das Gemüt des kleinen Jungen vor ... Das war nicht der Bürgerkrieg, der Krieg zwischen den Staaten. Das war die Rekonstruktion. Die Schrecken der Rekonstruktion dauerten vom Kriegsende bis zum Jahre 1877, als Baruch sieben Jahre alt war. In diesem Jahre wurden die Bundestruppen aus dem Süden zurückgezogen. Dann ging der Kampf los, die Schieber herauszuwerfen (to turn the rascals out), die nicht mehr unter dem Schutz der nördlichen Bayonette standen".

[4] Chicago Sunday Tribune vom 26. Dezember 1948. — Jefferson Davis war der Präsident der Südstaaten.

[5] Wilson, Neill C.: *Treasure express*, S. 130. New York 1936.

[6] Black, Jack: *You can't win*, S. 7. New York 1926.

Mann waren nicht die Heerführer der Konföderation die wahren Helden, sondern die Desperados Quantrill, Jesse und Frank James, Cole und Bob Younger. Jetzt noch spiegelt sich in Cowboyliedern der Stolz auf das versunkene Staatsgebilde wider[1].

Spuren dieses tiefen seelischen Traumas sind überall zu finden. Wenn Charles Sumner behauptete, die Südstaaten hätten Selbstmord begangen und existierten nicht mehr, so stak in dieser übertriebenen Konstruktion ein Gran Wahrheit. Der Süden mit seinen großen, für den industrialisierten Norden „überholten" Junker-Idealen, mit seiner Kultur, seinen bedeutenden Eigenschaften und seinen glänzenden Fehlern war in aussichtslosem Kampf in Stücke gegangen. Viele dachten an Selbstmord, viele führten ihn aus wie der Gouverneur von Florida[2]. Noch im Maybrick-Prozeß (Liverpool 1889) wurde die glaubhafte Behauptung aufgestellt, der Vater der angeklagten Giftmörderin sei an „gebrochenem Herzen" über die Niederlage gestorben[3].

Aber was waren Menschenverluste[4], was die unzähligen Verkrüppelungen gegenüber der Verzweiflung über das Ende aller Hoffnungen nach äußerster Anstrengung und Hingabe. Tief demütigend war die zwölfjährige Besetzung, erbitternd für viele der Verlust der bürgerlichen Rechte[5], die Umkehr aller Machtverhältnisse, die dazu führte, daß in einem Staat 700000 Neger und nur 627000 Weiße das Wahlrecht besaßen. Die Parlamente von Südkarolina und Louisiana hatten eine schwarze Mehrheit, zuerst standen 63 Neger 34 Weißen gegenüber, in der nächsten Wahlperiode ging die Mehrheit auf 85 Neger und 72 Weiße zurück[6]. Niemals stürzte eine soziale Schicht tiefer, von totaler Beherrschung sank sie zu bedingungsloser Abhängigkeit herab, und hinter den neuen Herren, den früheren Sklaven, stand die bewaffnete Macht des weißen Nordens. Die Korruption, die sich, in Louisiana z.B., entwickelte, war unbeschreiblich[7], und es ist sicher richtig, wenn

[1] "I'm going back to Dixie", American cowboy songs, ohne Autor, S. 57. New York 1936. — "I'm an old rebel soldier and Dixie's my home". Treasure chest of cowboy songs, ohne Autor, S. 44. New York 1935.

[2] Haley, S. 5.

[3] Boswell, Charles, u. Lewis Thompson: *The girl with the scarlet brand*, S. 18. New York 1954.

[4] Nach Hicks (S. 5) betrugen die blutigen Verluste des Südens eine viertel Million Soldaten und zahlreiche Zivilisten.

[5] Wenn festgestellt wurde, daß sie freiwillig für den Süden gekämpft hatten. Dumond, S. 519.

[6] Dumond, S. 519.

[7] Bei Hicks (S. 37—39), einem der bedeutendsten Historiker Amerikas, können Einzelheiten nachgelesen werden. — Die meisten Neger und viele der Weißen, die amtliche Stellen einnahmen, konnten weder lesen noch schreiben.

DUMOND von einer seelischen Agonie der çi-devant Oberschicht spricht, ja meint, der Zusammenbruch einer Sache, an die fest geglaubt und der sie alles geopfert hatten, habe beinahe das überstiegen, was ein Mensch ertragen könne[1]. Die herrschende Klasse hatte alles auf eine Karte gesetzt und alles verloren. Für diesen Ausgang gab es weder eine Revanche, noch eine Wiederkehr der versunkenen Welt.

Die Jugend des Südens beging nicht Selbstmord. Sie ergriff die Flucht aus diesem Trümmerfeld und wandte sich den staatenlosen Steppen und Bergen zu, soweit sie ein Pferderücken tragen konnte. Diese Abkehr ist die Folge jedes verlorenen Krieges. Und diese Jugend brauchte keinen Paß für ferne Länder in Übersee. Sie brauchte nur der untergehenden Sonne, dem sagenhaften Westen zuzureiten.

Die Gefühle der Auflehnung gegen fremde Besatzung[2] und eigenes Verschulden gingen verschiedene Wege. Sie konnten sich in Geheimbünden zusammentun, Kapuzen über dem Kopf, und sich eine eigene Gerichtsbarkeit beimessen. Sie konnten sich in terroristischen Aktionen entladen. Dann wurde ein Preis auf den Kopf des Schuldigen ausgesetzt und er mußte weiter nach Westen fliehen, dorthin, wo der Arm der Bundesregierung nicht hinreichte. Aber neben dem Flüchtigen saß die Überzeugung im Sattel, einer gerechten Sache gedient zu haben und um ihrerwillen verfolgt zu werden. Wenn es in Kansas oder in Arizona zum Zusammenstoß mit einem Yankee kam, dann war es nicht mehr die aussichtslose Situation von Siegern und Besiegten. Es war Mann gegen Mann, Colt gegen Colt[3].

Jede Niederlage diskreditiert den Gedanken der Autorität, denn sie ist ihre vollkommendste Negierung. WOODROW WILSON hat das schmerzliche Dilemma, an dem der Süden zugrunde ging, kritisch und doch mit warmer Sympathie gezeichnet: Man hatte seine letzte Kraft eingesetzt, alles, was man hatte dahingegeben, ausgeschöpft, vergeudet. Die konzentrierte Energie des Südens war so groß gewesen, daß er drei Jahre lang der Übermacht die Stirne bot. „Und alles das für veraltete Grundsätze der Regierung, für eine unmoderne Wirtschaft und ein unmögliches Ziel[4]." Trotz alledem blieb dem Cowboy von Texas, der fast durchweg aus dem Süden stammte, die verlorene Sache „eine lebendige Kraft".

---

[1] DUMOND, S. 510.

[2] „Der Norden hielt den Süden unter seiner militärischen Fuchtel." "There was hard rule and hard misrule, especially in Texas." RIPLEY, THOMAS: *They died with their boots on*, S. VIII. New York 1949. Es bildeten sich Vigilanz-Komitees „um sich und das Land gegen Desperados, ruhelose, freigelassene Neger und die Übergriffe der militärischen Besatzung zu schützen". RIPLEY, S. IX.

[3] Über die soziologische Rolle der neu erfundenen Schußwaffen s. das spätere Kapitel.

[4] Zitiert von FAULKNER, S. 358.

Wenn er im Westen mit Menschen und Polizeibeamten zusammenstieß, die aus dem Norden stammten, so stand neben der persönlichen Revanche eine „Mission". Die rebellische Nachkriegshaltung war ein derber Faden im geistigen Gewebe des Desperados[1].

2. Der Antrieb wirtschaftlicher Kräfte

a) Gold und Silber

I

Wer von wirtschaftlichen Kräften spricht, meint im Grunde die seelischen Vorgänge, die der Wandel der materiellen Umwelt hervorruft. Jede ökonomische Veränderung reicht neue Motive des Handelns dar. Gleichzeitig spielt die Plötzlichkeit des Umschwungs eine Rolle. Der reiche Spielgewinn, der unerwartete Fund von Schätzen, der Prinz des Märchens, der die schöne Magd sieht und sie zur Königin erhebt, das sind die Zufälle, nach denen wir uns sehnen.

Um die Mitte des 19. Jahrhunderts geschah es, daß dieser Kindertraum jäh zur Wirklichkeit wurde. In einer Welt, die längst verteilt schien, öffnete sich für den Ärmsten das Zauberland des Goldes, nach dem man nur zu greifen brauchte, um es zu besitzen. Es ergab sich eine eigenartige soziologische Konstellation. Die Fundorte lagen in großer Höhe, nahe der unbekannten Küste eines entlegenen Kontinents, abseits aller staatlichen Institutionen. Plötzlich strömten von Ost und Süd große Menschenmassen ein. Das strudelnde Chaos der Goldgräberlager bestand aus Männern aller Länder, die nur ein Ziel im Kopf hatten, Gold zu finden, schnell reich zu werden und alle Herrlichkeiten der Erde zu kaufen.

Nicht nur Wanderlustige und Unzufriedene, Arbeitslose und Verarmte wurden vom Fieber gepackt. Dichter, Geistliche, Ärzte, Anwälte und Kaufleute zogen, stürzten nach Kalifornien, später nach Montana, Colorado, Wyoming und Arizona. Unter den Goldsuchern waren MARK TWAIN, BRET HARTE und FRIEDRICH GERSTÄCKER. Auf die „Schrecksekunde" der ersten Nachrichten folgte eine beinahe panische Vorwärtsbewegung[2]. Die Erregung, die die Menschen beherrschte und sie zu äußerster körperlicher Leistung anspornte, kommt schon in der Streitsucht[3] zum Ausdruck, die die Wanderzüge nach dem Westen zerriß. Sie

[1] „Einige dieser großen Herden bemaßen den Erfolg ihrer Trift nach Kansas nach den Namen der nördlichen Siedlungen, die sie auf den Kopf gestellt hatten, mehr aber noch nach der Zahl der Polizeibeamten aus dem Norden, die sie umgelegt hatten. Die Namen wurden mit Kreide auf den Proviantwagen gemalt und, wenn sie heim nach Texas kamen, bestaunt und gefeiert." LAKE, S. 68.

[2] Unser Wort Rausch und der englische Ausdruck "gold rush" haben die gleiche Wurzel.

[3] CHALFANT, W. A., S. 2, und Folklore, S. 36.

beschwingte die Phantasie und gaukelte auf der langen Reise[1] immer neue Wunderdinge vor. Wir haben eine lebendige Beschreibung des Geisteszustandes, der wie ein Prairiebrand ganz Tennessee bei der ersten Kunde ergriff. Das Gerücht ging, ein Mann in Kalifornien habe einen Goldklumpen im Werte von 800000 Dollar gefunden. Während er mit seinem Schatz dasaß, kam ein Mann mit einem Teller Speck und Bohnen des Weges, worauf der glückliche Finder ihm erst 50000, dann 75000 für die Mahlzeit bot. „So stand es in den Zeitungen von Nashville und jedermann in Tennessee glaubte daran[2].“ Auf dem Hamburger Schiff, das GERSTÄCKER nach Kalifornien brachte, raunte man bewundernd, eine Unze Gold, (28,4 g) brächte täglich 20 Dollar ein, Die Anlegehäfen Rio de Janeiro und Valparaiso schienen die ungeduldigen Goldgräber um ganze Vermögen zu bringen[3]. Es waren großenteils Deutsche.

Die Männer, die 1849 nach Kalifornien wanderten oder fuhren, wurden durch eine Mehrzahl von Kräften bewegt, und der Gedanke an Gold war nur einer von ihnen. Den Europäern tat sich in Kalifornien und später in Colorado das Amerika auf, das ihnen immer tief im Herzen vorgeschwebt hatte. Sie waren nicht bitterer Not und harter Arbeit im alten Lande entflohen, um im Osten der Staaten wieder auf Not und Arbeit und neue Ungleichheit zu stoßen. Sie glaubten an das Wunder der Vereinigten Staaten und waren enttäuscht, als sie es in New York, Philadelphia und Boston nicht fanden. Aber plötzlich war es da. In ihre graue Welt fiel ein Lichtstrahl und die Kunde von einem Märchen. Die Männer, die später singend und heiter-erregt den Platte-Fluß entlangzogen[4], waren zudem der großen Depression von 1857 entronnen. Dieser Kollaps hing wiederum mit den hektischen Erwartungen zusammen, die das Gold von Kalifornien und der überhitzte Bau von Eisenbahnen geweckt und nur unvollkommen erfüllt hatten[5]. „Verfrühte Eisenbahnen hatten im Westen verfrühte Städte ins Leben gerufen. In ihnen zirkulierte verfrühtes Geschäftsleben, das für eine verfrühte Bevölkerung berechnet war[6].“ Je mehr 1857 die Preise stürzten, die Läden zumachten die Banken schlossen, um so goldiger erschien den Verarmten und Enttäuschten das Gold Colorados. In einem Jahr zogen 100000 Männer nach dem wilden Westen, der ihnen im Glanz der Schätze gar nicht mehr so wild vorkam. Wenn auf dem Wege nach Kalifornien der lange Hunger- und

---

[1] Sie dauerte über Land 6 Monate (CHALFANT, S. 1) und ebensolange um Kap Horn von Hamburg aus.

[2] Folklore, S. 35.

[3] GERSTÄCKER: *Gold*, S. 8, Berlin, o. D.

[4] KARSNER, DAVID: *Silverdollar.* The story of the Tabors, S. 22. New York 1932.

[5] FAULKNER, S. 168.

[6] Nach James Schouler; zitiert von FAULKNER, S. 169.

Durstmarsch[1] zu Ende war, so erwarteten den mittellosen Goldsucher neue Prüfungen, die P. A. CHALFANT aus eigenen Erfahrungen beschrieben hat. Er ist einsam, müde und hungrig. Er legt sich unter einem Baum zum Schlafen nieder, während der Himmel seine Schleusen öffnet und in seinem letzten Stück Fleisch dicke Käfer herumwimmeln. Trotz strömenden Regens findet er im Zelt einer andern Gruppe keinen Platz. Seine Zähne klappern „wie Kastagnetten[2]". Man holt ihn schließlich ins Zelt, aber nur weil seine Position am Rande der Leinwand das Wasser besser ablaufen läßt. Beim Frühstück erwartet er keine Einladung und erhält auch keine. Ehe alles Eßbare verschlungen ist, holt er einen halben Dollar heraus, der Aufnahme in die Tafelrunde bringt. Die Ernährungslage bleibt so schwierig, daß Eicheln gekocht oder geröstet, gerieben oder in ganzen Stücken probiert werden. Aber die Goldgräber kommen nicht über den bitteren Geschmack hinweg, obwohl „Indianer oder Schweine" die Abneigung nicht zu teilen scheinen[3].

Dichtbelaubte Bäume, mit Zweigen bedeckte Erdlöcher, schließlich Zelte, dienen als Zuflucht. Aber Zelte sind nur ein schwacher Ersatz für Häuser[4]. Als Tabor's junge Frau, während die Männer auf die Suche gehen, allein gelassen wird, braust ein starker Bergwind durch das Tal, so daß das Zelt wegzufliegen droht. Die einsame Frau hat Angst vor Berglöwen und Indianern, denn Zelte sind dünn und nicht verschließbar. Schlaflos, das Kind im Arm, zittert die Frau die ganze Nacht vor unbekannten Gefahren. Morgens strolcht ein herrenloser Esel ins Lager. „Ich legte meinen Kopf auf das Tier", schreibt die Frau in ihrem Tagebuch, „und weinte vor lauter Verlassenheit." Erst gegen Mitternacht kommen die Männer zurück. Sie hätten das Lager nicht wiedergefunden, wenn die Frau nicht die ganze Nacht hindurch das Feuer geschürt hätte[5].

Zelte konnten aufgeschnitten werden, waren im strengen Bergwinter unbewohnbar, der Nachbar hörte jedes Geräusch. Bei den vielen Schießereien bot das Zelttuch keinen Schutz. Ochsenkarren, solider und wärmer, waren in großer Höhe nicht zu bewegen. Der nächste Schritt vom Zelt zum Haus war die rohe Holzhütte, die man in zwei, drei Tagen zusammenschlug und bei der das ganze Lager Hand anlegte[6]. Der Frühling war spät, der Herbst früh. Bald überschüttete der Winter mit seinen wirbelnden

[1] Als Kalifornien nach endloser Wüstenwanderung erreicht und das erste Wasser in Sicht war, „liefen einige der Männer ins Wasser und tranken und tranken, bis sie wie Betrunkene taumelten". Folklore, S. 36.

[2] CHALFANT, S. 15.

[3] CHALFANT, S. 19.

[4] Von Fort Laramie an bis Kalifornien hatte CHALFANT kein festes Haus gesehen (CHALFANT, S. 4), und das waren 2000 Meilen.

[5] KARSNER, S. 36.

[6] KARSNER, S. 49.

Schneemassen alles Leben. Die Gewalttätigkeit der Bergwelt hat Bret Harte beschrieben, in der der Mensch des Ostens, der des Südens und der großen Städte nicht zu Hause war. „Menschen", meint er[1], „scheinen zu früh hierher (in die Sierra Nevada) gekommen zu sein. Die große Gastgeberin (der Natur) war noch nicht gerüstet, sie zu empfangen. Die weiten, schweigenden Wälder, der feuchte Untergrund riesiger Farnkräuter erinnern an die entlegene Zeit, als die Kohle entstand[2] ... Gegen diesen Hintergrund erhebt sich die hell-getönte Figur des Menschen mit erstaunlicher Härte."

In den tieferen Lagen der Sierra, wo der Flußsand bald ausgesiebt war, konnte einen Teil des Winters gearbeitet werden. Dafür gab es ein ruheloses Hin- und Herströmen von einer Fundstelle zur anderen. Steinkamine wurden nicht gebaut, weil man sie beim steten Ortswechsel nicht aufladen und mitnehmen konnte[3].

Schlaf, von Männern gekochtes Essen[4], schwere Arbeit, die willkommenen Erregungen des Spiels, des Whiskys und des Streites füllten den Tag aus. Wild kam aus dem Walde, aber Mehl, Bohnen, Zucker, Kaffee mußten gekauft werden. Schon auf der Fahrt um Kap Horn bedrückte die Nachricht, daß Brot fünf spanische Dollar koste[5], die Gemüter. Die himmelhohen Preise aller Nahrungsmittel und Werkzeuge sanken erst, als die Verkehrswege verbessert wurden. Zudem hatten die Kaufleute einen niedrigeren Goldkurs als die Banken in San Francisco. Sie machten doppelten Profit[6].

In den ersten Goldlagern ist viel von Wolfshunger, wenig von den „Freuden" der Tafel die Rede. Schnell stellen sich Delikatessen ein. Im Jahre 1867 hören wir aus der Silberbergstadt Georgetown von zwei Leuten, die um eine Büchse Austern würfeln, woraus sich dann pünktlich eine Schießerei und ein Lynchakt entwickelt[7]. Nach Bret Harte war der Weg durch die kalifornische Waldeinsamkeit mit Konservenbüchsen besät, auf denen allerlei leckere Aufschriften standen[8]. Bürgerkrieg und Massenwanderungen hatten der Konservenindustrie einen mächtigen Anstoß gegeben. Vom Alkohol werden wir noch sprechen. Der „Tau des Tales" (Valley dew), den ein Gefährte Mark Twains zu kosten bekam,

[1] Folklore, S. 38.

[2] Die Berglandschaft der Sierra unterschied sich mehr von den gewohnten alpinen Vorbildern als die Rockies.

[3] Folklore, S. 38.

[4] Einziges Kochgeschirr war die Bratpfanne, in der alles Essen, auch der Kaffee, gekocht wurde. Folklore, S. 39.

[5] Gerstäcker, S. 13.

[6] Chalfant, S. 6. Für die Unze Gold erhält der Käufer nur 16 Dollar anstelle der regulären 20 Dollar.

[7] Horner, S. 42 und 43.

[8] Folklore, S. 39.

war dem Vernehmen nach „aus (importiertem) Feuer und Schwefel zubereitet[1]“. Im primitivsten Goldgräberlager fand GERSTÄCKER Sektflaschen aufgebaut. Er beschreibt, daß die Deutschen in völliger Verkennung der Landessitten wie daheim Médoc tranken, die Flasche zu zweieinhalb Dollar[2].

Gleichzeitig gab es manche, die verhungerten oder in äußerster Not zu kannibalistischen Praktiken gezwungen wurden[3], wenn der Winter sie unversehens überfallen und von jeder Hilfe abgeschnitten hatte. Hungerzeiten brachte auch das plötzliche Zusammenströmen von Hunderten und Tausenden, wenn die Kunde von einem großen Fund laut wurde. Als Silber entdeckt wurde, stieg in Oro die Zahl der Einwohner von 100 auf 14000; es gab nur Lebensmittel und Unterkunft für 400. Oft[4] war das Essen verdorben. MARK TWAIN hat ein Frühstück auf der Reise nach Kalifornien mit gewohnter Übertreibung so analysiert[5]: „Es gab verdorbenen Speck, mit dem der Staat seine Soldaten in den Forts nicht mehr füttern wollte ... Dann setzte man uns ein Getränk vor, das er Slumgullion[6] nannte, eine Bezeichnung, die er sicher höherer Eingebung verdankte. Es sollte eigentlich Tee vorstellen, aber es enthielt zu viele Reste von Spüllumpen, Sand und eine alte Speckschwarte, um den erfahrenen Reisenden hinters Licht zu führen.“

In den ersten Zeiten gab es so viel Wild und Geflügel[7], daß Marshall, der Mann, der im Januar 1848 das erste Gold in Kalifornien entdeckte, sich auf den Weg in die Wildnis machen konnte, ausgerüstet mit nichts anderem als einem Gewehr, einer Decke und etwas Zwieback. Oft sind aber zwischen diesen Inseln des Überflusses Hungerstrecken eingestreut[8] und immer wieder wird gemeldet, daß der Proviant ausging und die Indianer von Grassamen, Wurzeln und Baumrinde lebten und an Hunger und Kälte starben[9]. Die entlegenen Minenfelder haben den frugalen Eßstandard lange Zeit bewahrt, aber näher den Verkehrswegen taucht schon nach wenigen Jahren lokalisierter Luxus auf. Zehn Jahre, nachdem MARK TWAIN über den schlechten Fraß der Poststationen geklagt

---

[1] Nach dem fernen Westen. Lehr- und Wanderjahre, Bd. II, S. 264.

[2] GERSTÄCKER, S. 129.

[3] Siehe das Schicksal der Donnergruppe, Folklore, S. 177ff. und die Geschichte vom „Menschenfresser“ bei GENE FOWLER: *Timberline*, S. 29—38. New York 1940.

[4] KARSNER, S. 94.

[5] MARK TWAIN, Bd. II, S. 211.

[6] Slumgullion ist eine Art Haschee oder Gulasch. HAROLD WENTWORTH: American dialect dictionary, S. 570. New York 1944.

[7] MARSHALL erzählt: „Rehe gab es damals in Unmassen.“ Folklore, S. 42. Nach MARK TWAIN (III, S. 105) tummelten sich auf dem Monosee in Nevada „Millionen von wilden Enten und Seemöven“.

[8] MILLER, S. 14.

[9] MILLER, S. 18.

hatte, liefen Eisenbahnzüge durch den Kontinent. Die Kultur auf Rädern sah nach einem Bericht der New York Times so aus[1]:

„Um vier Uhr zwanzig eines Sonntagsnachmittags rollten wir aus der Station Omaha, um die lange Fahrt nach dem Westen anzutreten. Nach Verlauf von ein paar Stunden wurde die Hauptmahlzeit angesagt ... Wir betraten also den nächsten Wagen, dicht vor unserem Schlafpalast, und waren im Speisewagen. Es war eine ungeahnte Überraschung für uns, dieses erste Sonntagsessen ... Auf schneeweiß gedeckten Tischen, die mit gediegenen Silberschüsseln bedeckt waren, trugen äthiopische Kellner in fleckenlosem Weiß mit zauberhafter Schnelligkeit ein Mahl auf, dessen selbst Delmonico[2] sich nicht hätte zu schämen brauchen ... Denn hatten wir nicht, außer was sonst zu einem Diner ersten Ranges gehört, noch ein Antilopensteak ..., eine köstliche Gebirgsforelle, auserlesenes Obst und Beeren, als feinste Beilage, aber nicht für Geld zu haben, unsere süß duftende, appetiterregende Prairieluft? Man wird uns glauben, daß wir den Herrlichkeiten Ehre widerfahren ließen. Als wir sie mit Kelchen perlenden Sekts herunterspülten, während wir 30 Meilen die Stunde dahinflogen, mußten wir bekennen, daß uns ein flotteres Leben niemals vorgekommen war[3]."

Zu den feudalen Gerichten, die es schon in den fünfziger Jahren gegeben hatte, Hirsch, Reh, Büffelzunge, Bärenbraten, Wildente[4], kamen mit dem Ausbau der Eisenbahnen die Leckerbissen des Meeres, Austern und Krebse hinzu, dazu Fische jeder Art, alles schon auf Eis[5]. Dazu wird gekühltes Bier aus deutschen Brauereien in St. Louis angeboten[6].

II

Die soziologische Struktur der ersten Goldgräberlager war denkbar einfach. Es herrschte die große Gleichheit einer primitiven Entwicklungsstufe. Niemand begann das neue Leben mit einer Vorbelastung, woher es denn für höchst unkommentmäßig galt, nach Namen zu fragen. Der blutigste Neuling konnte genau so viel Glück haben wie der erfahrendste Professor der Geologie[7]. Wenn allerdings der gleiche Autor, hundert Jahre später, meinte, daß niemand Not zu leiden brauchte, so müssen ihm die Erfahrungen der ersten Einwanderer von 1849 entgegengestellt

---

[1] Mark Twain, Bd. II, S. 214. — An der Westküste hatte man schon vor dem Goldrausch geschlemmt. Das Menu bei Sutters Festdiner kann man bei Blaise Cendrars: *L'or*, La merveilleuse histoire du général Johann August Sutter, S. 104, Paris 1924, nachlesen. Man hörte den Klängen einer hawaiischen Kapelle zu, die den Berner Marsch und die Marseillaise spielte, da Sutter fälschlicherweise behauptete, Offizier in den Schweizer Garden gewesen zu sein.

[2] Delmonico, ein sehr bekanntes Restaurant in New York.

[3] Ich habe das Deutsch der Übersetzung etwas geglättet. Der Bericht der New York Times findet sich bei Mark Twain, Bd. II, S. 214.

[4] Gemüse fehlten fast ganz.

[5] Martin, S. 53.

[6] Annonce aus Tombstone: „Wer eiskaltes Bier vom Faß wünscht, gehe zu Julius Cäsar im Kristallpalast." Martin, S. 27. Es wird verabreicht "out of genuine German pump".

[7] Folklore, S. 435.

werden. So idyllisch ist der Anfang nicht gewesen. Als ein Freund CHALFANTs den ersten Goldwäscher sah und ihn höflich und harmlos fragte, wie man Gold auswasche, bekam er überhaupt keine Antwort. Als er bescheiden weiterforschte, wo man am besten mit der Arbeit beginnen könne, antwortete der andere, er kenne keinen solchen Platz. CHALFANT setzt hinzu: „Wir haben oft darüber gesprochen, warum man so grob und so gleichgültig gegenüber dem Wohl anderer war, und wie es kam, daß die ersten Ankömmlinge noch monatelang nach ihrer Ankunft so unfreundlich und abweisend waren. Sie mußten erst die Sicherheit gewinnen, selbst genug zu essen zu haben und vielleicht reich zu werden. Dann tauten sie auf und waren wieder normal, vielleicht sogar mehr als das. Viele zeigten dann Hang zum Verschwenden, und zwar mehr als für sie gut war[1]."

BRET HARTE gibt ein Bild von der Kleidung der ersten Goldsucher, die er etwas literarisch „Argonauten" nennt. Matrosenanzüge, die die Marine abgestoßen hatte, waren überall im Urwald zu finden. Um den Hals waren blaue, grüne, gelbe Tücher geschlungen. Auf dem Kopf saß der breitrandige Hut. Zylinder, damals die Mode, wurden nur bei Geistlichen und Spielern geduldet[2]. Eingesetzte Flecken im Hosenboden wurden als Zeichen der Männlichkeit kultiviert. Der Fremde tat sein Bestes, den Amerikaner zu kopieren, wobei er sich andere Ausländer zum Muster nahm. Um Auskunft gebeten, ob es hier noch andere Deutsche gäbe, antwortete Louis Erbe aus Sachsen: "Oh lots"[3], „eine ganze Menge".

Erst später sonderte sich vom Goldwäscher und vom Bergmann die Schicht des Schürfers, „Prospektors", ab. Sie machten die reine Suche von Fundstätten zu ihrem Beruf, arbeiteten nicht, sondern verkauften ihr Wissen und ihr Besitzrecht. Sie waren ein seltsames Mittelding von „Jägern", Spielern und Zigeunern; ich habe solche Typen noch gekannt und oft mit ihnen am nächtlichen Lagerfeuer gesprochen[4]. Unter dem Vorwand, Gold (heute Uranium) zu suchen, genossen sie die Einsamkeit, die Menschenleere der Berge, die herbe Vereinfachung des Lebens und ihr eigenes rastloses Nomadentum. Es waren fast immer ältere Leute, die sich nichts aus Frauen machten, aber ihr Maultier oder ihren Esel liebten. Unzählige Geschichten ranken sich um diesen merkwürdigen Menschen-

---

[1] CHALFANT, S. 5. — Nur ein alter Fährmann machte den Mund auf. „Es war herzerfrischend, ihn von den wundervollen Fundstellen sprechen zu hören ..., die es auf der andern Seite des Flusses gab. Er betonte besonders, daß das andere, das Südufer, bei weitem am günstigsten sei. Für einen halben Dollar setzte er uns über."

[2] Folklore, S. 39.

[3] GERSTÄCKER, S. 127.

[4] „Prospektor wird man nicht, man ist es. Einmal, so geht das Wort, Prospektor, immer Prospektor." MILLER, S. 165.

schlag. Von manchen dieser aussterbenden Rasse sagte man, daß sie Metall „riechen[1]". Einige hatten Glück, die meisten blieben ihr Leben lang arm.

Neben den Goldgräbern gab es eine Gruppe, die von ihnen lebte: Kneipwirte, Wagenführer, Maultiertreiber, Spieler und bald auch Mädchen, denen der Frauenmangel eine kommerzielle Chance bot. Als Städte aus dem Boden schossen, schlossen die Kneipen und Bordelle, wie in Leadville, überhaupt nicht; der Betrieb ging Tag und Nacht weiter[2]. In Schichten arbeiten, schlafen, essen, lieben die Bergleute. Wenn auch von Zeit zu Zeit die Lebensmittel knapp werden, „Ware, die niemals auszugehen scheint, sind Whisky und Weiber. Tag und Nacht durchwogt eine erregte Menge die Straßen. Sie mutet eigentümlich manisch an, als ob die Nähe des Goldes wie ein starkes Stimulans wirkte". Wir dürfen Mark Twain Glauben schenken, wenn er schreibt[3]:

„Virginia hatte sich zur lebhaftesten Stadt entwickelt, die es je in Amerika gegeben hat, wenn man ihr Alter und die Zahl der Einwohner in Betracht zieht ... Die Bürgersteige wimmelten von Menschen. Nicht minder gedrängt voll von Quarzwagen, Frachtwagen und anderen Fuhrwerken waren die Straßen. Das Gedränge war derart, daß kleinere Fahrzeuge oft eine halbe Stunde warten mußten, ehe es ihnen gelang, die Hauptstraße zu überqueren. Froh strahlten alle Gesichter; eine beinahe wilde Anspannung sprach aus jedem Auge und sprach von Plänen des Reichwerdens, die in jedem Gehirne siedelten, von den hochgeschwellten Hoffungen, die alle Herzen erfüllten. Geld gab es wie Sand am Meer. Jeder hielt sich für reich."

Mit dem erhöhten Blutdruck, einem exakt niemals gemessenen leichten Fieberzustand sind eine Reihe von Phänomenen zu erklären. Die erleichterte Motorik[4], die Schlaflosigkeit, die Appetitlosigkeit und der eigentümliche Durst, die ungewöhnliche Plastik der Sprache und eine Lockerung der Vorsicht, die zum Beschupsen wie zum Beschupstwerden einlud. Daneben treten Züge der Gastlichkeit und einer unbedenklichen Freigiebigkeit auf. „Ihre Gastlichkeit war barbarisch", meint Bret Harte[5], „ihr Edelmut spontan." In Central City steht noch das alte Opernhaus. Gefiel eine Sängerin oder eine Schauspielerin den Bergleuten — und sie gefielen alle —, so schossen sie eine Begeisterungs-Salve in den Plafond und überschütteten die Künstlerin mit Silbertalern. Als Sacramento abgebrannt war, kam der größte Beitrag zum Aufbau der Kirche von einem Berufsspieler. Der Pfarrer fragte, warum er nicht eine neue

---

[1] Folklore S. 439.

[2] Karsner, S. 99.

[3] Mark Twain, III, S. 133.

[4] Diese Motorik, zu der die rasche Lynchjustiz gehört, wird zwar verteidigt, aber gleichzeitig schamhaft verhüllt. Siehe dazu Bancroft's Darstellung, wie aus "Dry Diggings" Hangtown wurde, das man mit einem Anflug unruhigen Gewissens dann in Placerville umtaufte. Folklore, S. 587 und 588.

[5] Folklore, S. 39

Spielhölle errichte. „Alter Herr“, war die Antwort, „dann würden die Dinge hier etwas monoton werden. Was eine große Stadt braucht, ist Abwechslung[1].“

Inmitten einer ursprünglichen Natur fiel die Sprache der Goldgräber auf die kräftigsten Ausdrücke zurück. Ohne die Scheu, die sich später wieder hervorwagte, wurden Ortsnamen gebildet[2]. Niemals wurde so viel und so bilderreich geflucht wie damals. Die derbsten Worte waren dem eigenen Lobe und der Herabsetzung des Gegners vorbehalten, galten auch der Ermunterung von Zugochsen, Maultieren und — später in Alaska — der Schlittenhunde. Eigentümlich war auch die Neigung, einen Jux zu machen, die sich bis in die Literatur hinein erstreckte[3]. Solche Späße waren das Hauptvergnügen der Cowboystadt Dodge City[4]. Übertreibungen, über die man lachen konnte, wurden nicht allzu übelgenommen. Ein großer Zeitungsmann in Denver legte mit einer falschen Versteinerung, der angeblichen Indianermaid „Mond-Auge“, den Grundstein zu seinem Vermögen[5]. Mit ihren unwahrscheinlichen Chancen war die Zeit wundergläubig geworden. Die Lust zu fabulieren, die sich allerorten regte, macht dem Geschichtsschreiber die Aufgabe so schwer, war Erzählern wie Zuhörern ein erholsamer Genuß.

III

Aus einer Welt, in der nur Arbeit, Fleiß, Ehrlichkeit und gute Namen Wohlstand bringen, werden wir in der zweiten Hälfte des 19. Jahrhunderts in ein Fabelland zurückgeführt. Wohl können besondere Umstände reich machen, Kriege, Revolutionen, wirtschaftliche Konstellationen, verwegener Betrug. Aber nur wenige haben an diesen Möglichkeiten teil. Wird irgendwo Gold, Silber, Uranium oder Öl gefunden, so kann jeder herbeieilen und sein Glück versuchen. Es ist wie eine Lotterie, die theoretisch für alle den Hauptgewinn bereit hält. Reich zu sein ist der Traum der Menschheit. Verborgene Schätze sind das Lieblingsthema der Märchenwelt. Der Zufall ist die höchste Form der Gleichheit. Auch wenn das plötzliche Glück an uns vorbeigeht, liegt im blinden Zufall ein Trost, denn er mag ein andermal auf unserer Seite sein. Tom Walsh[6], der spätere Millionär, freundete sich 1876 in Deadwood mit einem alten Prospektor an, der wegen seines ungepflegten Äußeren den Namen "Smoky Jones" führte. Jones glaubte, Gold gefunden zu haben,

[1] Folkore, S. 40.

[2] „Murderer's Bar“, z. B. in Folklore, S. 44.

[3] Folklore, S. 635. — Als Oskar Wilde mit dem Zuge in Denver erwartet wurde, ließ sich Eugene Field im Samtrock, mit goldenen Locken, einer Sonnenblume im Knopfloch, auf dem Bahnhof als der britische Gast begrüßen. Folklore, S. 636.

[4] Vestal, S. 74ff.

[5] Fowler, S. 64.

[6] Walsh-McLean, Evalyn: *Father struck it rich*, S. 16 u. 17. Boston 1936.

und bot Walsh an, sein Partner zu werden. Walsh fragte erfahrene Minenleute um Rat. Sie mahnten ab: es handle sich um eine Gesteinsformation, in der Gold nur sporadisch vorkäme. Walsh entschloß sich, das Angebot des „rauchigen" Jones abzulehnen. Auf diesem Fundort erhob sich dann die berühmte Homestake Mine, die einen Ertrag von mehr als 266 Millionen Dollar lieferte. Walsh, diesmal falsch beraten und ohne Glück, wird später durch Gold, das er bei Ouray in Colorado entdeckt, einer der reichsten Männer Europas. In einem andern Falle entgeht durch reinen Zufall, bei dem die Vorsicht seiner Frau mitwirkt, Tabor, dem späteren Silberkönig, ein kleines Vermögen[1].

Es war natürlich, daß man mehr von großen Glücksfällen als von Mißgeschick hörte. Besonders horchte man auf, wenn einem Manne, der nicht recht bei Sinnen zu sein schien, unversehens großer Reichtum zufiel. Einer von diesen erfolgreichen Narren war der „meschuggene" Quarz Davis, von dessen Abenteuern und Extravaganzen in feinen New Yorker Hotels man sich manche Schnurre erzählte[2]. Auch Leadville Johnny gehört in diese aufmunternde Gruppe, bei der der Verstand gering, das Glück groß war. Er stieß so ganz von ungefähr in Leadville auf eine reiche Silberader. Man bot ihm auf der Stelle 300000 Dollars. Er gab das Geld seiner Frau und ging in die Kneipe, mit Freunden zu feiern. Als er gegen Morgen stark angegriffen zurückkam, legten ihn die Freunde auf sein Bett und zündeten, weil es kalt war, im Ofen der Hütte Feuer an. Als die schlafende Frau das Knistern hörte, fuhr sie mit einem Schreckensschrei hoch, denn sie hatte das Geld im Ofen versteckt. Johnny war völlig unbekümmert. Er sprach seiner Frau Trost zu. Er wolle erst einmal ausschlafen, sich mit einem Schluck stärken und dann nach Silber weitersuchen. „So phantastisch es klingt, Leadville Johnny ging am Nachmittag weg und fand die ‚kleine Johnny', eine Grube, aus der er 20 Millionen herausholte[3]."

Neben Legenden gab es wahre Geschichten, die Hoffnungen erhitzten und zu neuer Anstrengung antrieben. In Arizona hörte Henry Wickenburg von einer Stelle, die den Namen „Reicher Berg" trug. Hier las er in zwei Wochen Goldklumpen im Werte von 200000 Dollar auf[4]; mit 85 Jahren machte dieser Glückspilz seinem Leben ein Ende. In den Antilopenbergen fanden drei Leute ein Gestein, aus dem sie, nur mit Messern, an einem Tage Klumpen im Werte von 1800 Dollar aus dem

[1] Ein Mann wollte sein Schürfungsrecht aufgeben, wenn Frau Tabor ihn in Pension nähme. Die sparsame Frau lehnte den Handel ab. Eine halbe Stunde später verkaufte der Mann seinen Anspruch an zwei Leute, die im Verlaufe des Sommers 80000 Dollars in Gold herausgruben. Karsner, S. 69.

[2] Folklore, S. 26.

[3] Fowler, S. 331ff.

[4] Miller, S. 163.

Boden kratzen konnten[1]. Diese Geschichten vom freundlichen Zufall, ja menschlicher Bosheit, die unversehens zum Reichtum führte, gingen damals um, wie sie heute noch in Nevada erzählt werden, und waren zum Teil wahr[2]. Sie würden oft nur Kuriositätswert[3] haben, wenn nicht ein bedeutsames psychologisches Problem dahinterstände. Es gibt eine Schockwirkung plötzlichen Glücks. Mit rachsüchtiger Genugtuung berichtet Sutter in einem Brief, daß viele von den Goldsuchern, die in seinen Besitz eingedrungen waren, verrückt geworden seien oder Selbstmord begangen hätten. Und der Effekt der nervösen Erschütterung geht weiter. „Man hat sich umgebracht, geplündert und ermordet[4].“

Nach den Strapazen des Überlandmarsches oder der Fahrt um Kap Horn oder über den Isthmus von Panama war der erste Eindruck Kaliforniens beruhigend: blau war der Himmel, milde die Luft und duftend die Wälder. „Es war eine Lust zu leben[5].“ In den Minenorten aber wachte der Goldrausch mit aller Macht wieder auf. Die wirklichen oder angeblichen Riesengewinne spornten zu letzter Anstrengung an. Dabei riß diese „auri sacra fames“ leicht die Schranken der Rechtlichkeit nieder. Nur wenige, die plötzlich sehr reich wurden, waren der seelischen Belastung gewachsen. Es gab eine Anzahl Männer, deren Vermögen nicht rasch wieder dahinschmolz. Aber die meisten starben im Armenhaus[6], starben zu früh[7], tranken sich zu Tode, verübten Selbstmord[8], oder sahen ihre Kinder in den Sumpf zurücksinken, wie die Tochter des Silberkönigs Tabor[9].

Die perniziöse Wirkung plötzlichen großen Erfolges ist von Mark Twain als ein Gefühl des Schwindels beschrieben worden, das die Erde unter uns wanken läßt[10]. Die Nerven sind zum Bersten gespannt, die Sprache versagt. Dann befällt uns die Neigung zu motorischer Entladung. Man

---

[1] Miller, S. 11. — 1850 holten drei Leute in drei Tagen Gold im Werte von 3000 Dollar mit Messern und Löffeln aus dem Flußboden. R. W. Ritchie *The hell-roarin' forty-niners*, S. 235. New York 1928.

[2] Klugheit war unnütz, Arglist der anderen brachte Glück. So ging es dem jungen Mann, der einen alten Goldsucher durch seine naiven Fragen ärgerte, worauf dieser ihn auf einen steilen Berghang hinwies, den er für völlig unergiebig hielt, um ihn loszuwerden. Nach kurzer Zeit machte der ahnungslose Neuling an dieser unwahrscheinlichen Stelle einen bedeutenden Fund. Folklore, S. 436 u. 437.

[3] Über den Einfluß europäischer alter Legenden siehe Miller, S. 237 und Folklore, S. 438, wo ein Esel ausschlägt und sich im Boden Gold zeigt.

[4] Cendrars, S. 189.

[5] Folklore, S. 37.

[6] Karsner, S. 129.

[7] Evalyn Walsh, S. 167.

[8] Karsner, S. 130. — Erst baute sich Nat Creede ein Schloß, dann jagte er sich eine Kugel in den Kopf.

[9] Siehe die Feststellungen des Coroners über den Tod der Silver Dollar Tabor in Karsner, S. 337—339.

[10] Twain, Mark: Bd. III, S. 115.

möchte ein Haus anzünden, jemanden totschlagen. Die Nacht ist schlaflos, von wilden Zukunftsträumen erfüllt[1]. Bemerkenswert ist, daß immer wieder das Wort schwindlig fällt, also eine heftige Blutdruckschwankung statthat. Da ist die Geschichte von zwei armen Deutschen in Leadville. Tabor rüstet sie mehr aus Gutmütigkeit aus. Wenn Silber entdeckt werden sollte, so wird er der dritte im Bunde sein. Die Deutschen haben Glück, stoßen auf Gestein, das Silber im Werte von 800 Dollar die Tonne enthält. Die seelische Veränderung ist verschieden[2]:

„Hook kriegte es mit der Angst. Er begann mit sich selbst zu murmeln und seltsam zu handeln. Er sah Rische merkwürdig an, und auch Risches Verhalten war wunderlich. Reichtum wirkte auf die beiden Deutschen wie ein eigentümlicher Trank — halb Zaubermittel, halb Genußgift —. Im September konnte es Hook nicht mehr ertragen. Geld kam zu schnell ein. Es nahm ihm das Gleichgewicht. Er fürchtete, verrückt zu werden, und wollte noch sein Leben genießen, bevor es mit dem Reichtum und seiner geistigen Gesundheit zu Ende war."

Er verschwand, kaufte eine schöne Farm, wurde alt und starb als wohlbestallter Mann. Rische erhielt als seinen Anteil 262000 Dollar, trank, spielte und starb mittellos als Nachtwächter in Denver.

In den hohen Bergen Colorados sind solche Schockwirkungen besonders oft beobachtet worden. Pound war nach KARSNER[3] ein schweigsamer Mann, der, wider alles Erwarten und selbst in großer Armut, Gold fand. Die bloße Tatsache, reich zu sein, versetzte ihn in solche freudige Erregung, daß er den Fundort verließ oder überhaupt vergaß und sich von nun an ganz der Flasche widmete. Als andere Goldgräber anrückten, war er nicht mehr zu finden. Dieses Verschwinden, das auch sonst gemeldet wird[4], läßt eine andere, unfreundliche Erklärung zu.

Als Flüsse und Talgründe ausgewaschen waren, begann der Abbau des Metalls im harten Gestein der Tiefe. Kapital war jetzt erforderlich, Maschinen, eine technische Leitung, ein Heer von Arbeitern. Kuxe wurden ausgegeben, und es ging nicht immer ehrlich zu[5]. Anteile, die im Jahre 1871 heimlich für zwei Dollar das Stück aufgekauft worden waren, stiegen auf eintausend Dollar[6]. Auf das Übermaß der Spekulation folgte 1877 der Zu-

[1] Er will sich ein Haus in San Francisco bauen. „Fenster französisches Spiegelglas, Billiardzimmer hinter dem Speisesaal . . ., eiserner Kandelaber am Fuß der Treppe, Schimmel, Landauer, der Kutscher mit einer Kokarde am Hut." MARK TWAIN, Bd. III, S. 118.

[2] KARSNER, S. 105ff.

[3] KARSNER, S. 61.

[4] KARSNER, S. 65.

[5] MARK TWAIN hat die Ausschreitungen dieser Spekulation lebendig geschildert Bd. III, S. 139. — Wie man auf unanständige Weise reich wurde, zeigt ein Fall. Ein 19jähriger Telegraphenbeamter las die vertraulichen Depeschen der Grubenbesitzer. Er erfuhr von einem Silberfund, der geheim bleiben sollte, bis alle Anteile aufgekauft waren. Nach drei Monaten besaß er ein Vermögen von 150000 Dollar. MARK TWAIN, Bd. III, S. 159, 160.

[6] GLASSCOCK, S. 231.

sammenbruch. „In der ‚Armen-Allee', 'Pauper Alley' konnte man in San Francisco zur Geschäftszeit Männer umhergehen sehen, die einstmals Millionäre und Bergwerksgrößen gewesen waren. Manche waren in Lumpen, andere baten um ein Glas Whisky". „Wie Affen plappern diese halb verrückten Bettler von ihrem vergangenen Reichtum und ihren Lieblingsaktien[1]."

Die Silberstücke, mit denen Leadville Johnny den Fußboden seines Hauses in Denver pflasterte[2], die silbernen Türgriffe und Türangeln im Haus von Sandy Bowers[3], dazu ein Bronzeklavier mit Perlmuttertasten, schließlich das mit Spitzen besetzte, seidene Nachthemd Tabors, dessen Knöpfe aus Gold waren[4], gehören in das Bild der seelischen Umwandlung durch plötzlichen großen Reichtum. Die Züge, die elementar hervortreten, müssen irgendwie in Wünschen und Träumen der Menschen vorgebildet sein.

Es wäre irrig, zu glauben, daß die größten Gewinne den Entdeckern der Fundstellen verblieben. Viele von ihnen konnten das Glück weder erkennen, noch festhalten. Das Leben meinte es nicht mehr gut mit ihnen, und sie selbst wußten nichts Rechtes mit dem großen Treffer anzufangen[5]. Viele waren von einer Gleichgültigkeit, die seltsam anmutet. Aus Ostpreußen stammte der Zuckerkönig von Colorado, Karl Böttcher, der noch in meine Zeit hineinreichte. Er hatte eine Eisenhandlung in Leadville, ehe es mit ihm aufwärts ging. Ein Mann brauchte einen Kochherd im Wert von 20 Dollar und Böttcher nahm als Pfand einige Kuxe, die damals diesen Wert hatten. Böttcher bekam später 150000 Dollar für die Anteile, denn der Mann mit dem Herd kam niemals zurück, seine 20 Dollar zu bezahlen[6]. An jedem Millionär zehrte eine Reihe von Ausbeutern. Tom Walshs Millionen wollten die Erpresser mit ihm teilen, die drohten, sein Enkelkind zu rauben, wenn er nicht ein hohes Lösegeld zahlte[7]. Horrende Arztrechnungen waren legale Schröpfung[8].

[1] Glasscock, S. 294. — „Die Stadt (es ist von San Francisco die Rede), von der 1874 noch ein befruchtender Strom von Reichtum, der größte der Welt, ausgegangen war, war 1877 zu tiefster Armut herabgesunken. Buchstäblich Tausende von den Bewohnern San Franciscos, die angesehene, reiche, fortschrittliche und produktive Bürger gewesen waren, mußten in den Straßen betteln gehen." Glasscock, S. 293.

[2] Fowler, S. 333. Mit Mühe hatte man ihn gehindert, Goldstücke einzulegen.

[3] Drury, Wells: An editor at the Comstock Lode, S. 28. New York 1936.

[4] Karsner, S. 212.

[5] Von den Entdeckern der riesigen Comstock-Lode wurde einer Koch mit einem Gehalt von 40 Dollar im Monat, ein anderer beging, am Hungertuche nagend, Selbstmord, Comstock selbst, der Dritte, starb im Irrenhaus. Glasscock, S. 48.

[6] Karsner, S. 129.

[7] Evalyn Walsh-McLean, S. 164. Die Erpressungsdrohungen gingen von allen Seiten brieflich, telegraphisch und telefonisch ein.

[8] „Dr. B's Honorar (als der alte Walsh erkrankte) wurde auf 1000 Dollar pro Tag festgesetzt, an dem er nicht in Baltimore war. Er verließ Baltimore am 14. März und verwandte 10 Tage, einschließlich der Reise, auf meinen Vater." Walsh-McLean, S. 165.

IV

Frühzeitig entwickelte sich eine typische Kriminalität der Goldgräberlager und der Bergwerksstädte. Schon in den ersten Tagen des kalifornischen Goldrauschs werden Klagen über die Unsicherheit von Leben und Eigentum laut. J. H. Beadle[1], der unter tausend Mühen 1849 nach Kalifornien zog, ließ eines Nachts seine Hacke liegen, schlich mit einem Kameraden heimlich zum Hafen „und entkam glücklich über Panama nach Hause". Man glaubte, daß Leute, die zur Küste gingen, viel Gold bei sich hätten. Sie wurden unterwegs überfallen. Man sah sie nie wieder oder fand ihre Leichen in einem Rinnsal. Wenn die Räuber auf entschlossene Männer stießen, knallten die Revolver[2], ging es den Kriminellen an den Kragen. Beadle hatte eine schlechte Meinung von seinen Zeitgenossen; es gab Männer, so meint er, die für 10 Dollar einen Raubmord begehen würden[3].

Auch im Südwesten lauerten Banden den Goldgräbern auf, die auf dem Rückwege waren. 1849 errichtete ein Mann namens John Glanton eine Fähre über den Yuma-Fluß. Diesen Styx der Neuzeit mußten, wie ein Bericht sagt, kalifornische Rückwanderer überschreiten[4]. In westlicher Richtung war das Fahrgeld 10 Dollar, wenn man sein Glück gemacht hatte und zurückkam, 14 Dollar. Mexikaner, die mit Gold beladen, heimritten, wurden getötet, beraubt und in den Fluß geworfen. Delinquenten, die aus Kalifornien flüchteten, wurden vor ein Scheingericht gestellt und aufgehängt[5], nicht ohne der Nebenstrafe der Vermögenskonfiskation zu verfallen. Als die Räuber übermütig und unvorsichtig geworden waren und anfingen, die Frauen der Indianer zu belästigen, fiel eines Nachts der ganze Yumastamm über sie her und erschlug sie mit Keulen[6].

Der Partner-Mord, den wir aus der Geschichte der australischen Goldlager kennen[7], ist dem wilden Westen nicht fremd. Von einer „verlorenen" Mine bei Flagstaff in Arizona sprechend, meint Miller: „Es ist nicht ungewöhnlich, daß Prospektoren vollkommen verschwinden und nie wieder eine Spur gefunden wird. Die übliche Erklärung lautet, daß sie irgendwo in der Einsamkeit an Hunger oder Durst gestorben

---

[1] Folklore, S. 37.

[2] Der Ausdruck ist "barker", aus dem Schottischen stammend. Schon bei Charles Dickens findet sich der Ausdruck "barking iron". Partrige, S. 34.

[3] "It got so there was men there that would cut a throat for ten dollars." Folklore, S. 37.

[4] Miller, S. 44ff.

[5] Über die Prozedur siehe Miller, S. 45.

[6] Einer der Erschlagenen hatte 50000 Dollar in Silber und 20—30000 in Gold bei sich. Miller, S. 49. Drei Weiße entkamen, der Fall blieb ungeklärt.

[7] Roderick, Colin: *Australian round-up*, S. 80. Sidney 1893.

sind[1]", aber es gibt auch andere Deutungen, wenn nicht einmal ein Skelett im Wüstensande oder Berggeröll entdeckt werden konnte. Man machte damals nicht viel Aufsehens mit einem unbekannten Manne, der tot aufgefunden wurde[2]. Kühl stellte der Herausgeber des "Epitaph" in Tombstone eine Reihenfolge der wissenswerten Neuigkeiten auf. „Was für Zeit hatte man", so lesen wir[3], „zu berichten, daß ein namenloser Mann ermordet worden war, wenn die Contention Mine gerade auf eine neue Erzader gestoßen war? Warum sollte man sich um den Namen eines wegen Pferdediebstahls erschossenen Mexikaners sorgen, wenn das Orientalische Restaurant gerade seinen Galaabend feierte?" Die unansehnlichen Leute erhielten, wenn sie starben, nur eine kurze Notiz in der Rubrik: Der Marsch des Todes[4]. In langen Reihen ziehen Mord und Totschlag in den Spalten des "Epitaph" an uns vorbei[5].

Die versunkene Mine in den Superstition-Bergen verdankt ihre Berühmtheit einer Kette von Morden. 1880 werden zwei junge Soldaten, die von einem reichen Funde gesprochen hatten, erschossen aufgefunden, und der Verdacht richtet sich gegen einen lahmen Mann, der verschwindet und in Alaska wieder auftaucht[6]. Schließlich tötet ein Paar mit deutschen Namen zwei Mexikaner, die sie an der Mine herumarbeiten sehen. Dann findet einer der beiden, Weiser mit Namen, seinen Tod, angeblich durch Apachen, wie viele glauben, durch die Hand des Partners. „Ein jeder", sagt der Mann vor seinem Tode, „hat das Recht auf ein paar Irrtümer[7]." Durch welchen Irrtum war er Alleinbesitzer des Geheimnisses geworden?

Unaufhörlich wurden Schürfrechte behauptet und bestritten. Um die kostbaren Vermögenswerte wurde gefochten. In einem solchen Zusammenstoß wurden 1874 in Virginia City fünf Mann getötet, ohne daß eine Verurteilung erfolgte[8]. Mit Hacken, Schaufeln und Revolvern standen sich die Bergleute in der Tiefe des Berges gegenüber[9]. An die Stelle einzelner Partner waren große Gesellschaften und ihre bezahlten Heerscharen getreten. Als Eigentümer und Arbeiter in zwei Lager zerfallen waren, lag die Versuchung nahe, Edelmetall mitzunehmen. Bei der Verfolgung eines angeschossenen Berglöwen stieß Jack Thornton auf eine

---

[1] Miller, S. 174.
[2] Martin, S. 56.
[3] Martin, S. 56.
[4] "Death's doings", was etwas milder klingt.
[5] Martin, S. 57—78. — Im Ort Globe (Hell's Forty Acres genannt) sah ein Mädchen, das auf der Hauptstraße eine Trinkbude hatte, 1916 noch drei Morde in einer Woche. Miller, S. 136.
[6] Sims Ely, S. 59ff.
[7] Sims Ely, S. 103.
[8] Drury Wells, S. 75.
[9] Glasscock, S. 323.

Kiste mit Silber, die 50000 Dollar wert war. Die glaubhafteste Erklärung war, daß Bergleute das Silber entwendet und versteckt hatten, dann in Streit gerieten, sich gegenseitig umbrachten oder sonst den Tod fanden[1]. Dieses Klauen des Metalls, für das es einen besonderen Namen gab[2], war auch in Nevada im Schwange. Die Besitzer der kleinen Hüttenwerke, die das Metall ankauften, konnten die anderen Betriebe unterbieten[3].

Neben der Gewalt stand die List. Es war eine nicht seltene Form des Betruges, die Mine vor dem Verkauf künstlich anzureichern, das heißt gold- oder silberhaltiges Gestein hineinzuschütten. Schon Mark Twain hat die Prozedur geschildert[4]:

„Eine Methode, zu plötzlichem Reichtum zu kommen, bestand darin, eine Schwindelgrube[5] zu „salzen“[6] und sie loszuwerden, solange die Aufregung dauerte. Das Verfahren war einfach. Der Betreffende belegte eine wertlose Schicht, teufte einen Schacht ab, kaufte eine Wagenladung von reichen Comstockerzen, ließ einen Teil davon in den Schacht schütten und den Rest daneben auf dem Grund aufschichten. Dann zeigte er seinen Besitz einem Einfaltspinsel, der ihn für einen hohen Preis abnahm“.

Partridge will den Ausdruck „salzen“ zuerst 1864 in Australien gefunden haben, aber die Übung muß schon vorher in Colorado bekannt gewesen sein. In diesem Jahre kam Horace Greeley, der bekannte Journalist, nach den Rocky Mountains, um sich an Ort und Stelle umzusehen[7]. Er wurde festlich empfangen und man rüstete sich, dem berühmten Manne zu beweisen, wie reich Gregory Gulch an Gold sei. Einiges Metall war da, aber man beschloß, den Goldgehalt zu verbessern, ehe Greeley kam. So wurde mit einem Gewehr eine tüchtige Portion Goldstaub in den Schacht geschossen. Dann bat man Greeley eine Schaufel zu ergreifen und sich ein eigenes Urteil zu bilden. Beim Waschen zeigte sich reichliches Metall. Die Goldgräber schlugen dem großen Zeitungsmann auf die Schulter und forderten ihn auf, vorsichtig zu sein und noch einmal zu graben. Wieder war gutes Gold da. Greeley hielt eine Rede, in der er, das Orakel für Hunderttausende im Osten, erklärte:

„Meine Herren: Ich habe mit eigener Hand gegraben und mit eigenen Augen gesehen. Bald wird die Nachricht von Ihrem neuen reichen Funde um die ganze Welt gehen, soweit die Stimme meiner Zeitung reicht.“

[1] Miller, S. 176.

[2] “high grading”.

[3] Chalfant, S. 78.

[4] Bd. III, S. 142. — Das Gerücht ging um, man habe in der Grube Ophir Silber in kleinen Klumpen gefunden. Die Anteile stiegen. Schließlich fand man eine Silbermasse mit der Aufschrift: United States of America. Die Grube war mit geschmolzenen und geschwärzten Halbdollarstücken gesalzen worden. Die Kuxe fielen auf Null. Mark Twain, Bd. III, S. 143.

[5] Wildcat mine, ein Ausdruck für Schwindelformen, der zuerst in der Krise von 1836 üblich wurde. Partridge, S. 958.

[6] Wir könnten „pfeffern“ sagen.

[7] Folklore, S. 33 u. 34.

Nicht nur Unerfahrene wurden hereingelegt[1], und viele ingeniöse Methoden waren im Schwange. In einem Falle hatten drei Bergleute die Öffnung ihres Diamantbohrers mit Goldstaub ausgefüllt. Der Besitzer war wütend. Sie schworen, das Salzen sei ohne ihr Zutun geschehen und sie legten auf Verlangen die Hand auf die Bibel. Als die Bibel weggetragen wurde, löste sich der Deckel und WEBSTERs „Unverkürztes Wörterbuch" kam zum Vorschein. „Ha", rief der Betrogene, „die Kerle haben selbst die Bibel gesalzen[2]." An anderen Betrugsformen gehen wir rasch vorbei[3].

b) Die Eisenbahnen

Eisenbahnen sind mitformende Elemente an der Bildung des Desperados gewesen. Der Bau transkontinentaler Strecken schuf ungewöhnliche Lebensbedingungen. Konzentrierte Werte wurden von der Eisenbahn befördert. Es entstand der Eisenbahnräuber, und diese Kette von Überfällen hat sich von 1866 an bis in die neueste Zeit[4] fortgesetzt. Von der kostbaren Fracht — bei Stanford in Connecticut wurden 1866 Aktien und Juwelen im Werte von 700000 Dollar erbeutet — hat sich der Angriff heute auf die wohlhabenden Passagiere verschoben, die in Florida oder Kalifornien Erholung suchen.

Die ersten großen Verkehrswege waren Wasserstraßen. In seiner Frühzeit war der Mississippi „mit Kohlenleichtern und Holzflößen bedeckt[5]". Die Kriminalität der ersten Dampfschiffe beschränkte sich auf Taschendiebe und Falschspieler. Zu veröden war das Schicksal aller großen amerikanischen Flüsse, des Potomac, des Hudson und des Columbiaflusses, vor allem des Mississippi und des Missouri. Alte Bilder

---

[1] Tabor wurde einmal mit einer gesalzenen Mine betrogen. Er ließ weitergraben und stieß 30 Fuß tiefer auf eine Silberader enormer Ergiebigkeit. KARSNER, S. 107ff. — Auch Schwindler haben ihren Platz im Kreislauf der wirtschaftlichen Vorgänge.

[2] MILLER, S. 234.

[3] Folklore, S. 458. — Wasser, um ein Beispiel zu nennen, drang in einen Schacht, den der Besitzer nicht auspumpen konnte. Er warf einen toten Hund hinein und behauptete, er habe Blut gesehen, ein Verbrechen müsse verübt sein. Man dachte an einen Mord und pumpte den Schacht von Amts wegen aus, bis man auf den Hund kam. — Geschichten von gesalzenen Minen waren sehr beliebt und gingen im ganzen Westen um (siehe Folklore, S. 456ff. und MILLER, S. 229ff.). Ein ergrauter Goldsucher drückte es so aus: „New York ist eine schlimme Stadt, aber wenn Ihr glaubt, daß der waschlappige Osten ein Monopol auf Schwindel hat, so seid Ihr gewaltig im Irrtum." MILLER, S. 233.

[4] Eine Aufzählung der jüngsten Eisenbahnüberfälle bringt die Associated Press vom 10. März 1949. — Die ersten Eisenbahnüberfälle, die die Pinkertons behandelten und aufdeckten, wurden im Süden begangen. RICHARD WILMER ROWAN: *The Pinkertons.* Detective dynasty, S. 210ff. Boston 1931. Sie ereigneten sich kurz nach dem Ende des Bürgerkriegs.

[5] MARK TWAIN: *Leben auf dem Mississippi.* Bd. I, S. 20.

zeigen den launischen Missouri, der urplötzlich seinen Lauf zu ändern pflegte. Sie zeigen die zahlreichen Dampfer mit riesigen Hebewerken am Buge, die Baumstämme und andere Hindernisse wegzuräumen hatten. Es sieht aus, als wolle sich das Schiff an seinem eigenen Kran über die Barre hinwegheben wie Münchhausen an seinem Zopfe. Mississippi wie Missouri haben sich von Menschenhand nicht völlig bändigen lassen. Niemand hat farbiger die Tücken des Riesenstroms beschrieben als der Lotse MARK TWAIN.

Eisenbahnen sparen Zeit. Zu MARK TWAINs Zeiten dauerte die Schnellfahrt in der Postkutsche von St. Joseph bis Sacramento 18—19 Tage[1]. In den sechziger Jahren brauchte die Eisenbahn 4—5 Tage, heute 40 Stunden. Auch wer den Garnen von Buffalo Bill nur wenig Glauben schenkt, muß der Höchstleistung von Mensch und Tier beim Ponyexpreß[2] Bewunderung zollen[3].

Die spurgebundene Eisenbahn lockte andere Menschentypen an als Boote, Flöße und Postkutschen[4]. Es gibt viele Legenden über berühmte Postillione[5], keine von großen Lokomotivführern. MARK TWAIN hat die stille Überhebung der Postkutschenfahrer empfunden und geschildert, die von dem niederen Volk der Raststellen umschwänzelt wurden[6]. Sie waren die Helden der besiegten Distanz, und wenn sie sich mit Neulingen einen kräftigen Scherz leisteten, so war es ihr gutes Recht[7].

Flüsse kamen aus der Hand der Natur. Eisenbahnen mußten gebaut werden. Anscheinend nur ein technisches und wirtschaftliches Problem, hat der Bahnbau in den Vereinigten Staaten hohes soziologisches Interesse. Die Konstruktion stieß auf ungewohnte klimatische Verhältnisse und eine primitive Umwelt. Die Masse der Arbeiter mußte Meile für Meile vorwärtsgetragen, alle Lebensbedürfnisse mußten in improvisierter

[1] MARK TWAIN, Bd. II, S. 220.

[2] Eine Beschreibung des „Ponyreiters" findet sich in Folklore, S. 189.

[3] Buffalo Bill will mit „zusammengebissenen Zähnen, blitzenden Augen, entschlossen durchzukommen oder zu sterben", geritten sein. Folklore, S. 196. Buffalo Bill war damals (1860) 16 Jahre alt. Er will uns glauben machen, daß er hintereinander — ohne auf eine Tasse Kaffee zu warten — 322 Meilen, also 515 Kilometer geritten sei. SHANNON GARST: *Buffalo Bill*, S. 73. New York 1950.

[4] In Arizona haben Postkutschen und Eisenbahn eine Zeitlang nebeneinander gelebt. Hier gab es Eisenbahn- und Postüberfälle.

[5] Der Berufsstolz des berühmten Hank Monk war so ausgeprägt, daß er nach 30 Jahren vielbewunderter Fahrkunst melancholisch wurde und bald danach starb, als er zum ersten Male eine Postkutsche umgeworfen hatte. DRURY, S. 140, wo man auch ein Bild des Mannes sehen kann.

[6] Mit aufreizender Würde zieht der Fahrer, an der Station angelangt, seine schweren Lederhandschuhe aus. Die Angestellten minderer Art begrüßen ihn mit „unterwürfigen Scherzreden und schmeichelnden Bemerkungen". Er geruht nicht zu antworten. Hochmütiges Schweigen scheint zu seiner hohen Stellung zu gehören. MARK TWAIN: Lehr- und Wanderjahre, Bd. II, S. 206, 207.

[7] Folklore, S. 199ff.

Form befriedigt werden. Diese Männer, fast alles jüngere Männer, waren in steter Bewegung durch Wüsten, Berge und Wildnis. Ein hoher Grad innerer Unruhe war die Folge. Winterwetter[1] und Geldmangel, wie bei der Depression von 1873, hielten den Bau an. Es war Saisonarbeit einer ganz besonderen Art, die von totaler Untätigkeit zu gesteigerter Anstrengung unregelmäßig umschwang.

Die Central Pazifik ging, als weiße Arbeiter sich nicht bewährt hatten[2], zur Anwerbung und zum Import von Chinesen über. Diese nur 110 Pfund schweren „Schwächlinge[3]" waren von Anfang an ein Erfolg. Sie waren billiger und lenksamer als die Weißen. Zuerst bestand kein Widerstand gegen die Chinesen. Sie übernahmen die schwere Arbeit, viele Weiße wurden Aufseher. Die Chinesen lebten abseits, kochten ihr eigenes Essen und „wußten, wo sie hingehörten"[4]. Wir werden sehen, daß sich der Wind drehte.

Die Männer, die mit ihren bloßen Händen die Bahn bauten, haben keine Memoiren hinterlassen. Pausen entstanden, wenn es zu kalt wurde oder zwar der Unterbau fertig, die Schienen aber nicht geliefert waren[5]. Da die Erreichung einer bestimmten Kilometerzahl der Gesellschaft staatliche Zuschüsse sicherte[6], mußte manchmal rasend schnell gebaut werden, damit Streckenlänge und Termin eingehalten wurden. Dieses System der Subsidien war daran schuld, daß oft zu hastig und zu unsolide gebaut wurde[7]. Tag- und Nachtschichten dauerten 12 Stunden. Neben den Arbeitern sah Jeff Milton[8] Tonnen mit ungekochtem Haferbrei stehen, über den man Salzwasser gegossen hatte. Diese rohe Nahrung verschlangen die schwitzenden Leute, um sofort weiterzuschuften. Wenn der Abend kam, war die nervöse und physische Erschöpfung groß. Suff und Kartenspiel waren die einzige Erholung. Bald fanden sich auch Frauen ein, bereit und wohlgerüstet, den einsamen Männern ihren Lohn abzunehmen[9].

---

[1] Über den Bahnbau in der hohen Sierra im Winter 1866—1867 siehe Oscar Lewis: *The big four*, S. 81. New York 1951. Tausende von halberfrorenen Chinesen mußten ins Tal zurückgenommen werden. „Lawinen waren häufig. Ihr Kommen kündigte sich durch ein kurzes donnerndes Rollen an. Eine Sekunde später wurde eine ganze Arbeitergruppe, ein Schlafhaus, ja eine ganze Niederlassung mit schwindelnder Plötzlichkeit in die vereisten Schluchten hinabgeweht."

[2] Weiße Arbeiter ließen sich an der Küste anwerben, ins Innere zum Bauplatz fahren und entwichen dann in die Bergwerksorte. Lewis, S. 63.

[3] Lewis, S. 70.

[4] "They knew their place." Lewis, S. 72.

[5] Haley, S. 65.

[6] Vestal, S. 63.

[7] Lewis, S. 39.

[8] Haley, S. 43.

[9] Die Frage der Frauen wird später ausführlich erörtert.

In diesen wandernden oder auf Schienen rollenden Siedlungen fanden sich Elemente zusammen, die mit kräftigen Strichen gezeichnet worden sind. Ein Hauptmann der Staatspolizei von Texas schreibt vom Rio Grande: „Hier sind 8000 Erdarbeiter, die sich auf 70 Meilen verteilen — das Schlimmste an Rauhbeinen, Spielern, Räubern und Taschendieben, was ich je gesehen habe[1]." Mit dem Vormarsch der Streckenarbeiter hielt eine andere Gruppe Schritt. Sie bestand aus Falschspielern, Schnapswirten und Prostituierten. Von Samuel Bowles, einem amerikanischen Journalisten, stammt die Bezeichnung „Hölle auf Rädern" für dieses mobile Nachtleben[2]. Nach zuverlässiger Quelle[3] wurde der Ort Benton, zwischen Laramie und Ogden gelegen, als das Schlimmste dieser fahrbaren Amüsier-Dörfer angesehen. Dort, wo der Bahnbau im Herbst und im Winter zum Stillstand kam, stauten sich die Menschen an. Das Geld saß locker, die Spieler heimsten eine reiche Ernte unter den Neulingen aus dem Osten ein. Sowie die Arbeit im Frühjahr weiterging, verliefen sich die Leute wie durch Zauber[4] und verlegten ihr Hauptquartier weiter nach Westen.

Julesburg, heute noch in manchen Bauten an vergangene Zeiten erinnernd, „hatte im Juni 1867 nur 41 Bewohner, darunter eine Frau. Ende Juli waren es 4000". Elegante weibliche Wesen, an deren Klapperschlangengürtel kleine Zierrevolver baumelten, wateten durch den tiefen Staub der Straße. Die Männer standen ihnen mit goldenen Uhren, feinen Anzügen und Lackschuhen nicht nach; sie waren nicht etwa Kapitalisten, sondern Angestellte und Eisenbahnbeamte. Mit weithin strahlenden Lichtern lockte nachts eine große Tanzhalle, und am Fluß glühten Tausende von Lagerfeuern. „Morgens wurde der übliche Tote begraben[5]." In langer Folge zählt SABIN die „tobenden Orte[6]" auf, die sich aus Wüstensand und Berggeröll erhoben und wieder zusammensanken. In Blue Creek wurden in 30 Tagen 28 Menschen getötet[7]. Selbst die Eisenbahningenieure wußten sich zuweilen vor dem wüsten Troß nicht zu retten[8].

Wir wissen nicht, mit welchen Mitteln die Bauleitung Ruhe und Ordnung unter den Erdarbeitern aufrechterhielt; vielleicht war es keine schlechte Methode, die Männer nachts und an Sonntagen sich austoben zu lassen. Einmal hören wir, daß sich bei der Station Bryan in Wyoming

---

[1] HALEY, S. 69.

[2] HICKS, S. 77.

[3] CHAFFIN, LORAH B.: *Sons of the West*, Biographical account of early day Wyoming, S. 102. Caldwell 1941. — „Leben war das einzige, was in Benton wohlfeil war." SABIN, EDWIN L.: *Building the Pacific railway*, S. 265. Philadelphia 1919.

[4] SABIN, S. 257.

[5] SABIN, S. 259. "In the mornings the customary dead was buried."

[6] The "roaring" towns.

[7] SABIN, S. 269.

[8] HALEY, S. 44.

ein Vigilanzkomitee bildete und drei Desperados kurzerhand aufhängte. Es folgte ein Aufruhr, bei dem 16 Personen getötet wurden und der Strafmob sich über eine Druckpresse hermachte[1]. „An diesem Ort", so lesen wir[2], „hatten sich die rauhen Elemente nördlich des Schienenstranges niedergelassen, die anständigen Leute südlich davon... Verbrechen kennzeichneten die Siedlung, die Zuchtlosigkeit war allgemein". In den Eisenbahnführern wird die „Schlacht von der Bärenstadt" nicht erwähnt, und die Eisenbahn trug zum Vergessen bei, indem sie die ominöse Station eingehen ließ. Das schon genannte Benton wies nach dem Journalisten John H. Beadle die schlimmsten Züge eines Goldgräberlagers auf[3], und Bowles meint drastisch, man habe die Hölle ausfegen müssen, um dieses Gesindel zusammenzubringen[4]. Die erschöpften, eng zusammengedrängten, sich selbst überlassenen Männer mußten sich dem Suff, dem Spiel und den Weibern an den Hals werfen. Sie mußten Gewohnheiten anheimfallen, die nach dem Wort eines erfahrenen Autors[5] „von einer milderen Zivilisation als Laster bezeichnet werden".

Aber nicht nur Arbeiter kämpften ihre Konflikte mit dem Revolver aus. Auch die Eisenbahngesellschaften und ihre Geldinteressenten stießen zusammen[6] und scheuten von der Anwerbung bewaffneter Banden nicht zurück, wenn es sich um die „Eroberung" eines eisenbahnstrategischen Punktes wie der Royal Gorge in den Rockies handelte[7]. Der Bau, die Innehaltung eines bestimmten Termins und die Zahl der erreichten Meilen brachten fürstlichen Gewinn, so wie die Verträge mit der Regierung nun einmal lauteten. Die spätere Rentabilität war eine zweite Frage. Als E. H. Harriman die Central Pacific übernahm, mußte er Millionen für die Korrektur von Schlangenlinien der Strecke ausgeben[8], mit denen rasches Meilengeld verdient worden war.

c) Die Welt des Cowboys

I

Der Cowboy hat als soziologisches Problem nicht viel länger als zwanzig Jahre gedauert. Er war zugleich ein Produkt und ein Opfer der Eisenbahn. Die Ausrottung des Büffels machte Platz für den zahmen, damals noch halbwilden Nachfolger, den Langhornstier. Ohne Markt, wegen der Transportschwierigkeiten und des Bürgerkrieges sich selbst

[1] Chaffin, S. 103.
[2] Chaffin, S. 103.
[3] Paxson, Frederic L.: *The last American frontier*, S. 333. New York 1913.
[4] Paxson, S. 333.
[5] Lake, S. 71.
[6] Lewis, S. 104.
[7] Folklore, S. 209—211.
[8] Lewis, S. 90: „Jede Meile, die gebaut wurde, bedeutete einen Profit, der doppelt so hoch war als die Baukosten."

überlassen, hatten die frei weidenden Herden über die Maßen zugenommen; man hat geschätzt, daß in den sechziger Jahren 3—6 Millionen Rinder mehr oder weniger herrenlos in Texas herumliefen. Als der Krieg zu Ende war, die Einwanderung anstieg und die Bevölkerung sich sprungartig vermehrte, als weiterhin die großen Schlachthäuser in Kansas City, Chikago und Milwaukee Absatz versprachen und die Eisenbahnen nach dem Westen ausgriffen, wurden die Rinderherden zu begehrten Wertobjekten. Auf sparsamste Weise ließen sich tausendköpfige Herden vom tiefen Süden nach den Kopfstationen der Eisenbahnen treiben, die jetzt den Missouri überspannten. An den Berührungsstellen von Herdenpfad und Schienenstrang in Topeka, Ogallala, Abilene, Dodge City und Miles City entwickelten sich eigenartige soziale Verhältnisse. Mit dieser Konstellation, die kaum je wiederkehren wird, kam und ging der Cowboy und in seinem Gefolge der Desperado der gesetzlosen und der gesetzlichen Art. Es hat den Cowboy sporadisch vorher und nachher gegeben. Niemals ist er so anspruchsvoll als sichtbare und solidarische Gruppe in Erscheinung getreten.

Das graue Zeitalter der Maschinen und Automaten hat die irrationelle Figur des Cowboys ebenso in ihr Herz geschlossen, wie die kulturkranken Franzosen der Aufklärungszeit an den guten Bösewicht und den besseren Wilden glaubten. Das Ideal aller Pubeszenten, wurde er zum Helden aller derer, die nicht reiten können, das Grüne der Natur „nur noch in Parks und Tiere nur noch in zoologischen Gärten erleben". Zynische Besucher rauchiger Nachtklubs lassen sich von den Cowboyliedern rühren, die vom Nachtwind, dem einsamen Grab, der liebenden Schwester, dem trauten Mütterchen in der Ferne, dem Kaktus, dem Galgen und den schlimmen Folgen des Whisky handeln. Schön ist der blanke, kühle Revolver, schön das glatte mutterlose Kalb[1]. Treu ist der Kamerad und das Pferd, treulos das Mädchen. Schön sind die Nächte am Lagerfeuer und der traumlose Schlaf, am schönsten im Nachklang alter Nomadengefühle die rastlose Wanderung in Staub, Sonne und Wind.

Es ist nicht leicht, der geschichtlichen Gestalt des Cowboys gerecht zu werden. Gewiß hat es verschiedene Typen gegeben. Als das Reservoir der Herden in Texas erschöpft war und Eisenbahnen überall hinreichten, als die große freie Prärie eingezäunt und mit Eigentümern besetzt wurde, war ihre große Zeit vorbei. Wieder setzten sich die arbeitslosen Cowboys in den Sattel und ritten weiter nach Westen. In den Jahren 1880—1882

[1] "Go slow little dogies" *Treasure chest of cowboy songs*, S. 15. — Cowboy ist eine Übersetzung des spanischen vaquero, der lange vorher die Herden zu Pferde umkreiste. Im Begriff steckt eine Andeutung sozialen Stolzes. Zu Pferde sein, bedeutet in den Südstaaten ein Kavalier, ein Caballero sein. Aus dem Selbstgefühl des Mannes zu Pferde und dem Vorbild des Vaquero entstand die abenteuerliche Figur des Cowboys. Folklore, S. 474.

wurde die romantische Figur des Cowboys zu einem sozialen Problem Arizonas. Der jugendliche und ritterliche Schimmer ist verflogen. Das Wort wird absprechend in Anführungsstrichen gedruckt. Jetzt schreibt ein Historiker, daß dieses unruhige Element mit verwegenen Untaten Amok lief[1]. Die Zeitungen dieser Jahre jammern über ihre Zügellosigkeit und drucken die Berichte ab, die der Gouverneur des Staates Arizona verzweifelt nach Washington[2] richtet. Wir sehen, daß es nicht leicht war, die vereinigte Macht von "Cowboys" und der von ihnen gewählten lokalen korrupten Polizeibeamten zu brechen. Die eingeschüchterten Opfer wagten keine Anzeige[3]. Die amtlichen Berichte lassen klar erkennen, daß die bunte, selbstbewußte und nützliche Sippe sich in brave Siedler, Cowboys a. D., und kriminelle Elemente aufgelöst hatte.

Das war später. In seiner Glanzzeit war der Cowboy ein anderer Kerl gewesen. Keine Berufsstatistik verrät uns, wie viele von ihnen es in den siebziger Jahren gab. Man rechnete auf 200 Rinder einen Cowboy. Herden waren durchschnittlich 2500—3000 Köpfe stark. Vom Leiter des Trecks[4] und dem Koch[5] abgesehen, müssen es 12—18 Cowboys gewesen sein, die vom Süden nach den Ladeplätzen der frisch gebauten Eisenbahn, Abilene, Ellsworth, Newton, Wichita, Caldwell, Ellis und Dodge City aufbrachen. Der Cowboy erhielt 30—40 Dollar im Monat[6], dazu kam das Essen, das reichlich, aber eintönig war. Nach 18 Stunden im Sattel war der Cowboy zu hungrig und zu müde, um hohe Ansprüche zu stellen. Nur der Kaffee mußte stark sein, und über seine Zubereitung gibt es manche scherzhafte Erzählung[7]. Vom Essen ist in den Cowboyliedern nicht die Rede, nur einmal wirft man einem halbchinesischen Koch vor, daß er Felsbrocken in den Kaffee und Sand in das Fleisch mischt[8]. Das Leben

---

[1] Martin, S. 139.

[2] Martin, S. 146.

[3] Aus der Korrespondenz zwischen dem stellvertretenden Gouverneur und dem State Department in Washington: „. . . Die Cowboys sind nicht immer Weiße, einige sind Mexikaner, aber Amerikaner lenken und dirigieren die Banden.“ Martin, S. 148. Neben den aktiven Kriminellen gäbe es Elemente der Mitläufer (of the 'good Lord und good devil' kind), die insgeheim mit den Räubern im Einvernehmen stehen und aus ihren Untaten Profit schlagen. — In einer Sonderbotschaft an den Kongreß hatte der Präsident Maßnahmen gegen die „Cowboy-Plage“ verlangt.

[4] Er hieß der "trail boss".

[5] Über diese wichtige Person siehe Folklore, S. 481.

[6] Vestal, S. 87.

[7] Dies ist ein Cowboy-Rezept für die Zubereitung von gutem Kaffee: „Man nehme ein Pfund Kaffee, feuchte es mit Wasser an, lasse es 30 Minuten über dem Feuer kochen. Dann werfe man ein Hufeisen hinein. Sinkt es unter, so gebe man mehr Kaffee hinzu.“ Vestal, S. 482.

[8] "This ugly gink is a half-bred chink" Gink ist das Maskulinum von ginch = Mädchen. American cowboy songs, S. 49.

des Cowboys war für die Jugend so anziehend, weil es nicht ungefährlich war. Das Pferd wirft ab, der Revolver geht los. Vom Cowboy, dessen Pferd stürzt und der von der panischen Herde zertreten wird, handelt eines der rührseligsten Cowboylieder[1].

II

Nichts erhellt das engbegrenzte, von Sonne, Wind, Tiernähe und Männergemeinschaft erfüllte Dasein des Cowboys besser als seine alten kindlichen Lieder. Er stellt sich den Himmel wie einen großen Viehmarkt vor. Dort wird beim Jüngsten Gericht aufgetrieben[2], dort mustern die "riders of Judgement" die armen Seelen. Gott ist der große Herdenbesitzer[3], und der Cowboy stellt sich den Sünder als verirrtes und verlorenes Kalb vor, das, vom Brandeisen der Gnade gezeichnet, in die Gemeinschaft der Seligen aufgenommen wird. Nur dann darf der Cowboy nach dem Tode in die „grünen Weidegründe" des Himmels eingehen[4]. Es ist die Cowboy-Version eines Traumes aus entlegener Nomadenzeit, der christlichen Leitbildern folgt.

Kleidung, Sprache[5], Lebensformen und eine Art rauhe ritterliche Konvention haben der kurzen Phase seiner wirtschaftlichen und sozialen Bedeutsamkeit Farbe, ja Glanz gegeben. Während er den reichen, auf einem Samtsofa unablässig ausruhenden Mann beneidet, während er sein eintöniges, anstrengendes Dasein beklagt[6], gab es doch viele Dinge, die ihn stolz und glücklich machten. Aus gemeinsamen Erlebnissen und Entbehrungen erwuchs die Wohltat eines festen Korpsgeistes, und wenn die Arbeit zu Pferde trennte, so brachte das nächtliche Lagerfeuer dicht zusammen. Die Natur war machtvoll in Stille und Aufruhr. Die Öde der reinen Männergemeinschaft zu unterbrechen, gab es Geschlechter und Altersstufen unter den Tieren. Kälbchen nahmen den Fürsorgetrieb in Anspruch, und am alten und widerspenstigen Bullen ließ der Ärgerliche seinen Zorn aus. Herrschaftsgelüste konnten sich ausleben. Wenn der ermüdete Cowboy abends zur Ruhe kam, muß er wortkarg und unlustig zum Streit gewesen sein.

Zur Kleidung des Reiters gehört der Sattel und die Riata[7]. Ein guter Sattel kostet ein Vermögen, 40—100 Dollar. Der reiche Silberschmuck des Spaniers hat sich beim echten Cowboy nicht durchgesetzt. Der

[1] American cowboy songs, S. 57

[2] "In the great final sale." Cowboy songs, S. 69.

[3] Gott ist der "big owner".

[4] Cowboy songs, S. 69.

[5] Folklore, S. 48ff., behandelt die spanischen Lehnworte.

[6] "A cowboy's life is a dreary life." Treasure chest, S. 31.

[7] Eigentlich reata. — Im amerikanischen Süden sagt man lariat. Unser Indianer-Bücher-Wort „Lasso" (vom spanischen „lazo") wird von Cowboys nicht gebraucht, kommt nur gelegentlich in Californien vor. Folklore, S. 495.

Sattel ist erst gut, wenn er sich der menschlichen Anatomie angepaßt hat. Die Redensart: „Er hat seinen Sattel verklopft", bedeutet den moralischen und materiellen Konkurs, denn der Sattel war das letzte, was ein anständiger Cowboy weggab[1]. „Wenn er beim Pokerspiel Geld, seine "Chaps"[2], sein Pferd und sogar sein Hemd verloren hatte, ging er, den Sattel auf dem Rücken, zur Ranch zurück, immer noch wohlgemut und unverzagt[3]." Weil der Sattel zum Ritt in der Ebene bestimmt war und Hochsprünge kaum vorkamen, durfte er recht schwer sein. Statt aus Metall wie bei uns, waren die Bügel aus Holz und schützten den Fuß gegen Quetschung, gegen Dornen, gegen den Anprall der Stiere im Gedränge und auch gegen den Biß widerspenstiger Ponies[4].

Die Riata ersetzte in alten Zeiten den schwerfälligen Vorderlader und diente dazu, größere Tiere, auch Hirsche, einzufangen. Ein Cowboy wollte einmal in der Mitte des Jahrhunderts eines der Kamele mit der Riata einfangen, die man zu Versuchszwecken in Arizona eingeführt hatte. Es gelang nicht, und er verlor seinen Sattel[5]. Es gibt viele Erfahrungen und Vorschriften über die wichtige Waffe. Die Haut der Riata muß von einem schlecht ernährten, ausgemergelten Rinde stammen, weil sie dann viel Leim enthält und gut zu gebrauchen ist[6].

Am breitrandigen Hut ist oft ein Sturmband. Stetson's "Boss of the Plains", wie er sein Hutmodell nannte, war eine Nachahmung der mexikanischen Kopfbekleidung. Seine Brauchbarkeit war unbeschränkt. Im Hut wurde Wasser für Tier und Mensch geholt. Man konnte damit das Lagerfeuer anfachen, das Pferd anmuntern, kleine zerbrochene Fenster ersetzen und zum Spaß danach schießen. Je älter der Hut war, um so größer war der Stolz des Besitzers[7]. Die Sporen aus Stahl oder besser aus Silber, müssen möglichst groß sein und möglichst laut klirren. Das Halstuch, die Bandana, nahm man am liebsten rot, es durfte aber auch schwarz oder blau sein[8]. Man konnte mit ihm dem eingefangenen wilden Pferde die Augen verbinden, man konnte sich damit gegen die

---

[1] Folklore, S. 497.

[2] Chaps sind lederne Schutzhosen. Der Ausdruck ist eine Abkürzung des spanischen chaparajos. Sie sind, wie ich selbst beim Zusammentreiben von Herden in den Rocky Mountains erfahren habe, ein guter Schutz gegen Gestrüpp und Kaktus.

[3] Der Cowboy-Ausdruck für wohlgemut, "his tail up", stammt aus der Tierbeobachtung.

[4] Folklore, S. 496.

[5] Folklore, S. 493.

[6] Wie zum Revolver, so hat der Cowboy zur Riata ein persönliches Verhältnis. Wenn der mühselige Tag vorbei ist und man am Feuer ruht, wird sie liebevoll gehätschelt. Es gibt genaue Vorschriften für die Instandhaltung einer zuverlässigen Riata. Folklore, S. 495.

[7] Folklore, S. 10ff.

[8] Folklore, S. 491.

blendende Sonne[1], den Sandsturm oder das stechende Schneetreiben schützen. Es diente zum Durchseihen trüben Wassers, als Halt für den gebrochenen Arm, als Verband für die Schußwunde, auch zum Aufhängen, wenn nichts anderes zur Hand war. Dem Toten wird die Bandana über das Gesicht gebreitet, um die Berührung der Erde fernzuhalten[2].

III

Aus der Größe der verladenen Herden läßt sich die Zahl der Cowboys ungefähr erschließen. Allein nach Ellis und Dodge City wurden getrieben[3]:

1876	322000 Rinder
1877	201259 Rinder
1878	265646 Rinder
1879	257927 Rinder

Es konnte April werden, bis die Herden auf dem langen Wege von Texas in Dodge City eintrafen. Anfang Juli waren zwei Drittel der Tiere abgestoßen. Mit den Herden kamen mehr als 1000 Cowboys nach Dodge City, „manchmal waren es beinahe doppelt so viel[4]".

Sobald das Vieh verkauft und verladen war, wurden die Cowboys ausbezahlt. Sie bekamen Lohn für ein halbes oder ein ganzes Jahr. Plötzlich lag ungemessene Kaufkraft in der Hand lebenslustiger, zügelloser junger Menschen[5]. Ihr kurzer Reichtum lockte Elemente herbei, die wohlgeübt und fest entschlossen waren, ihnen den letzten Pfennig abzunehmen.

Man muß Verständnis für die eigentümliche Verkettung der Bedingungen haben. Die Cowboys kamen, wenn die Maisonne heiß herniederbrannte. Sie hatten sich wochenlang auf die Lichter, die Klänge, den Whisky und die Mädchen der Stadt gefreut. Sie kamen in einem körperlichen Zustand an, der am besten mit dem des Seemanns nach langer Fahrt zu vergleichen ist. Sie überfielen die Stadt in Massen, und manchmal will es scheinen, als hätte die kollektive Seele der großen Herden etwas von ihrer Urgewalt an sie abgegeben. Auf dem langen, staubigen Marsche hatte es außer heißem Kaffee nichts zu trinken gegeben. Die Stadt bot jede Art von Getränk an, und wer sich betrank, mußte nicht beim Morgengrauen weiter, sondern konnte ausschlafen.

[1] Folklore, S. 491.

[2] Folklore, S. 492.

[3] Vestal, S. 90.

[4] Vestal, S. 92. Manchmal blieben sie Wochen oder Monate in Dodge City, wenn die Herden noch hochgepäppelt werden mußten. Vestal, S. 93. Die letzten Herden trafen im September ein, aber noch später erschienen Cowboys auf der Rückreise vom Norden und von Montana.

[5] Vestal, S. 93.

So kam aus vielen Quellen ein kurzer Rausch der Macht: aus Jugend, Whisky, Masse, Überfluß an Geld und dem Besitz der Waffe. Am Lagerfeuer hatten die Älteren geprahlt, wie sie diese oder jene Stadt auf den Kopf gestellt hatten. Jetzt versuchte die Jugend, es ihnen nachzutun und zuvorzutun. Dabei war die ganze Atmosphäre mit dem Überlegenheitskomplex geschwängert, den Grünschnäbel aus dem Osten, Yankees, Neger, Indianer und Mexikaner dem „Zünftigen" mitteilten. „Jährlich fand", so schreibt VESTAL[1], „eine große Tagung der Kriegsteilnehmer in Dodge City statt. Und diese Veteranen, die die Einwohner der Stadt um das Doppelte an Zahl überstiegen, waren alte Soldaten der Konföderation, die sich nicht leicht mit den verdammten Yankees, ihren Gesetzen und ihrer Ordnung abfanden." Die Etablissements, die „Spaß" verkauften, waren Tag und Nacht offen wie in den Bergwerksstädten. Nach TILGHMAN bestand die Bevölkerung zur Hälfte aus Spielern und Prostituierten[2]. Alle Leidenschaften waren vom Überschwang der Jugend, langer Abstinenz, Alkohol, der Erregung des Spiels, Eifersucht und schlechtem Beispiel aufgewühlt. Es wurde mit Messern und Revolvern gerauft. Der Friedhof der Stadt, der im Norden lag, füllte sich rasch[3]. Um die turbulenten Zustände in Dodge City zu verstehen, muß man daran denken, daß es noch andere streitlustige Elemente gab, Soldaten im nahen Fort, Büffeljäger, Ochsentreiber. Auch die Falschspieler ließen nicht mit sich spaßen und hatten ihren Ehrenkodex. Dazu die Überfüllung, der politische Gegensatz, der Unterschied der Altersklassen, die sich gegenseitig mißachteten und nicht verstanden. Abilene hatte anfangs nicht viel mehr als ein Dutzend ständiger Einwohner. In diesem Ort drängten sich in einer Nacht 2500 Cowboys zusammen, giftigen Schnaps im Blute, einen Jahreslohn in der Tasche. „Jedermann hatte einen, öfters zwei Revolver im Gürtel. Zusammenstöße kamen jede Stunde vor[4]."

Vor dem Zugriff polizeilicher und gerichtlicher Gewalten, die sich allmählich im Süden und im Norden aufbauten, schützte die Zugehörigkeit zu einer solidarischen Gruppe. Gedeckt durch die Loyalität der Kameraden und das wirtschaftliche Interesse des Herdenbesitzers, genoß der Cowboy Schutz vor persönlichen Feinden und staatlichen Organen, soweit es sie überhaupt gab. Als Wes Hardin drei Polizeibeamte, die ihn abtransportieren sollten, erschossen hatte, wollte er erst über die Grenze nach Mexiko flüchten. Verwandte hatten eine andere Idee. Warum sollte er im fremden Land verkümmern, wenn er eine nach

[1] VESTAL spricht von Damyankees und Damyankee law.

[2] TILGHMAN, S. 84.

[3] Die Angaben wechseln, aber nach TILGHMAN (S. 84) wies der Boothill, der Friedhof der Gehängten, Erschossenen und sonstwie gewaltsam Umgekommenen im ersten Jahre 25 Hügel auf. Mehr Angaben finden sich im Kapitel über Sterblichkeit.

[4] LAKE, S. 71.

Norden wandernde große Herde begleiten und auf diese Weise Immunität erlangen konnte? Jeder, der einmal einen Mann getötet hat, meint sein Vetter Jim, hat es so gemacht. Niemals hat der Sheriff ein Cowboy-Lager zu betreten gewagt. In Kansas aber kümmern sich die Beamten nicht um die Haftbefehle von Texas[1]. Auch der Desperado Bill Longley schließt sich einem Treck nach Norden an, „der gewöhnlichen Zuflucht für Männer, die verfolgt werden[2]".

Die gesteigerte Motorik des betrunkenen oder verliebten Cowboys entlud sich in vielem Schießen und schnellem Reiten. In späteren Jahren sind einige von ihnen in sich gegangen und haben verraten, was sie im Überschwang einer hemmungslosen Jugend fühlten. „Ich war niemals schlecht", schreibt ein Mann[3]. „Ich galt niemals als ein übler Bursche, aber als ich jung war, da war ich wild darauf[4], einen umzubringen.... weil die meisten Männer, mit denen ich zusammen war, auch einen erschossen hatten... Ein junger Mensch ist das gefährlichste Ding, das es auf Gottes Erdboden gibt." Vom Trinken sagt dieser Mann: „Weil ich immer so glücklich war, wenn ich trank, hatte ich jeden gern und jeder mochte mich." Was die Cowboys anstellten, war teils reiner Jux, teils grobe Gesetzlosigkeit. Sie nahmen die Tanzhallenmädchen in Beschlag. Sie ritten auf dem Bürgersteig und in die Lokale hinein, schossen die Lichter aus, überfielen die Leute beim Glücksspiel, nahmen ihnen das Geld weg und verschwendeten es zu neuem Unfug[5]. Oft stießen sie auf Widerstand. Taschendiebe, Spieler, Pistolenhelden und die gröberen Typen der Prostituierten traten ihnen entgegen. Zu den 25 Toten im ersten Jahr von Dodge City kamen 50 andere, die bei Schießereien verwundet worden waren[6]. Schnell wuchs die Zahl der Opfer, obschon alle Angaben unzuverlässig sind. Als Wyatt Earp 1879 nach Dodge kam, lagen siebzig oder achzig Tote auf der Anhöhe nördlich der Stadt, und Dodge City hatte aufgehört, genau nachzuzählen.

Das war die Atmosphäre, in der der Desperado groß wurde und in die er, wie in ein langvermißtes Lebenselement, hineindrängte. Diese chaotische, von sozialen Mechanismen der Kontrolle nur schwach behinderte Umwelt ist vergangen und mit ihr sein unbändigster Exponent. Aber die Nachwirkungen dauern in abgeschwächten Formen fort. Noch

---

[1] Ripley, S. 66. — Der Grund war, daß ihnen die ausgesetzte Belohnung nicht zugute kam. „Alles, was sie in Kansas tun, ist, jeden Pfennig aus ihm herauszuholen, den er hat."

[2] Ripley, S. 42.

[3] Folklore, S. 476.

[4] "I was just stinking." Der Ausdruck deutet die endokrine Grundlage der Erregung an. "Stinking fond" bedeutet sinnlos begierig sein, etwas zu tun. Partridge, S. 833.

[5] Lake, S. 138.

[6] Lake, S. 138.

im Jahre 1949 wurden in Abilene der Sheriff und sein Bruder erschossen[1]. Es war lange Zeit eine Redensart der Grenze, daß jedes Pferd von Texas sich bäume und jeder Mann von Texas losknalle[2]. Der Treck vom Süden nach den Eisenbahnstationen im Norden führte durch eine neue Wildnis, die dem Cowboy aus Texas willkommen war. Als Drahtzäune und Weizenfelder die letzte Wüste verschlossen, gingen die Reste dieses Menschenschlages nach Arizona. Die Viehräuber, die weit über die mexikanische Grenze hinaus vordrangen, stammten aus dem westlichen Texas, wo man sie weggejagt hatte[3]. Immer wieder werden, wenn etwas passiert, die Veteranen der mexikanischen Kämpfe genannt[4]. Wie jene Goldgräber, die aus Kalifornien und Colorado mit leeren Händen zurückkamen, waren sie verbitterte Menschen. Beide Gruppen waren jetzt älter und schlimmer dran als vorher, denn sie hatten gesucht und nicht gefunden, während anderen das Glück hold gewesen war.

Bei jeder dramatischen Vorwärtsbewegung achten wir auf die Erfolgreichen, nicht auf die, die zurückschleichen. Es braucht nicht nach Hause zu sein, sie können sich anderswohin in die Büsche schlagen. Goldsucher gaben am schnellsten auf. Von den 150000 Glücksjägern, die 1859 wie ein Bergstrom in Colorado einbrachen, sollen zwei Drittel, verdrossen und unglücklich, wieder abgewandert sein[5]. Die immensen Preise ruinierten jeden, der kein Gold fand[6]. In Kalifornien war für manche zur Enttäuschung eine andere Erbitterung hinzugetreten. Dem alten spanischen Element wurden bei der Goldsuche und der Besiedlung Schwierigkeiten bereitet[7]. Dieses Ressentiment ließ zusammen mit persönlichen Kränkungen Räubergestalten wie Joaquin Murieta entstehen. BANCROFT hat sein Bild mit psychologischer Feinheit gezeichnet[8].

Neid war den Männern gefolgt, die der untergehenden Sonne und dem Reichtum entgegengezogen waren. Schadenfreude begrüßte den, der zurückkam, ärmer an Geld und Hoffnungen denn zuvor. Diesen Rückwanderern galt das spöttische Wort: „Sie kamen zurück, um bei der Familie ihrer Frau unterzukriechen[9].“ In Oklahoma wurde später das stolze Wort vom „Durchbeißen“ geprägt[10], aber es war oft Zufall, ob man

---

[1] Meldung des Kansas City Star vom 22. Mai 1949.

[2] LAKE, S. 68.

[3] MARTIN, S. 143.

[4] Siehe die Darstellung der Zustände in Leawenworth vor dem Bürgerkrieg bei R. WALSH und M. S. SALISBURY: *The making of Buffalo Bill*, S. 31. Indianapolis 1928.

[5] COLLIER, W. R., u. E. V. WESTRATE: *Dave Cook*, S. 54, New York 1936.

[6] „Die Lebensmittelpreise waren beinahe ebenso hoch wie die Berge.“ KARSNER, S. 32.

[7] CLELAND, S. 136.

[8] Folklore, S. 289—298.

[9] DEBO, S. 64.

[10] “Toughing it through.” Folklore, S. 549.

in eine verheerende Wetterperiode hineinkam[1] oder Glück hatte. Man glaubte, daß es denen recht geschehe, die zu früh aufgaben und zu spät bereuten. Man meinte, Land und Boden seien widerspenstig und ergäben sich nur harten Naturen. Nur sie verdienten zu bleiben und zu gedeihen[2].

Von festen Wanderungszielen konnte keine Rede sein. Die meisten folgten dem Sog der Masse und der Gerüchte, ohne recht zu wissen, wohin er führte[3]. Den „Argonauten" aber hängte sich ein Troß von Nutznießern an. Als die Flamme des Goldfiebers in Colorado hochbrannte, zogen «Madames» mit ihren Etablissements von Kalifornien wieder halbwegs nach Osten zurück, wo das neue Gold gewaschen wurde[4]. Und eine ähnliche Fracht holten stark parfümierte Damen von Nevada aus San Francisco ab, wo gerade eine neue Ladung südamerikanischer Schönheiten eingetroffen war[5].

Die unwiderstehliche Macht der Anziehung schildert ein Bericht von TH. A. C. JONES, der im Jahre 1849 das pazifische Geschwader kommandierte. „Als ich meine letzte Meldung schrieb", so klagt der Offizier, „hatte ich keine Ahnung, wie es im oberen Kalifornien aussieht. Im Augenblick wird es, so fürchte ich, unmöglich sein, in Kalifornien Marine- oder Armeetruppen zu unterhalten. Keine Hoffnung auf Belohnung und keine Furcht vor Strafe ist stark genug, eine Abmachung auf kalifornischem Boden bindend zu machen."

„Unter den Leuten, die von meinem Geschwader desertiert sind, befinden sich einige meiner besten Maate und Matrosen. Sie hatten nur noch eine kurze Zeit zu dienen und für sie liegen noch rückständige Soldbeträge bis zu 10000 Dollar bereit[6]."

Nach CENDRARS schickt der Gouverneur in Monterey Truppen, um in den Minengebieten Ordnung aufrechtzuhalten. Was geschieht? Vom Gold verblendet, lassen die Soldaten Waffen und Ausrüstung im Stich und stürzen nach den Goldfeldern. Ein Kriegsschiff landet eine bewaffnete Mannschaft, die den Gesetzen Achtung verschaffen soll. Der Kapitän sieht nicht einen einzigen Mann wieder[7].

[1] Eine solche Überschwemmungskatastrophe beschreibt CHALFANT, S. 9ff.

[2] Daran, daß die Rückwanderung zur Bildung einer zähen und vitalen, vielleicht auch expansiven Rest-Bevölkerung beigetragen hat, kann kein Zweifel bestehen.

[3] Es gab Leute, die jeder Masse nachliefen, „gleichgültig wo sie hinging". Die Goldstädte gewannen auf diese Weise ein Element hoher Suggestibilität. KARSNER, S. 94.

[4] KARSNER, S. 54.

[5] LEWIS, S. 343. — Anständige Damen sahen mit Grauen auf die ungewohnten Mitreisenden, denen sie in dem engen Abteil nicht entgehen konnten.

[6] CLELAND, S. 224.

[7] CENDRARS, S. 155.

Die unwiderstehliche Anziehungskraft großen und raschen Gewinnes überrascht den skeptischsten Menschenkenner. Erschreckend ist die Darstellung des Ansturms auf Virginia City im Jahre 1860 trotz Schnee und Eis, in dem die Schwächeren liegen bleiben. Weiter geht der Zug, immer weiter, vom stärksten aller Triebe bis zum Wahnsinn angestachelt[1]. Die gleiche rasende Gier tritt in dem Ausbruch der Volkswut zu Tage, als der oberste Richter von Kalifornien am 15. März 1855 Sutter sein okkupiertes Eigentum zuerkannt hat. Das Gerichtsgebäude geht in Flammen auf, die Archive werden zerstört, man versucht, den Richter zu lynchen[2]. Dann fällt die „enteignete" Menge über Sutters Häuser, Mühlen, Brücken her. Die Bewässerungsanlagen werden demoliert, seine chinesischen Arbeiter aufgehängt. Mit Salven streckt man das Federvieh nieder[3], Die Massen, denen das Gericht das Recht der Besitznahme abgesprochen hat, antworten mit Gewalt und Zerstörung. Sie wollen das Gold, das sie in den Händen halten, nicht wieder hergeben. Und sie erinnern sich und andere daran, daß das Recht bei einem einzigen Eigentümer, die physische Gewalt aber bei den 17221 Menschen ist, die sich auf seinem Land festgesetzt und festgekrallt haben.

d) Konflikte um herrenloses Land

I

Um den Bau der großen Eisenbahnen durch unbewohntes Land führen zu können, bedurfte es starker Anreize. Mächtig wandte sich, nachdem die Kriegsgewinne aufgehört hatten, das Interesse der neuen „Goldgrube", dem Bau von Eisenbahnen, zu. Gierig griff das Publikum nach den Aktien. Neben Anleihen, die gewährt wurden, mußte der Staat handgreiflichere Gewinne in Aussicht stellen. Er machte mit robuster guter Psychologie den Bau zu einem der lukrativsten Geschäfte, die es je gegeben hat. Zu beiden Seiten der Spur wurde den Gesellschaften Land geschenkt, und kaum jemals ist vom Staat dem privaten Unternehmer eine reichere Gabe zugeteilt worden, die freilich den Staat nichts kostete. Ursprünglich wurden 200000000 Acres[4] verliehen, aber nur die Hälfte wurde von den Eisenbahnen schließlich in Anspruch genommen[5]. Die größte Zuwendung erhielt aus Gründen, die sich nur erraten lassen, die Northern Pazific mit 42000000 Acres. Nicht genug damit, wurden die Gesellschaften mit großen Subsidien unterstützt. In

[1] Glasscock, S. 61ff.

[2] Cendrars, S. 229.

[3] Cendrars, S. 230.

[4] Der Acre ist 40,46 Ar groß. Acre = Acker war wie Morgen früher auch im Deutschen Maßbezeichnung. H. Paul: Deutsches Wörterbuch, S. 12, Halle 1908.

[5] Kirkland, Edward C.: *A history of American economic life*, S. 379. New York 1946.

der Ebene erhielten sie 16000 Dollar per Meile, 32000 in der Wüste zwischen den Rocky Mountains und der Sierra und 42000 Dollar auf der steilen Bergstrecke von der Westküste nach Nevada[1].

Auf dieses ungeheure Geschäft stürzte sich eine wilde Spekulation. Bahnlinien, die zum Teil nebeneinander herliefen[2], wurden in rasender Eile gebaut. Bis zu dem Augenblick, an dem die Union Pacific und die Central Pacific an Promontory Point in Utah zusammentrafen, legten 20000 Mann täglich zwei Meilen Geleise[3]. Mit nicht ganz korrekten Methoden baute die Central Pacific sogar einmal an einem Tage volle zehn Meilen[4]. Der Wettlauf wird durch den täglich eingesteckten Streckengewinn, der nach Meilen bezahlt wurde, verständlich.

Entfesselte Selbstsucht überwand den Widerstand der Schiffahrtslinien und der mächtigen Postkutschengesellschaften, stieg zu Täuschung und Gewalttat herab, erhob sich aber auch zu höchster physischer Leistung. Die unermeßlichen Werte[5], um die es ging, erstickten moralische Hemmungen. Wir haben schon gesehen, daß um den Zugang zu gewissen Paßstellen wie im Kriege gekämpft wurde. Artillerie wurde aufgefahren, auf beiden Seiten gab es Verluste[6], ehe der Weg gerichtlicher Austragung beschritten wurde. Der Historiker Hicks[7] bemerkt, daß das Riesenwerk, an sich bewundernswert, von „schamloser Profitmacherei" begleitet war. Er weist auf die Errichtung von Konstruktionsgesellschaften durch die gleichen Bauunternehmer hin, die sich selbst Aufträge gaben und himmelhohe Gewinne einsteckten, ehe an die Rentabilität der Bahn überhaupt zu denken war. Die vier Erbauer der General Pacific schlugen durch solche Hoch- und Tiefbaugesellschaften aus einem Kapital von 121 Millionen Dollar einen Privatgewinn von 63 Millionen heraus, bevor ein einziger Zug den Kontinent durchquerte. Jeder der Erbauer hinterließ ein Vermögen von 40 Millionen und darüber[8].

Zu beiden Seiten der Bahn siedelten sich Farmer an, schossen Ortschaften aus dem Boden. Die Kunde von diesem Land, das beinahe geschenkt wurde, erreichte Europa. Den Einwanderern wurde neben dem Land Kredit angeboten. In Deutschland erschien ein Reiseführer in das

---

[1] Kirkland, 378. Um der Gesellschaft auf die Beine zu helfen, entschied der Staat Kalifornien, daß die Sierra 25 Meilen vor den eigentlichen Bergen anfange.

[2] Lewis, S. 67. Wie man heute noch in manchen Gegenden sehen kann.

[3] Faulkner, S. 486; Lewis, S. 98ff.

[4] Lewis, S. 94. Die östliche Konkurrenz meinte: „Sie haben sich eine Woche lang darauf vorbereitet; die Schwellen wurden vorher gelegt."

[5] Ein Viertel des Bodens von Minnesota und Washington, ein Fünftel von Wisconsin, Iowa, Kansas, North Dakota und Montana gehörte den Eisenbahnen. Faulkner, S. 490.

[6] Karsner, S. 81.

[7] Hicks, S. 77; s. a. Lewis, S. 44.

[8] Hicks, S. 77.

gelobte Land[1]. Die Santa-Fé-Eisenbahn hatte Agenten in Europa und transportierte 1000 Mennoniten frei nach Kansas[2]. Was ein Transportgeschenk zu sein schien, war ein gutes Grundstücksgeschäft.

Eine andere Entwicklung ist eng mit dem Desperado-Problem verbunden. Oft stellten die Bahnen den Bau oder die Zahlungen ein. Schwere Verluste trafen den Staat, vor allem aber die kleinen Geldgeber. Noch im Jahre 1918 gab es in Missouri Landkreise, deren alte Eisenbahnschulden nicht abbezahlt waren[3]. Nicht durch Zufall blieb der große Eisenbahnräuber Jesse James in Missouri viele Jahre lang unentdeckt. Zahlreiche Menschen hatten gerade in diesem Staate durch die unlauteren Methoden der Eisenbahnen ihr Geld verloren. Die Gesellschaften waren beim Volke verhaßt, und es blickte mit Schadenfreude auf die Verluste, die verwegene Räuber den „Feinden“ zufügten. In ihrem Groll sahen sie in den Kriminellen Werkzeuge der Vergeltung, und von der Duldung zur späteren Verherrlichung war nur ein Schritt[4]. Der Gouverneur, der einen Preis auf den Kopf von Jesse James aussetzte, hat in seiner Autobiographie zugegeben: „Ich gestehe, daß in meinen Kreisen viele waren, die mit den Desperados mehr Sympathie hatten, als mit meinem Versuch, sie zu unterdrücken, mehr Sympathie für den Rechtsbrecher als für das Gesetz selbst[5].“

Um diese Atmosphäre zu verstehen, genügt ein Blick auf die damaligen Zustände. Der Bau der Bahn, die St. Louis und St. Joseph verbinden sollte, wurde am 4. Juli 1851 begonnen. Ende des Jahres 1852 waren nur 5 Meilen fertig[6]. Jetzt gab der Staat Eisenbahnobligationen in der Höhe von 4750000 Dollar aus, und der Kongreß in Washington legte Geld hinzu. Aber der Bau ging nicht vorwärts. Die Kosten überstiegen um 30—100% den Voranschlag. Die Gesellschaften baten um neue Zuschüsse, und so ging es weiter. Immer wieder versickerte das bewilligte

---

[1] Kirkland, S. 380.

[2] Diese deutschen Siedlungen, unweit Iowa City gelegen, sind heute blühende Gemeinden.

[3] Violette, E. M.: S. 245.

[4] “He stole from the rich and gave to the poor”, sagt das Volkslied, Treasure chest, S. 18.

[5] *The Crittenden Memoirs* compiled by H. H. Crittenden, S. 59. New York 1936.

[6] Violette, S. 236. — „Im Jahre 1859 stellten zwei Linien ... die Zinszahlungen der Obligationen ein, die der Staat zu ihren Gunsten ausgegeben hatte. 1860 folgten andere Linien, nur die St.-Joseph-Bahn blieb solvent. Keine der anderen Gesellschaften nahm je die Zinszahlung wieder auf.“ Violette, S. 241.

Der Historiker von Missouri faßt sein Urteil dahin zusammen: „Es gibt vielleicht kein schändlicheres Kapitel in der Finanzgeschichte des Staates als den Verkauf der Eisenbahnen. Anklagen von Bestechung und Korruption wurden allerorten laut. Wenn es auch an Beweisen fehlt, so würden doch die Methoden, mit denen das Parlament die Untersuchung führte, ausreichender Beweis dafür sein, daß die Vorwürfe wohlbegründet waren.“ Violette, S. 243.

Geld in hundert Löchern. Die Gemeinden und Kreise, die sich um die Bahn bemüht hatten, gerieten in Schulden, die Aktionäre wurden ruiniert.

In Kalifornien war es nicht anders als in Missouri[1] und auch hier blieb die ungünstige Wirkung auf die Stimmung des Volkes nicht aus. Hier hatte die Southern Pacific Railroad große Landzuwendungen erhalten. Sie bot Siedlern billigen Transport an und versprach, nach Erledigung aller Formalitäten den Acre Land für 2,50 Dollar abzugeben[2]. Einige Einwanderer hatten das Land schon aus eigenem Recht okkupiert, entschlossen sich aber sicherheitshalber, von der Bahn regulär zu kaufen. Als die Formalitäten durchgeführt waren, war der Preis plötzlich 10 Dollar, dann 15, schließlich 25—30 Dollar per Acre. HARLOW, ein Zeitgenosse, versichert, daß dieser Trick nicht nur in Kalifornien angewendet wurde, sondern der Lieblingsschwindel der Zeit war[3]. Große Bitterkeit war die Folge. Siedlerbünde entstanden, Dörfer zerfielen in zwei Parteien, die für und gegen die Eisenbahnen waren, es kam zu Sabotage und Blutvergießen. Im San Joachimtal wurde ein Bund der Siedler gegründet, der die Landrechte der Bahn angriff, weil die Strecke nach Konzessionsurkunde die Küste entlang und nicht im Inland führen sollte. Aber die Landämter hatten ein taubes Ohr für ihre Beschwerden und die Bundesgerichte wiesen ihre Klage ab. „Man kann es heute nicht mehr beweisen", schreibt HARLOW[4], „aber das waren Zeiten der Schiebung in Washington, und es ist eine betrübliche Tatsache, daß die Eisenbahnen mit ihrem Einfluß und mit den Beamten, denen sie Geld gaben, immer den Siedlern vorgezogen wurden. Dazu kamen die unmäßigen Frachten und andere Formen der Ausbeutung. Denen, die unter ihnen gelitten hatten, blieben die Zustände für alle Zeit verhaßt."

Dieser Groll spielte eine Rolle, wenn es die Leute ergreifen galt, die die Züge der Southern Pacific anhielten und beraubten. Die unentbehrliche Mithilfe der Bevölkerung blieb aus. Ihr Schweigen und ihre Passivität schützte den, der ihre Rachegelüste befriedigt hatte. War es Wahrheit oder Legende, daß die Räuber dieser Zeit die Armen schonten und nur den Banken, den Eisenbahnen und den Expreßgesellschaften zu Leibe

---

[1] Überall bestand der Wunsch, eine Eisenbahn zu bekommen. „Gemeinden und Kreise leisteten Zuschüsse. Einige Eisenbahnen bauten wirklich. In den meisten Fällen rührten sie sich nicht unter irgendeinem Vorwand, obgleich Obligationen ausgegeben und verkauft worden waren. Die um ihren Bahnbau betrogenen Körperschaften verweigerten die Zahlung von Zinsen, wurden aber gerichtlich dazu verurteilt." VIOLETTE, S. 245.

[2] HARLOW, ALWIN F.: *Old Waybills.* The romance of the express company, S. 408. New York 1934.

[3] HARLOW, S. 408.

[4] HARLOW, S. 409.

gingen? In manchen Fällen hören wir von solcher Unterscheidung[1]. „Niemand", erzählt DEBO[2], „fürchtete Desperados. Alle waren arm und das war der beste Schutz." In Kalifornien wird eine Postkutsche überfallen. Die Räuber halten sich nicht beim Kutscher auf, der hart arbeiten muß und nicht viel bei sich hat. Eine Frau, die einzige im Wagen, sitzt bedrückt am Wegrande. Ein Räuber holt eine Decke und ein Kissen und wickelt sie schön warm ein[3]. Als Sam Bass etwa 1875 eine neue Form der Kriminalität einführte, war die Bevölkerung bei den Verlusten der großen Korporationen „nicht ganz ohne Sympathie[4]".

Von allen Seiten kommt Nachricht, daß die Fahrpreise und die Frachtraten der Privatunternehmer exorbitant hoch waren, vor allem, wenn es um Wertsachen ging[5]. Die teuren Frachten trieben das ganze Preisniveau in die Höhe. Nach KARSNER[6] erhöhten die Kutscher die Raten noch durch Nebengeschäfte, ohne daß ihre Gesellschaft davon wußte. KARSNER spricht von einem „Räuberprofit". So waren die Postlinien wenig beliebt, und die Zeitgenossen versichern ausdrücklich, daß viele Leute den Räubern wohlwollten[7]. Ein Vergleich zwischen dem legalen „Raub" und der gewaltsamen Wegnahme drängt sich auf. Noch später war es die Meinung eines Richters im Yukongebiet, daß man auf drei Arten „beraubt" werden könne: durch wucherische Geschäftsleute, durch Glücksspiel und Laster und schließlich auch durch echte Räuber[8]. Die vom Goldrausch besessene Menschheit war sozusagen nur auf dem Durchmarsch. Gemeinsame Interessen und feste Institutionen, bestimmt, diese Interessen zu schützen, hatten sich nicht gebildet.

Demgegenüber stehen Räuber, die kein Berufsethos kennen und dafür die gerechte Strafe erhalten[9]. In Arizona werden später auch Tricks

---

[1] Man erzählte sich, daß die Brüder Dalton, von denen wir mehr hören werden, nachts bei einem Kaufmann anklopften, alles bezahlten, wegen der Störung um Entschuldigung baten und weiterritten. ANGIE DEBO: *Prairie City,* The story of an American community, S. 8. New York 1944.

[2] DEBO, S. 8.

[3] WILSON, NEILL C.: *Treasure express,* Epic days of the Wells Fargo, S. 142. New York 1936.

[4] WEBB, W. P.: *The Texas rangers,* A century of frontier defense, S. 374. Boston 1935.

[5] Hier kamen freilich die hohen Versicherungsgebühren hinzu.

[6] KARSNER, S. 59.

[7] BREAKENRIDGE, WILLIAM M.: *Helldorado.* Bringing the law to the mesquite, S. 238. Boston 1928.

[8] WICKERSHAM, JAMES: *Old Yukon.* Tales, trails and trials, S. 14. Washington 1938.

[9] Folklore, S. 204. — Die jugendlichen Räuber Billy Corbett und John Dwyen mußten sich 1884 in den Bergen von Kalifornien, als die überfallenen Passagiere arm waren und sie dem Kutscher 7 Dollars abnahmen folgende Zurechtweisung gefallen lassen: „Schämt Euch", schrie der schon ältliche Mann, „noch so jung und schon so schlecht. Ihr werdet es nicht weit bringen. Nehmt doch die Geldkisten der Expreßkompanie und die Postsäcke — für die läßt sich niemand totschießen — aber behandelt die Passagiere anständig und vergreift Euch nicht an den Kutschern!" *Der Neue Pitaval.* Bd. XX, S. 97 (1886).

angewendet, die die „besseren" Räuber der Anfangszeit verschmäht hätten[1]. Nur entartete Nachkommen des „guten" Räubers konnten zu dem unsauberen Mittel greifen, sich beim Überfall als Indianer zu verkleiden[2]. Festgehalten wurde an der Regel, Frauen gut zu behandeln. Wenn einer ungalant war, so war es der Posthalter, der sich weigerte, Frauen „unsicheren Rufes" nachts Asyl zu gewähren[3]. Sowie geschossen wurde, hörte freilich die Ritterlichkeit auf. Man kann in Phönix, Arizona, heute noch eine alte Postkutsche sehen, die in den siebziger Jahren zwischen Prescott und Tombstone verkehrte. Sie war, wenn man MILLER glauben darf, 83mal ausgeraubt worden. 8 Kutscher und ebensoviele Wachmänner der Expreßkompanie sind auf ihrem Bock ums Leben gekommen und nicht wenige Fahrgäste. Die Wände des Wagens sind von Gewehr- und Pistolenschüssen durchlöchert. Hie und da weist das Sitzleder Spuren von Messerstichen auf[4].

Es war möglich, mit den alten honorigen Räubern „Nichtangriffspakte" zu schließen, die mit größerer Treue innegehalten wurden als es heute unter Völkern Mode ist. Eine Zeitlang arbeitete der berühmte Black Bart[5] in den Wäldern der Sierra. Er wurde 8 Jahre lang nicht gefaßt. In dieser Zeit hielt er mehr als 30 Postkutschen an, ohne je einen Schuß abzugeben. Da er nur die Post und die Wells Fargo Expreßgesellschaft beraubte, konnten die Behörden nicht auf die aktive Mithilfe der Bevölkerung rechnen. Die Frage, ob man ihm wirklich eine Monatspension von 200 Dollars versprach, wenn er die Überfälle einstelle, wird von der einen Seite bejaht, von der anderen bestritten[6]. Oberst Bishop, ein Anwalt, spricht von einem ähnlichen Abkommen mit dem Posträuber Rodrigues. Bishop suchte den Mann in seinem Waldversteck auf. „Nick war kurzangebunden. Er sagte, er wolle nur in Ruhe gelassen werden. Wenn die Expreßgesellschaft ihm nicht mehr auf den Hacken sitze und die Verfolgung einstelle, so würde er ihr Eigentum schützen, bis einer von beiden das Abkommen kündige und rechtzeitig Mitteilung mache[7]." Oberst Bishop nennt die hohe Summe von 2000 Dollar im Monat. Auf die späteren Räuber war kein Verlaß mehr. Die gute alte Zeit war vorbei.

---

[1] An einer vorhergehenden Station luden die als Passagiere verkleideten Räuber die Mitfahrenden zu einem Glas Whisky ein, das Betäubungsmittel enthielt. MILLER, S. 127.

[2] MILLER, S. 113.

[3] MILLER, S. 132.

[4] MILLER, S. 127.

[5] Eine alte Photographie des Mannes bringt Pict. Hist. S. 82. Er hatte die Manieren eines perfekten Gentlemans.

[6] Folklore, S. 304. „Bart erklärte (bei den Verhandlungen mit der Expreßgesellschaft), er wäre ziemlich alt und würde sich gern aus dem Raubgeschäft zurückziehen, wenn er nur ein regelmäßiges Einkommen hätte."

[7] DRURY, S. 155.

II

Dem Amerikaner sitzt Wanderlust tief im Blut. Sie wartet auf irgendeinen Anstoß, um plötzlich loszubrechen. Als der Bürgerkrieg zu Ende war und die Kriegsprosperität erlosch, hatten die entlassenen Soldaten und die Arbeitslosen der Rüstungsbetriebe die Chance, zu Fuß „auswandern" zu können, dorthin, wo in der Mitte des Kontinents herrenloses Land, unendliches Staatseigentum, lag. Viel Boden war an die Eisenbahnen gegeben worden. Übrigblieben Gebiete, fern der Schienenstränge, die an Größe europäischen Reichen gleichkamen. Viele dieser Strecken waren regenarm[1], trotzdem lockte unwiderstehlich der Gedanke an eigenen Besitz. Durch den Homestead Act von 1862 wurde künftigen Siedlern die Möglichkeit eröffnet, kostenlos Landbesitzer zu werden, wenn sie fünf Jahre lang Wohnrechte ausübten und bestimmte Verbesserungen an der Parzelle vornahmen. Man hätte eine Legion kleiner Landbesitzer erwarten sollen. Aber trotz aller gesetzlichen wohlmeinenden Maßnahmen bildeten sich auf legalem, oft auch auf anfechtbarem Wege[2] große Latifundien. Nach KIRKLAND besaß ein Ire in Illinois, Missouri, Kansas und Nebraska 250000 Acres. Guts-Syndikate, hinter denen oft ausländisches Kapital stand, besaßen Millionen von Morgen Land jenseits des Mississippis[3].

1889 war der Cherokee Strip (Oklahoma) zur Besiedlung freigegeben worden[4]. Um das Jahr 1890 hatte die herrliche Zeit freien Bodens nahezu aufgehört. Die psychologische Wirkung war ungeheuer[5]. Seit dem schrecklichen Winter von 1886 waren die Farmpreise im Niedergang begriffen. Die europäischen Einwanderer mußten erst die Tücken des trockenen Bodens kennenlernen. Manche verzweifelten, verkauften im ungünstigsten Moment, suchten ruhelos aus dem quälenden Wassermangel herauszukommen. KIRKLAND[6] führt die Klage eines Bauernsohnes an, der die Hoffnung verloren hat. Ihm scheint das ewige Suchen und Wandern Wahnsinn zu sein. Wo sind die Wälder und die

---

[1] Siehe die Niederschlagskarte bei KIRKLAND, S. 467.

[2] Gesetze von 1877, 1894, 1909 und 1916.

[3] KIRKLAND, S. 467. — Im Jahre 1894 hatten nur 372659 Familien Land unter dem Homestead Act erhalten und nach endgültiger Prüfung blieb nur noch ein Drittel der Ansprüche übrig (FAULKNER, S. 367). Die Absicht, „aus der Einöde, in der Kaktus und Klapperschlange regierten", (KIRKLAND, S. 469) die Wohnstätten glücklicher und zufriedener Siedler zu machen, war gelungen, aber nur zum Teil.

[4] Über diesen Vorgang und den psychologischen Typ des "sooners" siehe Folklore, S. 53ff.

[5] TILGHMAN, S. 177.

[6] KIRKLAND, S. 470. „Nach acht Jahren Schufterei hatte Vaters Farm weder Baum, noch Strauch, Mutters Haupt hatte keinen andern Schutz vor den sengenden Strahlen der Sonne als den Schatten, den das Haus auf den harten, trockenen Hof warf."

reifenden Felder, von denen man gesungen hatte? Er fragt sich bedrückt, ob dies Zauberland das ist, in dem sie alle „wie Könige" herrschen sollten.

Der Büffel war verschwunden, auch der Langhornstier hatte produktiveren Rinderrassen Platz gemacht. Dem Cowboy, der die großen Herden zusammengehalten hatte, nahm jetzt der Stacheldraht die Arbeit weg. Das Vieh wurde nicht mehr von Menschen zum Wasser getrieben. Windturbinen pumpten die Tröge voll, wie man jetzt noch überall im Westen sehen kann. Schließlich drangen, von den Landesgesetzen ermutigt, immer straffer organisiert, im Kongreß immer lauter vertreten, die Farmer in die Ebenen vor. Zu wandern war kein Wagestück mehr. Die Eisenbahn brachte den Einwanderer an Ort und Stelle. Die neuen Menschen waren nicht romantisch veranlagt. Sie verlangten nach Land und waren entschlossen, dem spröden Boden höchst prosaisch einfaches Leben abzuringen. Sie wollten Farmer sein, nichts anderes. Bescheiden existieren zu können, schien ihnen vornehm genug. Die Tüchtigen unter ihnen schlugen sich durch, waren zufrieden, wurden oft reich[1].

Es konnte nicht ausbleiben, daß bei solchem Landhunger Siedler mit Herdenbesitzern, Rinderzüchter mit Schafzüchtern, Siedler mit Siedlern zusammenstießen[2]. Daneben blühte die schwindelhafte „Organisierung" künftiger Städte. Als Kapitän I. C. Price nach Kansas kam, um sich die Kreisstadt Hugoton anzusehen, wurde er aufgefordert, sich als Bürger der Stadt in spe einschreiben zu lassen. Der Einwurf, er sei nur zu Besuch da, wurde dahin beantwortet, daß es darauf nicht ankäme. Price trug nun seinen Namen, den seines Partners, vieler Freunde und mancher imaginärer Persönlichkeiten ein. Um das Maß vollzumachen, fügte er noch deren Familien hinzu[3]. Alle diese falschen Einwohner wurden in die beeidigte Liste der Bevölkerung von Hugoton aufgenommen. Der Grund: um eine selbständige Gemeinde konstituieren zu können, mußte der Ort eine bestimmte Mindestzahl von Einwohnern haben[4].

In Oklahoma City begann eine Grundstücksgesellschaft mitten in der Stadt einen Brunnen zu bohren und setzte einen Wassertrog daneben. Dann wurden hochwertige städtische Grundstücke für ein Butterbrot erworben. Die Käufer erklärten vor dem Urkundsbeamten, Farmer zu

---

[1] Den großartigen Fortschritt des Weizenanbaues von 1859—1919 zeigen die Karten bei KIRKLAND, S. 480. Die Wandlung zum Guten kam erst, als 1873 Mennoniten, aus der Krim kommend, den harten roten Winterweizen eingeführt hatten (S. 482). Auf dieser Varietät beruht die Riesenernte von Kansas.

[2] VIOLETTE, S. 312.

[3] Aus Spaß ging er so weit, Junggesellen mit großen Familien zu versehen und zwanzig bis dreißig Zwillingspaare hinzuzulegen.

[4] HOUGH, EMERSON: *The story of the outlaw.* A study of the Western desperado, S. 231. New York 1907.

sein und die Grundstücke erworben zu haben, um Korn zu pflanzen und davon zu leben. In Wirklichkeit hatten sie vor, auf dem billig erstandenen Grund Wolkenkratzer zu bauen[1]. Wenn solche betrügerischen Manipulationen Erfolg hatten, mußte die Atmosphäre dem Aufstieg krimineller Elemente günstig sein.

Mit der agrarischen Umwälzung war der Cowboy arbeitslos geworden. Er mochte sich vom freien Leben und seinem Pferd nicht trennen. Die unruhigsten wurden Banditen. SUTTON[2] hat diese Typen angeklagt und zugleich entschuldigt. Er nennt sie eine „wundervolle und zugleich absurde Kombination von Ritterlichkeit, Schlauheit, Schlechtigkeit, Bravheit und Tollkühnheit". Die Entwicklung von Dick West zeigt uns den Cowboy, der ins Räubertum schuldig-unschuldig abgleitet.[3]

Sehr schwer waren die Konflikte, die zwischen Besitzern von Rinderherden und Schafherden aufflammten. Es kam zu brutalen Gewalttätigkeiten. Der Haß zwischen beiden Gruppen führte zu veritablen „Kriegen" und blutigen Rachezügen. Die Rinderzüchter sahen in den Besitzern von Schafherden Bösewichter[4], „Wilddiebe", weil die Schafe angeblich die Weide ruinierten. Es gibt ein besonders schlimmes Beispiel aus den Rocky Mountains. Hier wurde ein Arzt, der auch Schafe weiden ließ, zu einem Patienten gerufen. Es hieß, er sei von einer Klapperschlange gebissen worden. Als er zurückkam, fand er seine ganze Herde tot. Man hatte sie mit Strychnin vergiftet. „Das ist das Leben", sagt der Chronist von Georgetown, „was kann man dagegen tun?"[5]

Die Morde des Desperado Tom Horn in Wyoming erwuchsen aus solchen Weidekriegen[6]. Überall standen im Hintergrund wirtschaftliche Momente. Der Bürgerkrieg hatte einen hohen Wollbedarf erzeugt; die Zahl der Schafe stieg in einem Jahre von 16 auf 32 Millionen[7]. Das Schaf

---

[1] DEBO, S. 50 und 51.

[2] SUTTON, FRED E.: *Hands up!* Stories of the six-gun fighters of the Old Wild West, S. 186, 187. Indianapolis 1927.

[3] GRAVES, RICHARD S.: *Oklahoma outlaws* A graphic history of the early days in Oklahoma, S. 62. o. D. und o. Verlagsort. — „Little Dick war bis 1889 ein ehrlicher und zuverlässiger Cowboy gewesen. Er hatte nur die alltäglichen Untugenden: er verspielte sein Geld, betrank sich und knallte mit anderen in der Gegend herum. Die Ranch, auf der er diente, wurde im Frühjahr 1889 aufgelöst und das Land für Siedler freigegeben. Mit ihm verloren Hunderte von Cowboys ihre Arbeit. Er war zu ‚wild' geworden, sich an das ruhige Leben zu gewöhnen. Um weiter Nomade bleiben zu können, und weil er leben mußte, wurde er Räuber."

[4] Die Besitzer von Schafherden galten — soweit ging die Abneigung — als abartig und der Ausdruck "crazy as a sheepherder" war eine Zeitlang weit verbreitet (Folklore, S. 527). Man meinte, daß Schafhirten schlecht röchen und die Tiere die Weide vergifteten. Es sind alte wohlbekannte Haß-Halluzinationen.

[5] HORNER, S. 218.

[6] Der Mordprozeß ist beschrieben in Folklore, S. 335ff und bei FOWLER, S. 169.

[7] FAULKNER, S. 342.

brach, ehe andere Kontinente Wolle in Unmassen produzierten, in die Domäne des Rindes ein. Da nur ein und dasselbe Land zur Verfügung stand, mußten die Interessenten und ihr bezahlter Troß die schwache Staatsgewalt ignorieren und eine Lösung mit Mitteln der Eigenmacht suchen.

3. Wanderungseffekte und Struktur der Bevölkerung

I

In das Kraftfeld physikalischer und wirtschaftlicher Dynamismen tritt nun der Mensch. Immer als Gruppe, oft als Individuum weicht er von der Norm ab. Es muß erwartet werden, daß seine Reaktion, selbst die Normen des Verhaltens, die er für sich zurechtmacht, Spuren dieses ungewöhnlichen Druckes zeigen.

Der wilde Westen ist durch Wanderungen aufgefüllt worden. Bestimmte menschliche Elemente drängten nach Westen und wurden an den Grenzen geordneter Gesellschaft abgesetzt. Da war erst einmal Anziehung. Das Unbekannte zog an, das Abenteuer, der Wunsch, von lästigen Vorgesetzten aller Art, Eltern, Frauen, Schule, Polizei fortzukommen. Daneben stand eine Vielfalt von abstoßenden Kräften, zu denen schon die britischen Kolonialherrn gegriffen hatten[1]. Eine Zeitlang hat man vernachlässigte und verwahrloste Kinder westwärts gesandt. Zwischen 1853 und 1879 haben Wohltätigkeitsgesellschaften mehr als 48000 Kinder nach dem Süden und dem Westen geschickt[2].

Von der Mitte des 19. Jahrhunderts an beginnen Massen von Wanderern die Räume zwischen dem Missouri und der Pazifischen Küste zu füllen. Während die Südstaaten zwischen 1860 und 1870 demographisch „den Atem anhalten", zum Teil eine Abnahme aufweisen, kreuzen sich zwei Wanderungsströme. Das eine ist eine Nord-Süd-Bewegung, erst nach Texas, dann Oklahoma. Dann kommen die Gebiete, die leicht mit dem Schiff zu erreichen sind, vor allem Kalifornien, später Oregon und Washington. Utah war schon in einer Sonderbewegung von Mormonen besiedelt worden, Neu Mexiko war altes spanisches Kulturgebiet, dessen Verbindungen nicht nach amerikanischen Häfen, sondern nach Vera Cruz liefen. An letzter Stelle steht das Innere des Landes. Die folgende Tabelle gibt ein Bild der Wanderungen nach Ziel und Stärke[3].

Seitdem Einwanderer die öffentliche Meinung der Vereinigten Staaten in die Hand genommen haben, ist es üblich geworden, die ausgezeichneten Eigenschaften der Emigranten zu betonen. Ein Blick in die Vorstellungen, die vor 100 Jahren vorherrschten, zeigt ein anderes Bild.

---

[1] Siehe: Die Strafe, Bd. II, S. 388.

[2] TEETERS, N. K., u. JOHN C. REINEMANN: *The challenge of delinquency*, S.76 New York 1951.

[3] DUMOND, D. L.: *A history of the United States*, Appendix III. New York 1942.

Bevölkerungs-Zuwachs und Abnahme in den USA 1850—1900.
(Gebiete an der Westküste)

Land	1850	1860	1870	1880	1890	1900
Kalifornien	92597	379994	560247	864694	1208179	1311564
Oregon	13294	53465	90923	174768	313767	413536
Washington	11594	23955	75116	349390	518103	1141990
Inlandsterritorium:						
Nebraska		28841	122993	352402	1058910	1066300
Kansas		107206	364399	996096	1427096	1470495
Colorado		34277	39864	194327	419198	539700
Wyoming			9118	20789	60705	92531
Utah	11380	40273	87786	143963	207905	276749
Nevada		6857	42491	62266	45761	42335
New Mexico	61547	93516	91874	119565	153593	195310
Arizona			9658	40440	59620	122931
Idaho			14999	32610	84385	161772
Montana			20595	39159	132159	243329

Damals stauten sich die geschwollenen Ströme[1] der Einwanderer in den östlichen Häfen. Eine Gegenstimmung und eine Gegenbewegung entsprang der Abneigung gegen Fremde überhaupt[2], sozialer Sorge und religiöser Intoleranz[3]. Immer wieder heben die Untersuchungen der Zeit als Ursachen von Laster und Verbrechen die wahllose Einwanderung hervor. Die Fremden waren an allem Schuld. Die Einwanderer drückten mit Genügsamkeit und Fleiß die Löhne. Viele dachten radikal und schienen die Ordnung des Landes zu gefährden. Man sah nicht gerne, daß ländliche Einwanderer wie die Iren ein für allemal entschlossen waren, in den großen Städten zu bleiben.

Ein Franzose, Blaise Cendrars[4], hat in grellen Farben den Hafen von New York und die Ankömmlinge geschildert. Wir sind im Jahre 1834, als Sutter, der „König von Kalifornien", ans Land stieg:

„Hier landen alle Schiffbrüchigen der Alten Welt. Die Schiffbrüchigen, die Unglücklichen, die Unzufriedenen. Die Freien wie die Leibeigenen. Die, welche Pech hatten, die, welche alles auf eine Karte gesetzt hatten, die, welche eine romantische Leidenschaft aus ihrer Bahn geworfen hat. Die ersten deutschen Sozialisten, die ersten russischen Mystiker. Die Ideologen, hinter denen die europäische Polizei her ist. Die, welche die Reaktion verfolgt. Die kleinen Handwerker, die ersten Opfer der aufsteigenden Großindustrie. Die französischen Lebens-

[1] 1830 gab es noch nicht mehr als 500000 Fremdgeborene in den Vereinigten Staaten. In den nächsten 30 Jahren kamen 5200000 Ausländer. Dumond, S. 349.

[2] Auch Sexualkonkurrenz in einem frauenarmen Lande spielte eine Rolle, siehe mein *The Criminal and his victim*, S. 275. New Haven 1948.

[3] Der anti-katholischen Stimmung entsprachen kräftige Reaktionen der katholischen Einwanderer. Zehn Jahre nach dem Bürgerkrieg überfielen Irländer eine evangelische Mission in New York. Little Mike, ihrem Füdrer, machte es Spaß, Kirchenfenster einzuwerfen und zu rufen: "Go to hell, you old protestants." Ashbury, S. 243.

[4] Cendrars, S. 29ff.

reformer, die Carbonari, die letzten Jünger, die Saint-Martin anhingen, einem unbekannten Philosophen, und die Schotten. Warme Herzen und Köpfe mit einem Sparren. Briganten aus Kalabrien, Patrioten aus Hellas ... Die Einwanderer steigen Tag und Nacht ans Land, und auf jedem Schiff, unter allen Ankömmlingen gibt es mindestens einen Vertreter jener lebensfrischen Menschenrasse, der Abenteurer."

Früh schlossen sich manche Immigranten der großen Westwanderung an. Es waren Briten, Iren, Deutsche, in Kalifornien nicht wenige Franzosen. Bei Briten und Iren half die gleiche Sprache über viele Schwierigkeiten hinweg. Vor allem wollte den Deutschen die Ausdrucksform des Fluchens nicht gelingen, weil die meisten Bilder aus der amerikanischen Tierwelt stammten. Dafür ergötzte man sich an dem skurrilen Englisch mancher Deutschen, die es zu etwas gebracht hatten[1]. Unter den Desperados und den lockeren Frauen finden sich manche Deutsche[2].

Die Wanderungsvorgänge, die sich von 1850—1890 abspielten, sind viel verwickelter, als 10 Jahresstatistiken erkennen lassen. Der Aufprall nachrückender Einwanderer brachte Innenwanderungen in Gang. Auf jede stürmische Vorwärtsbewegung folgte der Rückschlag und eine erhebliche Rückwanderung, die bestimmte Typen aus dem Westen herauszog, andere zurückließ. Nicht immer ging es nach Osten zurück; in rascher Folge wurde die Fundstelle gewechselt. So kam es, daß manche Orte plötzlich von Menschen überlaufen waren, dann wieder sich entleerten[3]. Als Wyatt Earp 1879 nach Tombstone kam, hatte die Siedlung 500 Einwohner. Sechs Monate später waren es 5000, ein Jahr später 10000 und nach 18 Monaten nahezu 15000[4]. Wie steigendes und fallendes Fieber durchpulste dieses Auf und Ab die meisten Minenstädte. Nie hat es eine mobilere Bevölkerung gegeben.

II

Wanderungen variieren nicht nur in Umfang und Tempo, ihre soziologische Bedeutung liegt darin, daß sie selektive Prozesse sind. Bestimmend für das demographische Endergebnis ist neben der Zusammensetzung der Urbevölkerung der Wanderungsanlaß. So bestand nach

---

[1] Vor dem Friedensrichter Meyer in Tucson verlangte ein Anwalt Aburteilung durch ein Schwurgericht. "By shury ?", sagte Meyer "what is dot shury ?" Miller, S. 254.

[2] Es gab einen bekannten Pferdedieb Dutch Henry, der eigentlich Born hieß (Tilghman, S. 79), auch einen Dutch John (Tilghman, S. 233) — Tilly Weiler, alias Howard, Inhaberin eines Bordells in El Paso, hatte zwar keine Tugend, „aber einen großartigen Charakter" (Haley, S. 214ff.). Sie stammte von deutschen Eltern in Wisconsin.

[3] Diese Unruhe fiel schon den Beobachtern 1849 in Kalifornien auf. "Men were all the time runnin' about from camp to camp." Folklore, S. 37.

[4] Lake, S. 230.

einem zuverlässigen Bericht[1] die Bevölkerung von Texas im Jahre 1836 aus:

30000 Amerikanern,
5000 Negern,
3500 Mexikanern[2]

und 12—14000 Indianern, deren Zählung freilich kaum möglich gewesen ist. Nach dem endlosen, geheimnisvollen mexikanischen Texas waren in den zwanziger Jahren Scharen amerikanischer Einwanderer gekommen. Mexiko war gerade dabei, das Joch des Mutterlandes abzuwerfen. Viele der spanischen Großgrundbesitzer waren geflohen. Ihr Land wurde „vorläufig" an die Neuankömmlinge vergeben. Ein Historiker[3] hat für diese Okkupation, die natürlich endgültig war, die Erklärung gegeben, daß nach amerikanischer Auffassung der Boden dem gehört, der ihm Wert gibt, und daß harte amerikanische Arbeit den Rechtstitel geschaffen habe. 1846 begann der Krieg mit Mexiko. Das Kriegsfieber zog zahlreiche Freiwillige in die Reihen der regulären Armee[4], wie es schon 1836 nach dem Fall des Alamo geschehen war. Lange vor dem Westen hatte somit die Durcheinanderschüttelung der Rassen und die Auffrischung mit Abenteurerblut in Texas begonnen. WAYNE GARD, der die Geschichte des Bank- und Eisenbahnräubers Sam Bass schrieb, hat die Menschen nicht günstig beurteilt, die in einzelne Teile von Texas eingewandert waren[5]: „Jeder nimmt das weg, was ihm gerade paßt. Er ist harmlos, wenn er gerade schläft. Wacht er aber auf, so schlägt er nach rechts und links, um sich in Form zu halten." „Ahnungslos fragt man den neuen Mann, warum er aus den Staaten weggegangen ist[6]", schreibt W. B. Dewers, einer der ältesten Siedler, „wenige fühlen sich durch die Frage gekränkt. Die Antwort ist gewöhnlich wegen dieses oder jenes Verbrechens. Leugnen sie oder wollen sie behaupten, daß sie nicht flüchtig seien, so sieht man sie mit einigem Argwohn an[7]."

---

[1] Bericht von Henry M. MORFIT; zitiert in Nathaniel W. STEPHENSON: *Texas and the Texan War*, S. 96. New Haven 1921.

[2] Die Zahl muß wahrscheinlich erhöht werden.

[3] STEPHENSON, S. 14. — „Manche glaubten gar im Ernst, daß der Boden den Vereinigten Staaten gehöre "and that all good Americans thought so, and that anyone who did not was a poltroon".

[4] STEPHENSON, S. 193.

[5] GARD, WAYNE: *Sam Bass*, S. 29. Boston 1936. GARD schreibt: „Selten hat sich eine brutalere und schlimmere Gesellschaft zusammengefunden, als die Leute, die während des ‚Widerstandes' gegen die mexikanische Regierung nach Texas kamen. GTT (gone to Texas), nach Texas verzogen, war der volkstümliche Zusatz zum Namen eines Mannes, der sich vor der Entdeckung einer Untat verdrückt hatte" (S. 40).

[6] Im Westen war diese Frage streng verpönt.

[7] GARD, S. 30.

Als sich allmählich ruhigere Verhältnisse durchsetzten und andere Typen einwanderten, suchten sich die unruhigsten Elemente durch Abwanderung der Konsolidierung zu entziehen. Aber nur langsam verblaßten die alten turbulenten Züge, haben sich heute in der berühmten militärischen Tüchtigkeit der Männer aus Texas leicht-gezähmt erhalten.

III

Bewegung entsteht aus Anziehung oder aus Abstoßung oder der Kombination beider Kräfte. Sutter, der in Kalifornien ein kleines Königreich aufbaute und wieder verlor, hatte unter Nachhilfe eines Steckbriefes die Heimat verlassen[1]. BRET HARTE behauptet, unter den ersten Goldgräbern viele Waisen gefunden zu haben, auch daß viele uneheliche Kinder unter ihnen waren[2]. Die Memoiren der Zeit erwähnen diese Konfliktssituationen nicht. Aber manche, die nach dem Westen gingen, suchten bedrückenden Lebensbedingungen zu entfliehen und in der Wildnis Freiheit von sozialen Vorurteilen zu finden. Bis zum Überdruß hören wir von unerwiderter Liebe[3], von ehelichem Zwist, geschäftlichem Ruin und unglücklichem Familienleben[4]. Bei jenen verheirateten Männern, die plötzlich nach dem Westen gingen und bald mit Gold beladen zurückkommen wollten, niemals aber wieder heimkehrten, sind oft pathologische Züge im Spiel. Ein Beispiel ist der Vater des großen Desperado Jesse James. Nach zehnjähriger Ehe verließ dieser Geistliche Frau und Kinder und soll in Kalifornien, man weiß nicht recht wann und wo, gestorben und verdorben sein[5]. Auch Sutter ließ heimlich Frau und Kinder im Stich, um sich nach Amerika einzuschiffen[6].

Nicht wenige der Desperados sind das gewesen, was man „schwarze Schafe" nennt. Zwischen guter Herkunft, nicht geringer Bildung und moralischer Leistung klafft ein Abgrund. In der stürmischen Frühgeschichte von Denver war Charles Harrison der Führer aller zügellosen Elemente. Wir erfahren von ihm[7]:

„Harrison kam aus dem Süden. Er war wahrscheinlich das schwarze Schaf einer guten Familie, wenn man aus seiner sanften Stimme, seinen guten Manieren und seinem ungewöhnlich distinguierten Aussehen Schlüsse ziehen darf."

Schwarzes Schaf genannt zu werden, ist der Endbefund, keine Diagnose. Jack Harris hatte einer angesehenen Familie angehört, im Bürger-

---

[1] CENDRARS, S. 18.

[2] HARTE, BRET: Kalifornische Erzählungen, IX, S. 30.

[3] Oder die Mutter hatte die Liebschaft nicht geduldet. Siehe das Cowboy-Lied: "Come all you fine young shanty boys." Folklore, S. 769.

[4] „Einige waren unglücklichen Ehen entflohen und hatten schlecht geheiratet." GOODWIN, C. C.: *As I remember them*, S. 118. Salt Lake City 1913.

[5] Pict. Hist. S. 33.

[6] CENDRARS, S. 19.

[7] CASEY, LEE: *Denver murders*, S. 17. New York 1946.

krieg gefochten und führte zur Zeit seiner Ermordung ein lukratives, aber anrüchiges Leben. Er hatte in San Antonio ein Vaudeville-Theater gekauft. „Hier herrschte er wie ein König über bezahlte Mordgesellen und wohlerfahrene Spieler[1].“ Thompson, der ihn erschoß, führte zu seiner Verteidigung an, er habe einen Lumpenhund aus der Welt geschafft, einen Agenten der Hölle, der junge Menschen dem Teufel zuführte[2]. Unter den Desperadogrößen von Idaho stand in den ersten Jahren der Goldsucher David Opodyke obenan. Nach LANGFORD[3] stammte er aus einer Patrizierfamilie. Er rühmte sich, daß die ersten Bürger von New York seine Verwandten seien. Schon damals fällt das Urteil: degeneriert. Viel früher noch saß ein Mann, John Marsh mit Namen, am Monte Diablo. Er lebte mit einer ungewaschenen Indianerin in einer jämmerlichen Hütte. Er hatte in Harvard studiert und eine schlimme Vergangenheit. Er gab sich als Arzt[4] aus und soll für seine Hilfe bisweilen hundert Stück Vieh verlangt und erhalten haben. Über den psychotischen Prozeß, der sein Leben auf eine so niedrige Stufe herabdrückte, erfahren wir nichts.

Kräftiger war die Abstoßung, die vom Strafgesetz ausging. J. A. Slade, der in Montana schließlich gehängt wurde und den noch MARK TWAIN mit einer gewissen Sympathie beschreibt, mußte wegen Mordes oder Totschlags aus Illinois flüchten[5]. Clay Allison kam nicht freiwillig nach Colorado; er hatte, wie behauptet wurde, mehrere Menschen in Neu-Mexiko umgebracht[6]. John Holliday war der Sohn eines Stabsoffiziers in Georgia gewesen, hatte in Baltimore Zahnheilkunde studiert[7] und wurde Spieler, Trinker und kaltblütiger "Killer", wobei charakteristisch für den Mann gewesen sein mag, daß er sich gern des Messers bediente. Seine zahlreichen blutigen Konflikte trieben ihn von Staat zu Staat, bis er endlich in Tombstone landete.

Der Zug der „schwarzen Schafe“ umfaßt viele "Outlaws". Plummer, der berüchtigte Desperado, der zugleich Sheriff war, kam wegen eines Mordes von der Westküste nach Montana[8]. Jim Gordon hatte in Iowa eine Messerstecherei gehabt, ehe er in Denver landete[9]. Die Liste dieser Flüchtigen kann endlos verlängert werden, ohne daß wir mit MARK

---

[1] RIPLEY, S. 204.

[2] RIPLEY, S. 209.

[3] LANGFORD, NATHANIEL PITT: *Vigilante days and ways*, S. 475. Chicago 1912.

[4] ZOLLINGER, JAMES PETER: *Sutter.* The man and the empire, S. 78. New York 1939.

[5] DIMSDALE, THOS. J.: *The vigilantes of Montana*, S. 207. Butte 1937.

[6] Folklore, S. 307.

[7] LAKE, S. 193.

[8] Chicago Sunday Tribune, 26. Dezember 1948.

[9] CASEY, S. 15.

TWAIN[1] uns in summarischen Urteilen zu verlieren brauchen. Wer die Geschichte großer Mordprozesse liest, die vor einem Jahrhundert im amerikanischen Osten verhandelt wurden und fragt, wohin die knapp Freigesprochenen sich wandten, so heißt es, daß sie als Desperado nach dem Mississippi gingen oder daß ihr Ziel Texas[2] war. Auch erfahren wir bei dieser Gelegenheit, wohin reiche Väter ihre Söhne, die verbummelt waren und falsche Buchungen gemacht hatten, verfrachteten[3]. Die Praxis des Loswerdens reicht in europäische Familien hinein[4]. Einige dieser leichtsinnigen Typen werden sich aufgerappelt haben. Anderen ist die völlige Ungebundenheit nicht bekommen.

Zahlen gibt uns eine Bekanntmachung des Generaladjudanten von Texas vom Februar 1878. Sie enthält die Beschreibung von 4402 Kriminellen, die im Staate Texas gesucht wurden. Die Liste war nicht einmal vollständig[5]. Die Flüchtigen waren in solche Staaten abgewandert, in denen mehr Beute zu erwarten, die staatliche Gegenwirkung auch noch nicht organisiert war. Die schwersten Fälle fügten dem Pflichteifer das Profitmotiv in Gestalt hoher Belohnungen bei[6]. Auf diese Weise wurden jenseits der Staatsgrenzen Sicherheitsorgane und private Detektivinstitute aktiviert.

IV

Durch Zug und Stoß mannigfacher sozialer Kräfte entstand eine Bevölkerung singulärer Art. Wer die unwahrscheinliche und abnormale Zusammensetzung überblickt, wagt nicht zu sagen, was größer war: Die Leistung der Gesamtheit oder die Fehlleistung vieler. Es war eine menschliche Gemeinschaft ohne Kinder, ohne alte Menschen. Die eine Hälfte unserer Welt, die Frau, war anfangs nur in wenigen Exemplaren vertreten, für viele Jahre nur dünn gesät. Geburten waren ein seltenes und erstaunliches Ereignis in diesem Reich der Männer, wie wir aus BRET HARTEs schöner Erzählung sehen können[7]. Den Alterstod gab es nicht.

[1] Das Hilfspersonal der Überlandstationen wird so beschrieben: „Vom westlichen Nebraska bis Nevada durfte man eine beträchtliche Anzahl von ihnen als gesetzloses Gesindel, Flüchtlinge vor der Justiz, als Verbrecher bezeichnen, die sich in einem Landstrich am sichersten fühlten, wo es kein Gesetz gab und wo man nicht einmal Anspruch auf solche Einrichtungen machte.“ Bd. III, S. 223.

[2] CROUSE, RUSSEL: *Murder won't out*, S. 50. Garden City 1932.

[3] CROUSE, S. 36.

[4] „Nun Justizrat, auch schon gestiefelt und gespornt?“, näselte in diesem Augenblick ein langer junger Mensch, ein Kajütpassagier, dessen Eltern ihn zu ihrem eigenen Besten nach Kalifornien geschickt hatten, um ihn von Hamburg loszuwerden, GERSTÄCKER, S. 11. Man ist auf der Fahrt um Kap Horn nach den Goldfeldern.

[5] GARD, S. 107.

[6] Wir behandeln später die Soziologie der Belohnung.

[7] „Das Glück des wilden Lagers“, Kalifornische Erzählungen, I, S. 1 ff.

Um so öfter traf er junge Leute und war darum um so unnatürlicher. Betroffen stehen wir vor einem Experiment, dem höchstens blutige Kriege oder die Seuchen des Mittelalters nahe gekommen sind: Eine Gesellschaftsbildung funktioniert vor unsern Augen leidlich, wenn auch nicht störungsfrei, in der notwendigste Bestandteile fehlen.

BRET HARTE hat sie geschildert[1]:

„Die Gesellschaft zählte ungefähr hundert Männer. Einige von ihnen waren tatsächlich Ausreißer vor der Polizei, einige waren Verbrecher, alle aber waren Menschen, die weder Grundsätze noch Gefahren kannten. In physischer Hinsicht deutete nichts auf ihren Charakter und ihre Vergangenheit hin."

Vielleicht ist dieser Respekt vor Vitalität und Jugend damit zu erklären, daß dem Literaten die überschäumende Kraft des Tatmenschen abging. Der Puritanismus der Zeit versagt uns, in das innere Leben dieser Männergesellschaften einzudringen[2]. Wir sind auf gelegentliche, mehr zufällige Beobachtungen angewiesen. Bat Masterson, selbst eine eigenartige Erscheinung, hat von der selbstsüchtigen und „perversen" Natur Doc Hollidays gesprochen[3]. LAKE fügt hinzu, daß viel von der ungewöhnlichen Beziehung zwischen Holliday und Wyatt Earp im alten Westen gemunkelt wurde und viele verschwiegene Vermutungen umgingen[4]. Wyatt wurde von Holliday „vergöttert", heißt es an anderer Stelle[5]. Die bedingungslose Anhänglichkeit gegenüber dem Gefährten, von der BRET HARTE spricht[6], läßt die verschiedensten Erklärungen zu. Sie ging bis zur ausgesprochenen Eifersucht[7].

Man wird uns nicht verargen, wenn wir mit dem geschärften Blick der modernen Psychopathologie an Beschreibungen jener Zeit herangehen. Enthusiastisch ist MARK TWAIN[8]:

„In jenen Tagen aber herrschte ein rastloses Drängen und Treiben, Hasten und Tätigsein unter der eigenartigen zusammengewürfelten Bevölkerung des damaligen Kaliforniens, wie sie schwerlich jemals wieder irgendwo sich beisammenfinden wird. Sie bestand aus zweihunderttausend jungen Menschen, ungezierten, nicht verwöhnten, behandschuhten Schwächlingen, sondern kräftigen,muskulösen, tapferen und unerschrockenen Leuten, ausgestattet mit allen Eigenschaften, die wahrer Männlichkeit zu Schmuck und Zierde gereichen, den Auserlesensten unter den Herren der Schöpfung. Man sah dort weder Frauen, noch Kinder, noch

---

[1] Kalifornische Erzählungen, I, S. 5.

[2] Niemand hat zu Walt Whitmans Lebzeiten gewagt, seine eigenartige Veranlagung zu erörtern, obschon seine berühmten "Leaves of grass", erschienen 1854, keinen Zweifel zulassen.

[3] LAKE, S. 190. „Ich konnte Holliday niemals leiden."

[4] LAKE, S. 190.

[5] Pict. Hist., S. 115.

[6] Folklore, S. 40. — „Es gab Argonauten, die ihren Partnern größere Treue bewiesen als sie, fürchte ich, ihren Frauen bewahrt hatten."

[7] „Zwischen zwei streitende Parteien zu treten, war ebenso gefährlich und riskant, als hätte man bei einem ehelichen Krach Frieden stiften wollen." Folklore, S. 40.

[8] Bd. III, S. 39.

gebückte, hinfällige Greise, nur junge Riesengestalten mit aufrechtem Gang, hellem Blick, starker Hand und geschmeidigen Gliedern. Ein schönes, ein herrliches Volk, die tapfersten Scharen, die jemals in die menschenleeren Einöden eines noch unbekannten Landes einzogen.“

Liebevoller noch ist das Bild, das Bret Harte entwirft[1]:

„Sie sahen besonders gut aus, alle bis auf den letzten Mann. Nicht nur in ihrer muskulären Entwicklung und ihrer antiken Grazie ... sondern oft in Farbe, Ausdruck und selbst Weichheit der Konturen. Es waren meist junge Männer, und ihre Bärte waren jungfräulich, weich wie Seide und gelockt. Sie hatten nicht immer Zeit, ihre Haare schneiden zu lassen. Wie die zärtlichen Locken Karl II[2] fielen sie auf ihre Schultern nieder. Gesichter waren darunter, die einen an Delaroches „Erlöser gemahnten ...“

Im Umkreis dieser Männerfreundschaften waren die gleichen Beziehungen anzutreffen, die man „oft in der Ehe findet[3]“. Ein großer und ein kleiner Mann, ein mächtig gebauter Mann mittleren Alters und ein schmächtiger, kränklicher Junge, eine ernste, zurückhaltende und eine von plötzlichen Einfällen überfließende Natur. Trotz aller Verschiedenheit fand Bret Harte die gleiche blinde und bedenkenlose Treue zueinander. Wahrscheinlich sollte man sagen: gerade wegen dieser Gegensätzlichkeit.

Hatte die reine Männerwelt homosexoide Tendenzen an die Oberfläche gespült, wie wir sie in Gefängnissen und Klöstern erleben? Gab es echte Homosexuelle unter den Goldgräbern, die dem Druck quälender Konventionen entflohen und nicht nur Gold zu finden nach dem Westen gewandert waren? Wir wissen es nicht. Wir können die Frage nur stellen, aber nicht beantworten.

In amerikanischen Seemannsliedern kommen mit Fug Frauen vor, die noch viel schöner sind als die Mädchen zu Hause oder in Liverpool[4]. In Dodge City raufen die Soldaten um Mädchen[5]. Vom Goldgräber oder vom Cowboy und seinen Leidenschaften hören wir nicht viel. Bezeichnend ist eine Episode. Es ist Nacht, und Tabor, seine Frau und einige Kameraden legen sich hoch oben in den Rockies zum Schlafen nieder. Einige, so erfahren wir, waren frauenscheu. Sie hatten so lange in den Bergen gelebt, daß ihnen nur noch an der Gesellschaft der Männer lag. Aus lauter Einsamkeit waren sogar manche von ihnen Frauenhasser geworden. Die Nähe Augustas (Tabors Frau) weckt in ihnen wahrscheinlich langverhohlene Wünsche, „denn sie gingen zur Seite und legten sich

---

[1] Folklore, S. 203.

[2] “lovelocks”, deren Lexikonübersetzung Schmachtlocken ist. — In Columbus im Staate Nevada trugen beim Tanz die Männer, die als Damen gelten wollten, ein Taschentuch am Arm. Chalfant, S. 92.

[3] Folklore, S. 41.

[4] Folklore, S. 733.

[5] Vestal, S. 24. Wenn die Soldaten nicht kommen durften, fuhren die Mädchen zu ihnen hinaus.

in einiger Entfernung von den andern nieder, nur um ihre Stimme in der Nacht nicht zu hören.[1]"

Ein alter Cowboy denkt an den langen Marsch durch die Prairie, das schlechte Essen, den Schlaf in nassen Kleidern, das Fehlen aller Dinge, die das Leben wert machen[2]. Nach Wochen liegt die Stadt vor ihm, mit Lichtern, Musik und Mädchen. Wonach steht sein Herz? Nach Austern, Sellerie und Eiern. Sie hat er vermißt. Dazu paßt die Bemerkung eines Mannes, der über den Cowboy geschrieben hat: „Von sexuellen Dingen spricht man selten, man macht auch keine Witze darüber[3]." Im frauenlosen Lande sind die Männer frauenscheu, ganz im Gegensatz zu der Vorliebe der Indianer für Worte und Gesten obszöner Art. Auch die Cowboylieder wenden sich mehr an die geliebte kleine Stute[4] als an ferne Mädchen, und die spröden jungen Männer von Arkansas werden verlacht[5]. Sehr eigentümlich ist in einem solchen Liede die Andeutung flagellistischer Tendenzen, wobei Mutter und Madame gedanklich verschmolzen werden[6].

V

Frauenmangel und Männerüberschuß sind immer ein bedeutsames Problem der Vereinigten Staaten gewesen. In Colorado kamen im Jahre 1860 auf 100 Einwohner 95,37 Männer und 4,63 Frauen[7]. Zehn Jahre später hatte sich das Mißverhältnis auf 62,26 Männer und 37,74 Frauen abgemildert. Aber diese Zahlen besagen nicht alles, denn es kommt nicht auf Kinder und Großmütter, sondern die weiblichen Personen an, die zwischen 15 und 50, in der Gefahrzone sexueller Aktivität mit allen ihren sozialen Krisen, stehen.

Wenige Frauen wanderten von Anfang an westwärts[8]. Bei seiner Ankunft in Kalifornien traf C. H. Beadle „keine Frau auf 100 Meilen die Runde" an[9]. Nach diesem Zeitgenossen war jede Frau die Ursache von 50 Kämpfen und ein oder zwei Tötungen[10], ohne Rücksicht, so klagt er,

---

[1] Karsner, S. 65.

[2] Folklore, S. 476.

[3] Folklore, S. 29.

[4] Siehe das Lied „Doney Gal", Folklore, S. 756, wo man sich eine Zeitlang fragen muß, wer dieses Frauchen, die „donna", eigentlich ist.

[5] "The Arkansas boys they ain't" the fellers,
They don't know how to court the girls.
Turn their backs and hide their faces." Folklore, S. 785.

[6] „Madame, ich war in London,
In Frankreich war ich auch,
Die Mutter hat mich oft geschlagen,
Bei Gott, sie ließ mich tanzen, du Geliebte du." Folklore, S. 785.

[7] 11th Census report on population, Vol. I. p. LXXXII. Washington 1890.

[8] Von Sondergruppen wie den Mormonen abgesehen.

[9] Siehe meine Untersuchung: *The sex ratio*, Social Forces, S. 443f. 1952.

[10] Folklore, S. 37.

auf die Mütter, Schwestern und Geliebten, die im Osten zurückgeblieben waren. Denver war, als die Tabors die Stadt erreichten, eine Siedlung von Zelten und Blockhütten. Tabors Frau war das elfte weibliche Wesen im Orte[1]. Noch im Jahre 1880 entfielen im hochgelegenen Leadville nur 4000 Frauen auf 15000 Männer[2].

Man kann sich den Frauenmangel nicht kraß genug vorstellen. In Julesburg gab es im Jahre 1867 eine Bevölkerung von 40 Männern und einer Frau[3]. In Kalifornien fanden sich 10 Jahre vorher auf einem Balle 200 Tänzer und 7 Tänzerinnen ein. Mexikanerinnen und Indianerinnen zählten nicht, und die weißen Frauen machten mit wenigen Ausnahmen ihrem Geschlecht keine Ehre[4]. Der Fehlbetrag an Frauen gab älteren Wesen eine Chance, die sie ohne Bedenken gegen jede bessere austauschten[5]. Andere Wirkungen seien kurz angedeutet. In das Vakuum drängten sich, wie wir sehen werden, abartige Frauentypen, Mütter und Schwestern wurden wie im Zuchthaus idealisiert, die wenigen sichtbaren weiblichen Wesen in den Himmel gehoben. Gesicht, Stimme, Kleid wurden zum begehrten Fetisch[6]. Die erstaunten Frauen konnten die wunderliche Zurückhaltung nicht verstehen. Sie stellten sich diese sonnenverbrannten Riesen in ihren stillen Wünschen gefährlicher vor, als sie waren. Frauen, die in den ersten Tagen der transkontinentalen Eisenbahn im Schlafwagen zu Bett gingen, wagten nicht, Hut und Handschuhe abzunehmen, nach den Begriffen der Zeit mit „Entkleidung" den Anfang zu machen. Zu ihrer Verteidigung gegen imaginäre, vielleicht ersehnte Gefahren hielten sie lange Hutnadeln, die eigens zu diesem Zwecke angeschafft waren, bereit[7]. Andere konnten sich nicht entschließen, überhaupt zu Bett zu gehen. Die Unruhe war durch allerlei Predigten genährt worden. Geistliche im Osten hatten gegen die Schlafwagen gewettert, die nicht Mann und Frau genügend trennten.

---

[1] Karsner, S. 30.

[2] Gandy, L. C.: *The Tabors,* A footnote of Western history, S. 227. New York 1934.

[3] Sabin, Edwin L.: *Building the Pacific railway,* S. 258. Philadelphia 1919.

[4] Canfield, Chauney L.: *The diary of a Forty-Niner,* S. 6. Boston 1920.

[5] Canfield, S. 40.

[6] In Kalifornien schloß sich Mark Twain (III, S. 206) einer Schlange von Bergleuten an, die durch eine Türritze eine leibhafte Frau erleben wollten. „Sie sah aus", sagte Mark Twain übertreibend, „als sei sie 150 Jahre alt und hatte keinen Zahn im Munde." Ein andermal sahen Goldgräber ein richtiges Frauenkleid im Winde flattern. Man umdrängte den Wagen und verlangte, die Frau zu sehen. Sie zeigte sich nach einigem Zögern, man brachte ein donnerndes Hoch aus, umringte sie, berührte ihre Kleider und lauschte auf ihre Stimme. Ein Hut ging schließlich herum, und eine erhebliche Summe kam ein."

[7] Lewis, S. 330 und 331. — Die Eisenbahnen machten bekannt, daß die moralische Atmosphäre eines Schlafwagens „nicht weniger erhaben (lofty) sei als das christliche Heim der Passagiere selbst", eine etwas mißverständliche Erklärung.

Aber die Sorge hatte keine Grundlage, und diese völlige Sicherheit muß manchen eine Enttäuschung gewesen sein.

Früh wird die Ausnahmesituation geschäftlich ausgebeutet. In den Minenstädten der Rocky Mountains tritt schon 1868 eine übermäßig dicke Frau auf, die lange betrachtet und versuchsweise berührt wird[1]. Weiter wird eine „Sphinx" gegen Entgelt gezeigt[2], ohne daß wir, wie bei einer Sphinx natürlich, Näheres erfahren. Zeitungen ermahnen die Bergleute, sich das Schauspiel nicht entgehen zu lassen, wie auf der Brust von Madame Forestal ein Hufeisen geschmiedet wird[3]. Miss Teeples, die Riesin, ist die weitere Attraktion, Frühzeitig nutzt der Zirkus die Gelegenheit aus, den entlegensten Orten optischen Schmaus zu bieten. Der „Kolossale Zirkus des Atlantic und des Pacific" besteht fast nur aus Artistinnen, darunter Fräulein Marie Antoinette, „der einzigen Künstlerin in den Vereinigten Staaten, die vorwärts und rückwärts reiten kann". Dem festlich einmarschierenden Zirkus fährt die berühmte „Bismarck-Kapelle[4]" voran, denn wir sind im Jahre 1871, und die Deutschen haben gerade gesiegt. Zum Ausgleich dient für Freunde der großen Nation Monsieur Lehmann, der berühmte französische Clown. Genau wie die frauenlosen Männer der Strafanstalten[5] dulden die Männer keine halben Frauen. Sie verlangen volle und unverwässerte Weiblichkeit guten alten Stiles, so wie sie durch ihre Träume geht. In Georgetown ist es bis 1890 polizeilich verboten, im Herrensitz zu reiten[6].

Um die seltene Frau wird erbittert gekämpft[7]. Frauen fechten auch untereinander und greifen zum Messer und zum Revolver. Sie schlagen Männer blutig oder schießen sie tot[8]. Gegen die Hinrichtung einer Frau besteht starke Abneigung. Wird eine Frau gelyncht, so huscht man rasch über die peinliche Episode hinweg[9], weil sie gegen die Grundgefühle der frauenarmen Zeit geht.

---

[1] Horner, S. 65. Mißbilligend sagte das Lokalblatt, es könne an dem Anblick des „dicken Beasts" nichts Belehrendes oder Anregendes finden. Die Ausstellung wolle nur den Beweis liefern, daß sich die Haut eines Menschen sehr weit dehnen lasse, ohne zu platzen.

[2] Horner, S. 65.

[3] Horner, S. 66.

[4] Horner, S. 111 und 112.

[5] Siehe *Die Strafe*. Bd. II, S. 276.

[6] Horner, S. 78.

[7] „Eine Frau auf einem Schiff bedeutet, wie man von jedem alten Seebären hören kann, Krach." Milton Mackaye: *Dramatic crimes of 1927*, S. 124. New York 1926.

[8] Siehe die Mary von Bodie (Chalfant, S. 42) und die Poker Alice von Leadville (Karsner, S. 58).

[9] Im Jahre 1888 wurde die Cattle Kate gehängt. "The hanging of Kate is still a touchy subject in Wyoming." Ein Bild der Kate und Beschreibung der Vorgänge findet sich in Pict. Hist., S. 181—183.

VI

In die große Masse von jungen Männern waren einzelne Frauen eingestreut. Man unterschied die „guten“ Frauen und die lockeren Mädchen. Für diese gab es eine lange Reihe von Euphemismen. Sie waren vielleicht im Männergespräch nicht üblich, treten aber in allen gedruckten Berichten auf. Aus dem alten England kam der Ausdruck: "Cyprians[1]". „Sirenen“ war eine andere milde Umschreibung[2], oft auch „Nymphen[3]“. Mit „unethischen Damen[4]“, „bemalten Schönheiten[5]“, „gefallenen Engeln[6]“ wird das gleiche Lebensgebiet angedeutet, aber diese Worte gehören schon der Zeit an, als es mehr anständige Frauen gab und die sanftere Beurteilung sich nicht mehr ans Licht wagte. In Arizona tritt anstelle des harten Wortes Prostituierte das freundliche Fremdwort "cortizan". In Dodge City wird ein Mädchen besseren Grades nach ihrer Tötung „Königin der holden Elfen[7]“ genannt.

Wenn alle Frauen verehrt wurden, so mußte auch die Prostituierte an diesem Tabu teilhaben. Auch sie wurde auf der Straße mit ritterlicher Höflichkeit behandelt[8]. Straßenräuber konnten es nicht über sich bringen, Frauen zu durchsuchen. Tabors Frau pflegte Goldstaub „an ihrer Person“ von den Bergen nach Denver zu bringen, weil er hier sicherer war als bei den schwer bewaffneten Begleitern der Post[9]. Der bekannte Eisenbahnräuber O. Henry hielt einen Zug an. Viele Frauen hatten ihren Schmuck und ihre Uhren in den Strümpfen unter den Kissen verborgen. Eine hübsche Frau fuhr den Räuber an: „Das gehört mir. Ihr Geschäft ist es wohl nicht, Frauen auszurauben?“ „Da dies unser erster Überfall war“, meint Henry ganz beklommen, „hatten wir noch nicht eine Berufsethik entwickelt. Ich wußte also nicht, was ich sagen sollte. Schließlich entgegnete ich: ‚Nein, das ist nicht mein Spezialgebiet. Wenn das Ihr persönliches Eigentum ist, können Sie es wiederhaben[10]‘“. Die alte Scheu setzte sich unwillkürlich durch.

Es gab einen Bahnräuber Bill Carlisle, der sich in den Kopf gesetzt hatte, niemals einer Frau Geld zu nehmen, mochte es eine anständige

---

[1] Vestal, S. 24; über das Wort s. Partridge, S. 203.

[2] Sabin, S. 269.

[3] Vestal, S. 211. Prostituierte werden heute noch in London als Nymphen des Pflasters bezeichnet. Partridge, S. 575.

[4] Horner, S. 137, wo die Wendung als Kapitelüberschrift gebraucht wird.

[5] Vestal, S. 211.

[6] Martin, S. 28.

[7] "Queen of the Fairy Belles", Vestal, S. 261.

[8] Vestal, S. 159.

[9] Karsner, S. 77.

[10] Folklore, S. 331. — Henry — zur Galanterie bekehrt — erbot sich auch die „Skalpe“ der Damen, das falsche Haar, wiederzugeben; keine Dame meldete sich mit Besitzansprüchen.

Frau oder eine Prostituierte sein. Vor Gericht ist dieser Grundsatz sicher ein mildernder Umstand gewesen.

In den frauenlosen oder frauenarmen Westen schlich sich eine Beziehung zu lockeren Mädchen ein, die höchstes wissenschaftliches Interesse verdient, weil sie uns in die Entwicklungsgeschichte moralischer Wertungen einführt. Wenn man die Haltung der Männergesellschaft sorgsam prüft, so kommt man zu dem Ergebnis, daß die Verurteilung der Prostituierten auf der Männerseite nur von Abartigen und Sexualschwächlingen, in schärfster Form aber von den wenigen Frauen ausging. Ohne daß das unruhige Gewissen des Mannes zu opponieren wagt, wird die Verwerfung der Prostituierten der allgemeinen Moral durch die im Wettbewerb unterlegene legitime Frau aufgezwungen. Bleibt diese Gegenwirkung in der reinen Männergesellschaft aus, so setzen sich positive Gefühlstöne durch, die noch nach hundert Jahren hörbar sind. Je mehr legitime Frauen in die Welt der Männer einrücken, um so schroffer werden die Bezeichnungen, um so ablehnender die Gefühle und Urteile. Sowie die normale Gesellschaftsstruktur sich einigermaßen wiederhergestellt hat, ändert sich die Atmosphäre der Gemeinschaft, beginnen laut verwerfende Theorie und heimliche, bejahende Praxis in endlosem Widerspruch und Widerstreit ihr prekäres Zusammenleben.

Aus der Kriminalgeschichte von Virginia City kommt ein höchst bezeichnender Vorgang[1]. Hier hauste eine schöne Französin, mit Namen Julie Burdette. Sie war eines jener Mädchen, die man damals „lieb, aber schwach" nannte[2]. Gleich hinter der Chinesenstadt lag ihr Quartier, und sie war seine Königin, obschon sie auf einem anderen moralischen Kontinent zu leben schien. Aus Gründen, die leicht zu erraten sind, hatte die Feuerwehr sie, ihre Flamme, zum Ehrenmitglied ernannt. Zwischen dem bildhübschen Mädchen und den Bergleuten oder Geschäftsmännern hatte sich eine Gemeinschaft von Leib und Seele angebahnt. Viele Männer waren ihr ergeben, und so übte Julie einen gewissen politischen Einfluß in der Stadt aus. Eines Tages lag sie beraubt und ermordet im Bett. Ohne sich um die Meinung der Ehefrauen zu kümmern[3], zogen die Feuerwehrleute ihre blauen Uniformen mit den großen Perlmutterknöpfen an und folgten in feierlichem Zug der Toten zum Friedhof.

Der Verlust war schmerzlich, die Untersuchung ging schnell voran. Ein französischer Abenteurer, John Millain, wurde gefaßt und alsbald zum Tode verurteilt. Das war die Rache der Männer, jetzt aber war die Stunde der Frauen gekommen. „Obwohl sie den Mord nicht entschuldigten, waren sie doch froh, daß, wenn schon ermordet werden sollte, der Streich Julie Burdette getroffen hatte. Sie waren geneigt, den Angeklagten

---

[1] Glasscock, S. 218ff.

[2] "fair but frail."

[3] Glasscock, S. 218.

als Werkzeug göttlicher Vergeltung zu betrachten. Beim Begräbnis des Mädchens waren die Männer ihren Weg gegangen. Jetzt betonten die Frauen ihre unabhängige Meinung dadurch, daß sie ihre ganze Sympathie für den Verurteilten zum Ausdruck brachten. Ihre Gefühle bewiesen sie in der liebenswürdigsten Form, indem sie dem Gefangenen die leckersten Delikatessen bereiteten. „Wenige Verurteilte sind", so schließt der Autor[1], „so gut verpflegt worden, wie John Millain."

Zwei Schichten der Nützlichkeit waren kollidiert, und jede hatte versucht, so gut es ging, sich durchzusetzen. Noch unter dem Galgen dankte der Verurteilte den Frauen von Virginia City, seinen natürlichen Verbündeten, deren gefahrvollsten Widersacher er aus dem Wege geräumt hatte. Nachdem das Schauspiel der Exekution vorbei war, bummelte ganz Virginia City nach Hause und „streute Eierschalen, Knochen von Brathühnern und andere Picknickreste eine halbe Meile weit über das bergige Gelände[2]".

Ein ähnlicher Wertwandel ist in Kalifornien sichtbar. Dort erschienen 1855 die „Annalen", die zum Teil im Jahre 1854 geschrieben waren und, auf Zeitungsberichte gestützt, die ungestüme Epoche von 1849 bis 1853 beschrieben. Das rasende Tempo jener Zeit wird mit einem Fiebertraum verglichen, der in der Erinnerung nur unklare und verzerrte Bilder zurückließ[3]. Es schien, als hätten sich unter der Überfülle unwahrscheinlichster Eindrücke die Zeitmaße verschoben. Viele Dinge schienen lange Jahre zurückzuliegen, obschon sie sich vor zwei oder drei Jahren abgespielt hatten. Nach Royce gab es 1849 einige Frauen in San Francisco, die zwar nicht „respektabel" waren, aber das gesellschaftliche Leben führend beeinflußten. Im Rückblick späterer Jahre verliehen diese Frauen dem menschlichen Zusammensein Grazie und Frohsinn, und so ist es zu verstehen, daß die Annalen von ihnen mit einer eigentümlichen Art der Verehrung sprechen. Wenige Menschen spielten damals nicht. Noch weniger konnte angestrengtes Nachdenken Frauen entdecken, die respektabel waren. „Sicher hat es welche gegeben, aber dann müssen sie die besondere Tugend anständiger Frauen besessen haben, nicht sichtbar zu sein, besonders nicht im Gewimmel der Straße[4]." Die Annalen bedauern, daß es ihnen nicht gelungen ist, ihre Bekanntschaft zu machen, und so ist die frühe Existenz feiner Damen keine geschichtlich beglaubigte Tatsache geworden. Nach einigen Jahren bildete sich die ungewöhnliche Bevölkerungsstruktur langsam zur Norm zurück.

Unumwundener wird die Situation in "Billy King's Tombstone" dargestellt. „Die Mädchen in den öffentlichen Häusern", sagt der

---

[1] Glasscock, S. 220.
[2] Glasscock, S. 221.
[3] Royce, Josiah: *California*, S. 392. New York 1889.
[4] Royce, S. 395.

Verfasser, „verstanden es, Menschen glücklich zu machen und amüsant zu sein. Bis die sogenannten anständigen Frauen die Oberhand gewannen, boten die sogenannten lockeren Mädchen — zum mindesten ihre Elite — Heim, Klub, Erholungszentrum und Beichtstuhl für die einsamen Männer der Stadt[1]." In Tombstone lagen die geschäftlichen Angelegenheiten der „Häuser" in der Hand von Franzosen. Leiterin war eine schöne, junge Frau, bekannt als die „Blonde Marie". Sie führte nur französische Mädchen, und so kam es, daß sie die beste Kundschaft bekam, die großen Bergwerksbesitzer und die Viehzüchter."

Die Viertel der Prostituierten[2] werden begütigend als eine Konzession an die menschliche Schwäche bezeichnet[3]. Gern zieht man eine Grenzlinie, es ist die Eisenbahn in Dodge City oder ein Bachlauf in Georgetown[4]. Schießereien sind häufig, können aber nicht verfolgt werden, weil niemand etwas gesehen hat. Tragödien spielen sich ab[5]. Mädchen oder Wirtinnen werden im Sexualrausch umgebracht, oder weil ein Kunde bestohlen sein will[6]. Viele Fälle bleiben ungeklärt. Ada la Monte, früher Kunstreiterin, wird tot in einer entlegenen Hütte aufgefunden[7]. Lizzie Grier stirbt verlassen in einem Kohlenschuppen. Ein anderes Mädchen wird nachts auf der Straße aufgelesen; ihre Kleider stehen in Flammen; sie stirbt bald danach[8]. Man vermutet, daß ein anderes Mädchen die brennende Lampe nach ihr geworfen hat. Das war Jennie Aiken, die einige Zeit vorher in ihrem „Haus" einen Mann erschossen und einen unglücklichen Zufall vorgegeben hatte. Man hatte sie freigesprochen. Im Jahre 1876 ersticht in Eureka, in Nevada, die „Schweinsaugen-Marie" die „Bulldoggen-Käthe", eine andere Prostituierte[9]. Was mit ihr geschah, erfahren wir nicht.

Zuweilen gingen große Summen um. In Denver konnte sich ein Mädchen von dem Ertrag einer Nacht ein eigenes Etablissement kaufen[10]. Wie die Spieler und die Wirte waren die Prostituierten in Leadville eine politische Macht, um deren Unterstützung Ehrgeizige sich bemühten. In Leadville herrschte die Anschauung, daß die Besitzerinnen der öffentlichen Häuser ein völlig legitimes Geschäft betrieben. „Die Mädchen

---

[1] Sonnichsen, C. L.: *Billy King's Tombstone*, S. 94. Caldwell 1942.

[2] In den Rocky Mountains hieß das Viertel "The Row", auch "the main district" Horner, S. 137ff.

[3] Horner, S. 137.

[4] Über die physisch und moralisch abgrenzende Funktion des Wasserlaufs s. meine „Strafe", Bd. I, S. 103ff.

[5] Siehe Vestal, S. 159; Glasscock, S. 218; Horner, S. 160.

[6] Horner, S. 140.

[7] Horner, S. 139.

[8] Horner, S. 140.

[9] Horner, S. 291, 292.

[10] Karsner, S. 54.

genossen Achtung und Schutz. Sie trugen in erster Linie die Steuerlast der Gemeinde[1]."

Ein Raubüberfall gibt Einblick in die Einkommensverhältnisse höherer Prostituierter. Im Jahre 1871 wurde die Postkutsche bei Wickenburg in Arizona überfallen. Neben einem Zahlmeister, der Armeegelder bei sich hatte, zielte der Angriff auf Mollie Shepard. Von ihr wußte man, daß sie als „Kurtisane" in Prescott ein Vermögen zusammengerafft hatte. Außer kostbarem Schmuck vermutete man bei ihr 15000 Dollar in bar[2]. Von der verderblichen Anziehungskraft dieser Plätze spricht eine melancholische Bemerkung von GANDY[3]. Halberwachsene Mädchen der Ebene hätten sich in diese «palais de joie» gedrängt. Man darf dabei den Gegensatz trostloser, weltentlegener Orte in Kansas und jener hochgelegenenen "Hollywoods" nicht vergessen, in denen Licht, Musik, Fülle männlicher Jugend und Reichtum ein falsches Paradies vorzauberten.

Zum beruflichen Prestige eines lockeren Mädchens gehörte die Geschichte der Männer, die sich ihretwegen umgebracht hatten oder derenwegen sie selbst zum Messer gegriffen und ihr Recht verteidigt hatte[4]. Sehr lang ist die Reihe der Mädchen, die selbst Hand an sich legten. Gift ist, wie heute, häufig die gewaltsame Lösung[5]. Eine Prostituierte wird ins Leben zurückgerufen, aber die ärztliche Behandlung kann nicht ganz erfolgreich gewesen sein, denn am nächsten Tag schließt das „Haus" zum Zeichen der Trauer seine Pforten[6]. Eine andere Dirne wird unweit des Ortes aufgefunden, völlig von Sinnen, mit Wunden bedeckt, die sie sich angeblich selbst zugefügt hat[7]. Bei einer anderen Leiche, auf die man stößt, denkt man an Alkoholvergiftung[8], aber diese Diagnose überzeugt nicht jeden. Als die Männergesellschaft zu Ende ging, war es mit

---

[1] GANDY, S. 228. — „Im Jahre 1884 zahlen sie Abgaben in der Höhe von 2000 Dollar monatlich, wovon eine Polizeitruppe von 20 Mann unterhalten werden konnte." Das Laster hielt indirekt die Ordnung aufrecht. — Ausländer mußten sich erst an die Einfachheit der Zustände gewöhnen. In Promontory Point wollte ein junger Engländer zwischen zwei Zügen etwas spazieren gehen. Er stieß auf eine Reihe von Häuschen, deren Türe direkt auf die Straße ging. An den Fenstern waren saubere Vorhänge. Plötzlich blickten ihn drei lächelnde Mädchen an. Er wußte genug, und floh in die Sicherheit einer Spielhölle. LEWIS, S. 338.

[2] MILLER, S. 41. — Heute noch erinnert ein Denkmal an das „Massacre" (6 Tote).

[3] GANDY, S. 227.

[4] HORNER, S. 140, 160. — Die lokale Zeitung bedauert, daß niemand ernsthaft verletzt wurde. HORNER, S. 137.

[5] VESTAL, S. 27; LEWIS, S. 336; MARTIN, S. 75.

[6] MARTIN, S. 75; der Zeitungsbericht fügt hinzu, daß das Mädchen lange diesem Vergnügungslokal „attachiert" gewesen sei.

[7] HORNER, S. 168.

[8] HORNER, S. 248. Wir sind im Jahre 1877 und die Zeitung setzt der Todesnachricht einige absprechende Bemerkungen hinzu. Das Urteil ist schroff geworden, die legitimen Frauen abonnieren die Zeitungen und sprechen schon laut von dem Wahlrecht, das ihnen zusteht.

der Toleranz aus. Selbst die Grabreden der Pfarrer werden schärfer. Von Belle Key sagt ein Geistlicher am Grabe, daß „ihre verwundete und befleckte Seele“ ins Dunkel ging . . . und daß, „keine ihres Geschlechts ihr die Augen schloß, außer jenen, die Genossen ihrer Schmach im Leben waren[1]“. Tauchen am Rande der Minenstadt schlitzäugige Chinesinnen auf, die sich auf allerlei verführerische Künste verstehen, so mischt sich moralischer Zorn mit religiöser Befremdung. Sie werden Heiden genannt, und den braven Bürgern wird mit dem Finger gedroht, die ihnen ein Haus vermietet[2] haben. Mit normaler Bevölkerungsstruktur kehrt auch die moralische Welt in ihre Geleise zurück.

VII

Noch muß eines Frauentyps gedacht werden, den die Grenze nicht erzeugte, aber anzog. Die Virago wurde als Absonderlichkeit empfunden, aber nur als eine Unregelmäßigkeit unter so vielen Abweichungen. Sie gehörte zur Fülle der fremden Eindrücke und wurde durch den Tabu der Frau vor allzu kritischer Betrachtung bewahrt. Nach dem Winter kehren die Tabors in ihre Hütte in Leadville zurück. Sie sehen Rauch aufsteigen. Innen schlafen im Kreise fünf Männer, die Pistole im Gürtel. In ihrer Mitte sitzt in einem Schaukelstuhl eine seltsame Frau. Es ist die Poker-Alice, Meisterschütze, Falschspielerin und als Zigarrenraucherin weithin bekannt[3]. In El Paso ist eine schwarze Frau, 220 Pfund schwer, angestellt, betrunkene Kunden aus dem Lokal herauszuwerfen[4]. Sie nimmt es mit dem stärksten Mann auf. In Bodie kennt jedermann Mary McCann. Sie hat einen Männerhut auf und eine Männerweste an, darunter einen Frauenrock. „In Kampfeslust und Wortschatz ist sie wie ein Mann[5].“ Ein Unvorsichtiger macht ihr einen Heiratsantrag; sie schlägt ihm das Nasenbein ein.

Ins Gebiet des Pathologischen gehört eine sonst nicht bekannte Frau in Dodge City. Ein Büffeljäger sitzt in einer Kneipe[6], zwei Männer stehen an der Bar, es wird gespielt. Auf einem Billiardtisch dehnt sich mit übergeschlagenen Beinen[7] eine Frau, die der Jäger für schön hält[8]. Ein Schuß fällt. Einer der Männer an der Theke bricht zusammen. Die Frau gleitet vom Billiard, taucht ihre Hand in das Blut, tanzt umher und jubelt: „Juju!“ Sie schlägt die Hände über dem Kopf zusammen, und

[1] Horner, S. 169.

[2] Horner, S. 150.

[3] Karsner, S. 57, 58.

[4] Haley, S. 222. Über eine ähnliche Dame, „fett und backenbärtig“, genannt “the French Madam”, siehe Ashbury, S. 179.

[5] Chalfant, S. 42.

[6] Vestal, S. 23.

[7] Damals eine unziemliche Haltung.

[8] „Sie war die brutalste Frau, die ich je gesehen habe, sah blendend aus und hatte ein elegantes helles Kleid an.“

das Blut spritzt über ihr weißes Kleid. „Das war ein böses Weibsbild[1]“, denkt der Jäger, weiter nichts. Wir wissen nicht, was wir aus dem Vorfall machen sollen.

Alte Photographien zeigen die anatomische Grundlage dieser verkorksten Naturen. Sie gehen von der "Big-Nose" Kate mit ihren groben und verdickten Zügen[2] bis zur infantilen Kunstschützin Annie Oklay[3]. Sie zog mit Buffalo Bills Zirkus durch alle Städte Europas und verrät in ihren harten und geschlechtslosen Zügen die schlechte Behandlung, die die Natur ihr hat zuteil werden lassen. Es gibt noch andere Zurückgebliebene wie die Cattle Annie und Little Britches[4], die sich als Mitläufer von Desperados aufspielen. Da ist Laura Bullion. Voller Messernarben, wenn man ihrem Steckbrief glauben darf, sieht sie wie ein schlecht verkleideter Mann aus[5], reitet, schießt und schläft mit Desperados. Ein weicherer Typ ist Etta Place. Manche sagen, sie sei im Bordell aufgewachsen, andere halten sie für eine Lehrerin aus Denver[6]. Sie könnte es einmal gewesen sein, aber was wissen wir von den Kräften, die das menschliche Gesicht und die Seele des Menschen prägen?

Von den weiblichen Banditen der Zeit sind Pearl Hart, Calamity Jane und Belle Starr am bekanntesten geworden. Wie Pearl Heart wirklich hieß, wissen wir nicht. Sie hatte es auf Postkutschen abgesehen. Im Sommer 1899 wurde sie zu fünf Jahren Zuchthaus, ihr Komplice zu 20 Jahren verurteilt. Er wurde im Zuchthaus zu Yuma Vertrauensmann, entwich, ehe zwei Jahre vergangen waren, und wurde nie wiedergesehen. Pearl saß über drei Jahre. Nach Zeitungsmeldungen[7] war sie bei ihrer Entlassung gesund und von Opiumsucht geheilt. Pearl, eine kleine Frau, wog nur 105 Pfund. Sie war keine erfreuliche Gefangene gewesen und hatte besonderen Spaß daran gehabt, die Mitgefangenen zu quälen. Auf Bildern sieht sie wie ein kleiner Junge aus[8].

Wesentlich problematischer ist Belle Starr, der weibliche Robin Hood, die „Königin der Banditen“. Weit entfernt, sich als Mann aufzuspielen, war sie die herrische Frau. Sie trug lange Samtkleider, einen Federhut, und kommandierte fünf Jahre lang einen Gang von Viehdieben in Oklahoma. Sie hatte viele „Gatten“, darunter den finster aussehenden Indianer „Blaue Ente“. Wirklich treu war sie nur ihrer Stute „Venus[9]“.

[1] "Oh, that was a wicked bitch", VESTAL, S. 23.

[2] Sie verfolgte den dünnen, kleinen Doc Holliday jahrelang, rettete ihn dafür einmal aus dem Gefängnis. LAKE, S. 195. Ihr Bild findet sich in Pict. Hist. S. 115.

[3] Pict. Hist., S. 54.

[4] Pict. Hist., S. 171.

[5] Bild in Pict. Hist., S. 200. Auf ihrem Steckbrief steht als Beruf: Prostistuierte.

[6] Pict. Hist., S. 201.

[7] MILLER, S. 257, 258.

[8] Pict. Hist., S. 137.

[9] Bilder in Pict. Hist., S. 132 und 133. Sie kam in langem Kleid, eine riesige Pistole im Gürtel, die diktatorische Reitpeitsche in der Hand, angeritten.

Noch existieren Abzüge des Steckbriefs, den die Militärbehörden losließen und in dem sie die ungeheuere Summe von 10000 Dollars für die Ergreifung von Sam und Belle Starr wegen Raubes, Mordes und Hochverrats aussetzten[1]. Belle Starr wurde im Jahre 1889 erschossen, an ihrem Geburtstag, wie die Quellen berichten[2], während der Grabstein den 5. Februar als Geburtsdatum und den 3. Februar als Todestag angibt. Die herrschsüchtige und willensstarke Frau war fett, schlampig und unbeherrscht geworden und ihre alte Vorsicht hatte sie verlassen.

„Calamity Jane" mutet uns in ihrer männlichen Tracht und ihrem festverschlossenen Gesicht wie ein Trapper der Frühzeit an[3]. Sie trank, fluchte, ritt und schoß ausgezeichnet. Sie soll beim Eisenbahnbau als Maultiertreiber gearbeitet haben, immer als Mann gekleidet. 1872 will sie in die Armee eingetreten sein, doch bleibt diese Zeit dunkel[4]. Sie soll von dem entsetzten Oberst entlassen worden sein, als man sie beim Baden gesehen hatte. In den siebziger Jahren erreichte ihr Ruf den Höhepunkt. Sie ritt damals mit dem femininen Bill Hickock herum. Tom Walsh traf Calamity Jane in Deadwood; seine Tochter erinnert sich an das „böse Glitzern" in ihren Augen[5]. Als sie anfing müde und älter zu werden, trat sie in Minneapolis auf. Auf mächtigen Plakaten kündigt das Palace Museum den „Schrecken der Übeltäter in den Schwarzen Bergen" an. Sie trägt Hosen und hat ein Messer im Munde[6]. Von Suff und wüstem Leben verbraucht, sah sie mit 45 Jahren wie eine Siebzigjährige aus und starb 1903 in der Nähe von Deadwood. Es ist schwer zu sagen, wie es kam, daß Name und Gestalt die Phantasie der Menschen so gefangen nahm. Ein Autor[7] hat die Vermutung geäußert, daß Gewalt und Widerstand, Revolverschüsse und Delirium tremens, Gewitter in der Prärie, Bergwhisky, Hölle, Wasserflut und plötzlicher Tod das chaotische Wesen umwitterten und die Menschen der Zeit ansprachen[8].

Ein höherer Typ war Laura Rino[9], ein schönes und stürmisches Mädchen, an das sich selbst die Pinkerton-Leute nicht heranwagten. Sie

---

[1] Faksimile in Pict. Hist., S. 134.

[2] Pict. Hist., S. 135. — Der Mann, den sie bedroht hatte, vergaß jede Galanterie, holte sie mit einem Schrotschuß vom Pferd herunter, nahm ihre Waffen weg und schoß in Hals und Brust, bis sie verendet war.

[3] Bild in Pict. Hist., S. 127.

[4] Mehr Glauben verdient die Mär, daß sie und eine Freundin sich in Fort Laramie Kavalleristenuniform anlegten und dergestalt die „Freuden des Kasernenlebens" genossen. Folklore, S. 355.

[5] Evalyn Walsh-MacLean, S. 16.

[6] Faksimile in Pict. Hist., S. 129.

[7] Duncan Aikman in Folklore, S. 35.

[8] Den Ursprung des Namens erörtert Folklore, S. 355, wo ähnliche Namensbildungen angeführt werden wie Pickhandle Nan, Madame Moustache, Kitty the Schemer und Rowdy Kate.

[9] Rowan, Wilmer: *The Pinkertons*, S. 206. Boston 1931.

heiratete später einen braven Farmer. Der Reno-Gang bestand aus 5 Brüdern, von denen zwei gelyncht wurden. Sie waren deutscher und schweizerischer Herkunft.

VIII

Als der Westen noch jung war, gab es Geburten fast nur bei Indianern und Mexikanern. Kinder waren so selten, daß sie hohen Raritätswert besaßen. Nach MARK TWAIN[1] bot ein riesiger Goldgräber mit langem Bart und noch längerer Pistole einem Kindermädchen Goldstaub im Werte von 150 Dollar an, wenn er das Baby küssen dürfte. Sonst wird nur nebenbei ein Kind erwähnt. Da kann es in Tombstone geschehen, daß draußen im Gebüsch eine Indianerin von Geburtswehen überkommen wird und viele der Geburt zusehen, ohne Hilfe zu leisten[2]. Da wird bei Georgetown irgendwo im Geröll die Leiche eines neugeborenen Kindes gefunden[3]. Wenn Kinder auftauchten, so war es leicht Mitleid zu erregen. Eines Tages rollt auf uraltem Wagen, den ein dürrer Klepper zieht, eine arme Familie in die Stadt Dodge City. Der Wagen ist voller Kinder. In ihm liegt außerdem eine kranke Frau und ein totes Baby. Die Stadt entbrennt in Mitgefühl. Die Wanderer haben nichts zu essen, nichts anzuziehen und keinen Pfennig Geld. Man kauft Lebensmittel, beschenkt die Wöchnerin und sammelt für einen Sarg. Am nächsten Tag kommt die schlimme Überraschung. Über Nacht ist das Baby wieder ausgegraben und der Sarg zu weiterer Verwertung mitgenommen worden. Ein grausamer Schwindel hat die guten Herzen von Dodge City gefoppt. Das tote Kind war eine gute Wachsimitation gewesen[4].

Dann zeigen sich mehr und mehr Frauen, die schnell heiraten. Manche Goldgräber lassen ihre Familien kommen[5]. Die verkrüppelte Gesellschaftsstruktur nimmt langsam normalere Formen an. Der Wunsch wird laut, so zu leben, daß man den Respekt der guten Frauen genießen und den Kindern ein Vorbild sein kann[6]. Aber noch gehen alte und neue Ideale eine Zeitlang durcheinander. Noch haben sich Briefe der Belle Starr erhalten, in denen sie die sehenswürdige Eleganz der Strafanstalt von Detroit schildert mit ihren Anlagen und Springbrunnen. Ihrem Manne, schreibt sie, konnte nichts Besseres passieren als die Verurteilung, weil er endlich die Mängel seiner Bildung ausfüllen kann. Sie genießt die Bewunderung, die sie in der Anstalt umgibt. Nach 9 Monaten wird sie

---

[1] Bd. III, S. 205.

[2] MARTIN, S. 22.

[3] HORNER, S. 297. — Man war so stolz auf Kinder, daß Neugeborene mit ganz unwahrscheinlichem Gewicht angekündigt wurden. HORNER, S. 97.

[4] WRIGHT, ROBERT M.: *Dodge City*, The Cowboy capital, S. 132, Wichita, 1913.

[5] Andere sprachen immer davon, taten aber nie etwas Ernstliches wie jener Onkel Dave bei KARSNER, S. 71.

[6] RIPLEY, S. 29.

entlassen, überzeugt, auch in der Anstalt „einen gesellschaftlichen Triumph" gefeiert zu haben[1].

Das Phänomen des Todes überschattet bei weitem die Frage der Geburten. Auch Tod und Geburt sind „Wanderungen". Das Alter des Menschen gibt dem Tode die soziologische und wirtschaftliche Bedeutung. Der Alterstod verblaßt an Bedeutung neben dem Wegfall junger und lebenskräftiger Menschen.

Spuren, die der Gang des Todes zurückgelassen hat, sind heute noch zu verfolgen. Wer diese zerfallenden[2] Grabstätten gesehen hat, versteht den Namen "Boothill", der jeder Übersetzung trotzt und die Ruhestätte der gewaltsam Gestorbenen bedeutet. Im Wort liegt die Flüchtigkeit der Bestattungszeremonien, die Erzwungenheit des Todes, zugleich der Versuch, den Lebenden zu vergessen und den Toten aus der Erinnerung zu tilgen. Am Kopf des Grabes zerbröckeln die Holztafeln und die Schrift verbleicht. So soll es mit dem Toten und seinem wilden Leben sein.

Man kann den Boothill[3] von Dodge City, oder was von ihm übrig, geblieben ist, heute noch sehen. Wer starb und Freunde hatte, wurde auf dem Friedhof von Fort Dodge begraben, wo die Soldaten lagen. Die anderen scharrte man auf Boothill ein. Ich glaube, man sollte darauf achten, daß von „flachen Gräbern" gesprochen wurde[4]. Man grub nicht tief und man beschüttete den Toten nur wenig mit Erde. Der Boothill von Dodge lag auf einer Anhöhe. „Die Kerls kriegen einen Platz, der dem Himmel näher ist", sagte ein alter Mann[5], „denn manche von ihnen haben es bitter nötig."

Die Grabinschriften vermieden gern die Bezeichnung des Hängens oder Erschießens. Der eine war vom „Blitz "getroffen, jener erlag einer „Bleivergiftung". Einem Manne, der Vieh gestohlen und die Brandmarke gefälscht hatte, wurde bescheinigt, er habe „zu viel Eisen im Feuer gehabt[6]". Als im Jahre 1879 Umbettungen erfolgten, bemerkte der Coroner, daß einige Tote wirklich mit Stiefeln begraben waren. Anderen hatte man die Stiefel ausgezogen und unter den Kopf gelegt[7]. Boothill

[1] Folklore, S. 352.

[2] Horner (S. 52) deutet an, daß nicht nur Wettereinfluß die alten Friedhöfe zerstört haben kann, sondern richtiger Vandalismus.

[3] Boothills gab es an gefährlichen Furten oder Paßhöhen (Folklore, S. 412). Wie die Galgen der Vorzeit lagen sie in Tombstone und Dodge im Norden der Stadt.

[4] Tilghman, S. 19.

[5] Vestal, S. 16.

[6] Vestal, S. 17.

[7] In dunkler Weise war es schimpflich, in Stiefeln beerdigt zu werden. Es mißachtet die uralte Forderung eines frischen Totengewandes (Hermann Oldenberg: *Religion des Veda,* S. 573, Stuttgart 1923). Nach italienischem Glauben darf der, der an den Füßen bekleidet ist, nicht in geweihter Erde begraben werden, sonst holt ihn der Teufel. Um selig werden zu können, zog ein Italiener vor der Hinrichtung eiligst die Stiefel aus. Neuer Pitaval, Bd. 37, S. 349, 362 und 382. Leipzig 1883.

war keine willkommene Ruhestätte. Wenn Cowboys einer „Nymphe" Gunst erweisen wollten, so gruben sie die Leiche vom Boothill aus und bestatteten sie mit kirchlichem Beistand auf dem gewöhnlichen Kirchhof[1].

200 Meilen südwestlich lag Tucson. SUTTON sah der Beerdigung von vier erschossenen Banditen zu. Särge hatte man nicht. Man schlug eine Decke um die ungewaschenen, gestiefelten Toten und grub sie auf Boothill ein. Dann gingen Glücksspiel, Musik und Suff weiter[2]. In Virginia City war es nicht selten, daß man „Erschossen", „Erstochen" oder „Ermordet" auf Gräbern las. Wahrheitsgemäße Nachrichten kommen nicht aus der lokalen Presse[3], sondern den konkurrierenden Nachbarstädten, so über Dodge City aus Hays und über Deadwood aus Virginia City. Hier konnte man lesen: „Manchmal ist unsere Stadt nahezu ruhig. Ich habe Zeiten erlebt, wo volle 24 Stunden lang kein Mensch getötet wurde, dann wieder sind es fünf oder sechs am Tage... Ich glaube, es sind durchschnittlich 100 Todesfälle im Monat[4]." In dem kleinen Ort Aurora in Nevada gab es 1863 65 Tote und, um den guten Ruf der Gemeinde zu wahren, wird hinzugefügt: „Die meisten sind Opfer schlechten Whiskys und schlechter Ärzte. Einige wurden getötet[5]."

Die Redensarten: „Es gab einen Toten täglich zum Frühstück[6]" und „am Morgen wurde der übliche Tote begraben[7]", entsprechen trotz ihrer Drastik den Tatsachen. Als R. W. Johnson in Eagle Pass stationiert war, wurde pro Tag ein Mann im Ort und seiner Umgebung ums Leben gebracht[8]. Auch nach CLELAND entfiel im südlichen Kalifornien auf eine Bevölkerung von 400 Seelen ein Mord pro Tag[9]. Dies war im Jahre 1854. Ein Geistlicher teilt mit, daß sich in Los Angeles in 14 Tagen zehn gewaltsame Todesfälle ereigneten. Der Tod hielt eine erschreckende Ernte. Er kam aber noch in anderer Form. Die Unfälle waren so häufig, daß sie nicht übergangen werden können.

Wir haben den Wettlauf der großen Eisenbahngesellschaften geschildert. Wir hören nichts von der Unfallhäufigkeit der chinesischen Arbeiter, die sich mit rastlosem Fleiß von der Westküste her vorarbeiteten. Aber

---

[1] VESTAL, S. 19.

[2] SUTTON, Hands up. S. 148.

[3] DRURY, S. 158. — Hier war folgende Inschrift:
He had sand in craw (Gold im Beutel)
But was slow on the draw (langsam beim Schießen)
So we planted him under the daisies (so pflanzten wir ihn
unter die Wurzeln der Gänseblumen).

[4] WRIGTH, S. 7.

[5] CHALFANT, S. 62.

[6] SABIN, S. 261.

[7] SABIN, S. 259.

[8] *A soldier's reminiscences in peace and war*, S. 62. Philadelphia 1886.

[9] CLELAND, R. GL.: *The cattle on a thousand hills*, S. 131. San Marino 1941.

hier in den hohen Bergen und dem tiefen Winterschnee[1] muß die Sterblichkeit viel höher als im Osten gewesen sein, wo Lungenentzündung Hitzschlag, Vergiftung und Ertrinken ihre Opfer forderten[2]. Ich glaube nicht, daß es Zufall ist, wenn die Chinesen „stoisch" genannt werden[3].

Das große Werk steht, und die Opfer sind vergessen. Aber noch sind nicht alle Spuren verschwunden. Sie werden in der Geschichte der Eisenbahnen nur kurz erwähnt[4]. Ganz am Ende kam es zwischen den Arbeitern beider „feindlicher" Gesellschaften zu einem Krieg, der nicht kalt gewesen sein kann[5]. Auch gab es schließlich Erinnerungs-Vandalen, die gegen Geleise und Schwellen wüteten, um Souvenirs zu erhaschen[6].

Der übereilte Bahnbau rächte sich. Unfälle werden in den späteren Werken kaum noch erwähnt, aber die Presse Kaliforniens, die den Eisenbahnkönigen nicht gewogen war, ist voller Nachrichten und Kritik. Eine Zeitlang machten die Blätter es sich zur unfreundlichen Gewohnheit, bei jedem Eisenbahnunglück die Namen der „Überlebenden" zu bringen. Sie wiesen bei einem Selbstmord auf die leichtere Methode einer Eisenbahnfahrt hin[7]. Eine Zeitung verlangte, daß der Reisende auf der Eisenbahn mindestens ebenso sicher sein müsse wie auf dem Schlachtfeld[8]. Für die Unsicherheit spricht, daß viele Leute, die vom Osten mit der Bahn gekommen waren, über Panama zurückfuhren[9]. „Bisweilen gingen recht viele Menschenleben verloren[10]." Nur die geringe Geschwindigkeit verhinderte größeres Unheil.

Hauptgefahr der Gebirgsbahnen war Feuer, wenn es zu Entgleisungen oder Zusammenstößen kam. Evalyn Walsh hat ein solches Unglück mitgemacht und beschrieben[11]. Einem heftigen Stoß folgte Totenstille,

[1] Über Unfälle erhalten wir hier eine Andeutung durch Lewis, S. 81.

[2] Sabin, S. 253.

[3] Lewis, S. 79.

[4] Lewis, S. 81.

[5] „Als die Schienenstränge von Ost und West sich nahegekommen waren, baute man unentwegt weiter, so daß die Bahnen meilenweit nebeneinander herliefen (Lewis, S. 92). Irländer und Chinesen suchten sich gegenseitig Schwierigkeiten zu machen. Sprengungen ließen ‚aus Versehen' Chinesen, Pferde, Schubkarren und Schaufeln in die Luft gehen. Die Chinesen begruben ihre Toten und arbeiteten weiter, bis eine neue Sprengung neben ihnen zu kurzer Pause zwang. Dann flog ein Stück der östlichen Geleise in die Luft, und es war an den Iren, ihre Toten zu begraben." Lewis, S. 92.

[6] Über die seltsamste Souvenir-Jagd s. Folklore, S. 215.

[7] Lewis, S. 350.

[8] Lewis, S. 350.

[9] Lewis, S. 347.

[10] Lewis, S. 345.

[11] Evalyn Walsh, S. 49ff. — Wer schließlich am Pier in Sacramento ankam, war noch nicht in Sicherheit. Hier begann die Schiffahrt nach San Francisco. Schiffbrüche und Explosionen folgten einander. „Die Liste der Opfer ging in die Hunderte." Lewis, S. 353.

dann das Geschrei von Menschen und Tieren. Der Nachtzug war mit einem Viehtransport zusammengestoßen. Feuer flammte auf und erleuchtete die Verwundeten, die Toten und die zersplitterten Wagen. „Dreizehn Leichen wurden herausgezogen, ehe der Brand die wirre Masse verzehrte." In den ersten Jahren kostete der mühsame Landmarsch viele Menschenleben. In einer Kolonne kamen von 420 Menschen 67 ums Leben[1]. Blitzschlag war gefährlich[2], auch das Überschreiten von Flüssen[3]. Andere fanden durch Steinschlag den Tod[4]. Als die Flüsse ausgewaschen waren und der Abbau des Goldes in tiefen Stollen begann, wurde auch die Goldsuche zur Gefahr. Die Entwicklung großer Minen, wie der Comstock, war von Unfällen begleitet, die sich fast täglich wiederholten[5]. Wie beim Bau der Eisenbahnen wurde das Arbeitstempo aufs höchste gesteigert:

„Schneller! Schneller!" rief Sutro seinen Bergleuten zu. „Bei jeder Tonne Gestein, die gefördert wird, verliert die Gesellschaft zwei Dollar." „Schneller! Schneller!" riefen Mackay, Fair, Jones und Sharon den Aufsehern zu. „Heraus mit dem Zeug, solange der Preis hoch ist[6]."

Stollen brechen zusammen[7]. Tief unten im Berge atmen die Leute giftige Dämpfe, Arsen, Antimon und Schwefel ein. Einige verlieren den Verstand[8]. Die Hitze ist so unerträglich, daß versucht wird, den Bergleuten mit großen Mengen Eis Erleichterung zu verschaffen[9]. Aber der Körper ist durch die Schädlichkeit der Tiefe so überlastet, daß vier Mann die Arbeit eines einzigen in frischer Luft leisten müssen.

Sprengungen sind eine Hauptgefahr. 1878 wird dem Besitzer einer Mine der Kopf nahezu abgerissen[10]. Die Chronik Horners führt eine Reihe solcher Unfälle an[11]. Brannte die Zündschnur, so mußte der Bergmann an die Oberfläche eilen, bis die Explosion erfolgt war. Um Zeit zu sparen, schnitt man in Virginia City die Zündschnur zu kurz. Die Ladung konnte losgehen, ehe die Leute aus dem Schacht heraus waren. Oder der Fahrstuhl blieb mitten im Stollen stecken[12].

---

[1] Paxson, Frederic L.: *The last American frontier*, S. 101. New York 1913.

[2] Miller, S. 94; Vestal, S. 18.

[3] Miller, S. 28.

[4] Miller, S. 80.

[5] Drury, S. 5.

[6] Glasscock, S. 260.

[7] Martin, S. 76; Sims, S. 77.

[8] Glasscock, S. 185.

[9] Glasscock, S. 186.

[10] Martin, S. 78.

[11] Horner, S. 83 und 158.

[12] „Die Arbeiter trugen ihre toten oder verwundeten Kameraden heraus, stürzten an die Arbeit zurück und schnitten die Zündschnüre wie immer möglichst kurz ab." Glasscock, S. 259.

Große Minen gerieten in Brand, und viele Menschen wurden verloren. Ohne Rücksicht auf die lebenden Eingeschlossenen mußte die Mine von einem gewissen Augenblick an abgedichtet werden. Als ein solcher Schacht nach drei Jahren geöffnet wurde, war das Gestein noch glühend heiß[1]. Sprengstoffattentate auf Minen und Besitzer sind vorgekommen[2], doch sind die Zeitungsmeldungen unklar gehalten, beschränken sich auf die Namen der Verhafteten. Der Granit in manchen Tunneln war so hart, daß der Schuß, ohne das Gestein zu erschüttern, nach hinten losging[3]. Damals kam zum ersten Male Nitroglyzerin zur Anwendung, und man lernte allmählich durch bittere Erfahrung. Es war niemals leicht, die Ursache eines Unglücks festzustellen, weil „die Explosion Sachverhalt und Zeugen vernichtete[4]".

Ursachen von Unglücksfällen waren weiterhin das Pferd und die Schußwaffe. HORNER hält das Pferd für eine größere Gefahr für Leib und Leben als die heutigen Verkehrsmittel[5]. Da fallen Betrunkene vom Pferde[6], werfen andere bei Schnellfahrten den Wagen um[7]. Eine Post kippt um, und dem Postillon muß das Bein abgenommen werden[8]. Da will einer in vollem Galopp laden[9], das Pferd tritt in ein Loch, stürzt und tötet den Reiter[10]. Pferde, die giftige Kräuter gefressen haben, leiden an Halluzinationen, scheuen unversehens und werfen den erfahrensten Cowboy ab[11]. Das vielbesungene Pferd hat nicht den Gleichmut und die Unermüdbarkeit der Maschine, sondern ist ein lebendes Wesen mit Nerven, Tücken und feindlichen Reaktionen, wenn es mißbraucht oder erschreckt wird. Wenn jeder Mann eine Waffe trug, mußten Schußverletzungen Nüchterner oder Betrunkener häufig sein. Clay Allison hinkte, weil er sich in den Fuß geschossen hatte[12]. Amputationen werden vorgenommen, weil Jagdgewehre sich entladen hatten[13]. Tötungen, die sich im Dunkel der Bordelle abspielen, werden als Unfälle registriert[14]. In

---

[1] Ein Brand in Virginia City kostet 45 Opfer, GLASSCOCK, S. 195.
[2] HORNER, S. 177.
[3] LEWIS, S. 76.
[4] LEWIS, S. 77.
[5] HORNER, S. 174.
[6] GLASSCOCK, S. 48.
[7] Folklore, S. 312.
[8] HORNER, S. 177.
[9] Folklore, S. 134.
[10] Siehe American Cowboy Songs, S. 57, demnach ein nicht seltenes Geschehnis.
[11] Über das psychotische Pferd siehe Folklore, S. 482 und 483. Die Tiere taumeln „wie betrunken", verlieren den Sinn für Raumverhältnisse, wagen nicht über einen am Wege liegenden kleinen Stock hinwegzutreten, fürchten sich vor einem kleinen Stück Strick usw.
[12] Folklorre, S. 307.
[13] HORNER, S. 239.
[14] HORNER, S. 239.

der Zeit der alten großkalibrigen Büffelflinten gab es Rohrkrepierer. Zerschmetterte Hände und Schlimmeres waren die Folge[1]. Angesichts der allgemeinen Leidenschaft, zu schießen und knallen zu hören, kam es zu eigentümlichen Vorfällen. Einem Mann in Dodge City fiel Wilhelm Tell ein, und er brüstete sich, ein Urenkel Tells zu sein. Einem Neuling aus dem Osten nahm er den Hut weg und ließ sich eine Kugel durch den Zylinder schießen, als ob er einer alten Familientradition folgte. Ein anderer Meisterschütze will es ihm zuvortun und eine Kugel durch das gleiche Loch jagen. Er legt an, schießt Tells Urenkel mitten durch die Stirn, besteigt spornstreichs sein Pferd und wird nicht mehr gesehen[2].

Neben Jagdunfällen werden viele Verletzungen bei der Arbeit erlitten[3]. Augen werden verloren: von einem Rehbock ausgestoßen[4] oder durch einen Peitschenhieb ausgeschlagen[5]. Blutvergiftungen nach Unfällen wußte man nicht zu verhindern[6].

Vom Selbstmord wird bei der psychologischen Analyse des Desperados gesprochen werden. Hier denken wir an die selbstmord-ähnlichen Vorgänge, die an die Theorie von der aggressiven Grundtendenz vieler Selbstmörder erinnern. Ich meine den Prozeß der Selbstverzehrung, der die Lust am Auslöschen fremden Lebens begleitet. Wir sehen lange Ketten von Tötungen, in denen Täter zum Opfer werden und dem, der Leben nahm, das Leben genommen wird. Wes Hardin wird von John Selman, einem alten Desperado und späteren Polizeimann, erschossen[7]. Selman fällt bald darauf unter den Schüssen einer dunklen Erscheinung[8], George Scarborough's[9], von dessen Ende die Zeitungen in Tombstone mit folgenden Worten berichten[10]: „Heute traf die böse Nachricht ein, daß George Scarborough, der wohlbekannte und tapfere Detektiv, von Desperados getötet worden ist.“

Der wechselseitige Verbrauch von Leben übersteigt jedes Maß. 1889 terrorisiert eine Bande von schlimmen Gesellen den Ort Clifton in Arizona[11]. Das Schicksal dieser Kolonne erfahren wir aus den Zeitungen[12]: Big Dan wird zusammen mit Red Samples, Billy Delany, Texas Howard und Kelly in Tombstone gehängt. Big Dave stirbt, bevor es ihm an den

[1] Folklore, S. 134.
[2] Vestal, S. 173.
[3] Fast jede Arbeit fand im Freien statt.
[4] Fowler, S. 171.
[5] Haley, S. 310.
[6] Glasscock, S. 171.
[7] Ripley, S. 235.
[8] Haley, S. 249.
[9] Er war ein Pfarrerssohn, S. 234. — Sein Blutdurst war bekannt: "He lusted for the worst that walked and hoped they would go for their guns."
[10] Martin, S. 77.
[11] Über den Ort und die wilden Zustände siehe Miller, S. 134.
[12] Miller, S. 135.

Kragen geht, während John Heith für denselben Mord gelyncht wird. Doc Baker wird zusammen mit Kid Vance, Two-belt Johnnie und Mormon Bill getötet, als er zwei Eisenbahner berauben will. Kid Lewis tötet eine Frau und wird von einem Hilfs-Sheriff erschossen. Shoot-em-up Dick wird bei Las Cruces wegen Pferdediebstahls getötet, und so geht es weiter. Exekutionen werden durch Lynchakte und Ausbrüche der Privatrache ergänzt[1].

Die Mitglieder des Jesse-James-Gangs — er selbst wurde hinterrücks von einem Komplicen erschossen — fanden, wenn man sich auf die CRITTENDEN-Memoiren stützen darf[2], folgendes Ende:

Andy Maguiere	in Liberty vom Mob gehängt
D. P. Jones	beim Pferdediebstahl getötet
Arch Clemens	in Lexington getötet
Dick Burns	wird von einem Komplicen „der Kopf gespalten"
James Read	von einem Sheriff in Texas getötet
Bud MacDaniels	bei einem Fluchtversuch in Muncie getötet
Thompson MacDaniels	bei Banküberfall in West-Virginia getötet
John Younger	von einem Detektiv erschossen, dieser wiederum von Jim Younger erschossen
Cell Miller	in Minnesota getötet
Bill Chadwell und Charles Wells	in Minnesota getötet
Ed Miller	von Jesse James erschossen.

Die Wanderung nach dem Westen ist ein Marsch des Todes, in dem die unbändigsten Elemente sich selbst ausmerzen. Er trifft Gerechte und Ungerechte. Von Mescal vergiftet, nachdem er reichen Spielgewinn wieder verloren hat und sein Mädchen nichts mehr von ihm wissen will, erschießt ein Spieler den Cowboy, der in verulkt, den Wirt, einen unbeteiligten Mexikaner und sich selbst. In einer Minute sind vier Menschen aus der Liste des Lebens gestrichen[3].

III. Die menschliche Spielart

A. Wechsel und Tausch des sozialen Standorts

I

Wir müssen uns hüten, sozialer Brauchbarkeit entscheidendes Gewicht beizumessen, wenn wir die menschliche Spielart des Desperados zu bestimmen versuchen. Wie wir sehen werden, hängt dieses Kriterium

---

[1] Siehe die Kette der Tötungen bei MILLER, S. 138 und 139: Zuerst wird ein Oberst erschossen. Beim Begräbnis wird ein Freund des Toten umgebracht, der Täter wird zusammen mit 3 Mexikanern in Tucson gelyncht. In kürzester Zeit sind 6 Menschenleben ausgelöscht.

[2] CRITTENDEN, S. 151.

[3] HALEY, S. 356.

oft vom Zufall ab und läßt uns nach kurzer Zeit wieder im Stich. Eminent gesellschaftsfeindliche Gestalten wechseln für kurze oder längere Zeit ins Lager der Ordnung über und stoßen von dieser überhöhten Stellung aus mit ähnlichen menschlichen Spielarten zusammen. In gefahrvoller Arbeit reinigen sie wie die mythische Figur des Herkules die Wildnis von „Ungeheuern", selbst vielfach in Irrtum und Untat verstrickt. Die Bewunderung ihrer Kraft und Kühnheit erfährt dadurch die Sanktion der Nachwelt, daß wir sie trotz hoher Blutverluste und mancher anfechtbarer Methoden auf seiten der siegreichen sozialen Stabilität finden.

Man hat den Versuch gemacht, zwischen Gunmen und Gunfighters, schwarz und weiß, zu unterscheiden, ganz böse und ganz gut[1]. In beiden Fällen handelt es sich um Männer, die zu schießen lieben und zu töten entschlossen sind. Daß Gunfighters nur offen und ehrlich kämpften, trifft nur auf wenige Exemplare zu. Die Legende hat ihnen dieses Attribut gegeben, das sie in den moralischen Bereich der Obrigkeit einweist. Aber diese Praxis hätte sie nicht lange am Leben erhalten. Der Kampf zwischen den Anfängen einer neuen, ungefestigten Gesellschaft und ihren Gegnern wurde mit wenigen Ausnahmen nicht nach einem Komment „ehrbaren" Schießens ausgefochten. Bob Ford, den eine hohe Belohnung[2] für wenige Tage auf die Seite des Gesetzes geführt hatte, erschoß seinen Verwandten und Kameraden Jesse James von hinten. Der nützliche Desperado wurde zum Schein vor Gericht gestellt, verurteilt und, wie vorher ausgemacht, sofort begnadigt. Vom Volk wurde er verflucht[3] und bedroht, schließlich in Colorado durch einen Schrotschuß seinem Opfer nachgesandt. Für Augenblicke war der vertauschte soziale Standort einträglich; sein schlechter Charakter blieb derselbe.

Die Mitwelt hat schärfer gesehen, als die, die 100 Jahre später beschönigend schrieben. Die legendären Männer, die mit der Pistole in der Hand auf seiten des Gesetzes kämpften, haben mit wenigen Ausnahmen selbst vor Gericht gestanden, und zwar immer wegen Tötung. Wenn sie nicht verurteilt wurden, lag es daran, daß sie schleunigst in einen anderen Staat auswichen, so daß das Verfahren einschlief oder lange danach mit einem Freispruch endete. Was von der Mehrzahl solcher Freisprüche zu halten ist, werden wir noch sehen. Weil er in Arizona wegen Mordes verfolgt wurde, ging Wyatt Earp, einer der

[1] Fulton, M. G.: In Folklore, S. 288.

[2] „Ich sprach den Gouverneur (Crittenden) und er sagte, es seien 10000 Dollar auf den Kopf Jesses gesetzt. Ich ging nach Hause, sprach mit Bob und er meinte, wenn ich entschlossen sei, dann los!". Das war Charles Fords spätere Erklärung. Pict. Hist., S. 40.

[3] Pict. Hist., S. 45. — Im Volkslied blieb er immer der "dirty little coward". Treasure chest, S. 19.

berühmtesten Wächter der Ordnung, nach Kalifornien[1]. Jeff Milton wurde wegen einer sehr zweifelhaften Erschießung verhaftet[2], beinahe gelyncht, vor Gericht gestellt und erst zwei Jahre später freigesprochen[3]. Nach langer Zeit spielte sich wiederum eine zweifelhafte Tötung ab. „Mit jener besonderen amerikanischen Perversität", schreibt HALEY[4], „die Pflichterfüllung nicht anerkennt, verurteilte die öffentliche Meinung die Tat." BILL THILGHMAN, eine andere Größe auf seiten des Gesetzes, entging mit Mühe der Lynchjustiz. Er ritt ein gestohlenes Pferd und hatte das Messer eines Getöteten bei sich[5]. Er wird am Ende erschossen, und der Anwalt des Täters stellt ihn, vielleicht übertreibend, als „einen blutdürstigen Mordbuben" dar, der sich mit der Zahls einer Opfer gebrüstet hatte[6]. Es ist wahr, daß diese unerschrockenen Männer auf ihre Weise Ordnung schafften. Den Edelmut, von dem Spätere sprachen, konnten sie sich nur ausnahmsweise leisten.

Eine subtilere Einteilung hat RAINE gegeben. Er schreibt[7]:

„Die bekannten Pistolenhelden des Westens zerfielen in drei Gruppen. Die erste bestand aus Männern, die gegen Gesetz und Gesellschaft eingestellt waren. Wie Wölfe, die keinen Ausweg sehen, fochten sie ohne Rücksicht auf die Rechte anderer. Sie waren schlecht geworden, und wenn sie auch gelegentlich bessere Regungen hatten, so ging ihre Bahn bergab. Ganz offenbar hatten sie Freude daran, Menschenleben auszulöschen. Sie schossen beim leisesten Anlaß los. Solch ein Mensch war Billy the Kid. Bob Ollinger war ein anderer. Ein dritter war Doc Holliday. Wes Hardin war ein vierter[8]. Ein Dutzend von ihnen stolzierten durch die Straßen von Virginia City und Carson."

„Die zweite Klasse sah zivilisierter aus. Diese Leute waren nicht unbedingt gegen Ruhe und Ordnung eingenommen, obschon sie sich das Recht herausnahmen, private Blutrache zu üben und gelegentlich einen Seitensprung ins Unerlaubte zu machen. Im allgemeinen zeichnete sich dieser Typ durch Ruhe und eine sanfte Stimme aus. Sie waren höchst erfahren in der Kunst des Tötens. Die meisten von ihnen hatten zu irgendeiner Zeit in wilden Orten der Grenze für Ordnung gesorgt. Man nahm sie, weil sie totsichere Schützen waren, sich vor nichts fürchteten und weil ihnen der Ruf voranging, der geeignet war, auf Kriminelle, hemmungslose Goldgräber und Cowboys dämpfend zu wirken ... Die meisten von ihnen machten mit Rechtsbrechern nicht viel Federlesens, sondern schossen

[1] Man bot Earp einen Posten in Tucson an. „Wyatt war höchst überrascht. Das kann ich nicht tun. Da läuft noch ein Haftbefehl wegen Mordes gegen mich in Tucson. Sie wissen, in der Stillwell-Affaire." LAKE, S. 368. Dann ging er auf vier Jahre nach Alaska.

[2] HALEY, S. 50.

[3] HALEY, S. 92.

[4] HALEY, S. 243.

[5] TILGHMAN, S. 123. — Er wird später freigesprochen.

[6] TILGHMAN, S. 373.

[7] RAINE, WILLIAM MAC LEOD: *Famous sheriffs and western outlaws*, S. 214, 215. Garden City 1929.

[8] Bilder in Pict. Hist. von Billy the Kid (S. 57); Doc Holliday (S. 115); Wes Hardin (S. 117). Ollinger war, ehe er den Stern des Sheriffs ansteckte, Pistolenheld auf eigene Faust gewesen. Pict. Hist., S. 64.

unverzüglich, manchmal ohne ausreichenden Grund. Zu dieser Spielart gehörten Wild Bill, Luke Short und Bat Masterson[1]."

„Die dritte Gruppe bestand ganz und gar aus achtbaren Staatsbürgern. Sie standen im Dienste der geordneten Gesellschaft, versuchten niemals, ganze Gemeinden zu terrorisieren oder ihre amtliche Stellung für die Austragung privater Zwistigkeiten auszunutzen. Einer von ihnen war Bill Tilghman[2]."

Diese Unterscheidung kommt der Wirklichkeit näher, obwohl sie noch erhebliche Vertiefung zuläßt. Sorgfältige Durchsicht der zeitgenössischen Berichte zeigt, daß die Mitwelt kritischer war und noch nicht in den Bannkreis von Legende und Gegen-Legende geraten war. Das Abstoßende war noch nicht verwittert und abgefallen. Das Bewundernswerte an Mensch und Tat, nach dem das Herz großer und kleiner Kinder verlangt, hatte sich noch nicht wie prächtige Patina angesetzt.

Noch eine andere Beobachtung zwingt, einen psychologischen Typ des Desperados — er mag nützlich, oder schädlich gewesen sein — herauszuarbeiten. Nicht nur geschieht es, daß Desperados früher auf der Seite des Gesetzes gearbeitet haben. Es gibt zahlreiche Beispiele, daß die Wächter der Ordnung, von verschiedenen Behörden, Bund, Staat oder Gemeinde bestellt, sich als unversöhnliche Feinde gegenüberstanden, sich aller möglichen Verbrechen beschuldigten und sich blutig bekämpften. Man darf sich freilich weder Sheriffs noch Marshals als berufsmäßige, wohlausgebildete Beamte vorstellen. Sie kamen aus allen möglichen zivilen Berufen, sie hatten die verschiedensten Nebenbeschäftigungen, ja sie betrieben neben der Wahrung von Ruhe und Ordnung und der Aufsicht über die Gefängnisse während ihrer Amtszeit Grundstücksspekulationen[3], wie Wyatt Earp in Dodge City und Tombstone[4]. Earp spekulierte in Idaho unglücklich in Goldgruben[5]. Er saß, wohin er kam und welches Amt er auch ausübte, am Spieltisch. Er wurde in Tombstone Mitinhaber einer Kneipe und eines Spielsaals, die unter seinem amtlichen Schutze prosperierten[6]. Bat Masterson, dessen Bilder nicht allzuviel Vertrauen einflößen, betrieb eine Spielhölle in Trinidad, im Staate Colorado[7]. Er selbst hat Glücksspiel — jetzt ein Delikt in den Vereinigten Staaten

[1] Bilder von Wild Bill in Pict. Hist., S. 51, von Luke Short, Pict. Hist., S. 105, von Bat Masterson, Pict. Hist., S. 105.

[2] Tilghman war trotz mancher Schatten ein hochstehender Typ. Er wurde von einem Bundespolizeibeamten erschossen. Über Haft- und Durchsuchungsbefehle, die offenbar erst hinterher ausgestellt waren, siehe Haley, S. 250 und Tilghman, S. 369.

[3] Lake, S. 225.

[4] Lake, S. 236.

[5] Lake, S. 358.

[6] Burns, S. 38. — Es war das „Oriental", dessen Beschreibung man bei Martin, S. 52, nachlesen kann.

[7] Lake, S. 353.

mit wenigen Ausnahmen — in Schutz genommen und es nicht nur „die wichtigste und einträglichste Industrie der Stadt (Dodge City), sondern auch eine der respektabelsten Beschäftigungen" genannt[1], womit er ein gutes Wort für die eigenen Neigungen einlegte. Einmal Büffeljäger, dann Dandy, lag ihm nicht viel an lästigen Grundsätzen. Später ging er nach New York, wo er beim Einschmuggeln verbotener Filme angetroffen wird[2] und wo Bewunderer in Gangsterkneipen seinen westlichen Erlebnissen lauschen[3].

Der vielgerühmte Bat Masterson war nach Vestal[4], ehe er mit einer Mehrheit von drei Stimmen zum Sheriff gewählt wurde, einer der Spieler, die den Leuten aus Texas ihr schwerverdientes Geld abnahmen. Charles Bassett, ebenfalls eine Berühmtheit auf der Seite des Gesetzes, war der Besitzer der feinsten Trinkstube in Dodge City, des Long Branch Saloons[5]. Ein Historiker von Arizona[6] schreibt, daß Anfang der achtziger Jahre der Krieg zwischen den Earps und den Clantons seinen Höhepunkt erreichte und daß der Earp-Clan dunkle Geschäfte hinter polizeilicher Autorität zu verbergen versuchte. Es kam zu den bekannten Schießereien, die wahrscheinlich zu Unrecht heute verherrlicht werden. Man kann vieles entschuldigen, aber blütenweiße „Helden" waren diese verwegenen Gestalten nicht.

II

Unter den Dokumenten, die sich aus jener Zeit erhalten haben und die in den älteren Büchern und der Pictorial History wiedergegeben sind, spielen ausgesetzte Belohnungen eine besondere Rolle. Sie machten polizeiliche Funktion zu einer lukrativen Tätigkeit und erlaubten manchen Sheriffs, auffallenden Kleiderluxus zu entfalten[7]. Wyatt Earp wurde als Stellvertreter des Polizeichefs in Dodge City ein Gehalt von 250 Dollars angeboten, während der Chef selbst nur 100 Dollars erhielt[8]. Für jede Verhaftung kamen 2,50 Dollars hinzu. Bei diesem Einkommen war es klar, daß das Schwergewicht der Bezüge auf den Belohnungen lag.

Auch Helden müssen leben. Buffalo Bill, das Idol jugendlicher Gemüter, gestand, daß er den berühmten Ritt nach Fort Dodge nur gemacht habe, weil das Angebot von 100 Dollars lockte und er damals dringend Geld brauchte[9]. Ehe Sam Bass bei Round Rock getötet wurde,

---

[1] Vestal, S. 59. — Masterson galt als einer der glücklichsten Spieler des Westens.
[2] Tilghman, S. 338 und 339.
[3] Asbury, S. 336.
[4] Vestal, S. 109 und 110.
[5] Tilghman, S. 21.
[6] Miller, S. 309.
[7] Sutton, S. 106.
[8] Lake, S. 137 und 138.
[9] Walsh, S. 126.

ließ ein Major der Texas Rangers beim Deputy Sheriff von Travis County anfragen, ob er bei der „Verhaftung" mitmachen wolle. „Ja", erwiderte jener, „wenn die Bezahlung gut ist[1]." Der Major konnte ihn beruhigen: „Wenn alles klappt, gibt es eine Menge Geld." Bei einem Mord in Bisbee waren auf jeden der Täter 1500 Dollars ausgesetzt. Oft enthielt die Auslobung Worte wie „tot oder lebendig"[2]. Dann war das Todesurteil gesprochen, denn es war leichter und sicherer zu erschießen, als zu überwältigen und abzuliefern.

In den ersten Zeiten des kalifornischen Goldrausches wurden Belohnungen von Freimaurerlogen ausgesetzt[3], den ersten festen Gruppierungen, die sich bildeten. Mit großen Belohnungen arbeiteten die Bankverbände, die Viehzüchter, die Eisenbahnen und die Postlinien, die Pinkertons und schließlich viele Behörden. Noch sind manche dieser Zirkulare erhalten und eine anregende Lektüre. Einmal wird außer der Belohnung ein Viertel der wiedererlangten Beute versprochen[4]. Die Pinkertons sind vorsichtiger. Sie bieten 500 Dollars für die Festnahme an und außerdem 10% des geraubten Betrages[5]. Ein andermal tun sich Privatgesellschaften und Behörden zusammen, um die hohe Belohnung von 7500 Dollars zusammenzubringen. Verlangt wird Festnahme und Ablieferung[6]. Die Überfälle auf ihre Linie bringen die St. Louis Midland Railroad geradezu in Verzweiflung. Sie setzt auf den Kopf von Jesse James 25000 Dollar aus, „tot oder lebendig"[7]. Bob Ford sorgt dafür, daß die Ablieferung in totem Zustande erfolgt[8].

Zuweilen wurde die Belohnung für einen Toten ausgesetzt. Manchmal wurde qualifiziert. In einer Proklamation des Gouverneurs von Arizona von 1889 wird auf die Aburteilung mörderischer Indianer eine Belohnung von 500 Dollars ausgesetzt, lebendig festgenommen oder von einem zuständigen Beamten in Ausübung seiner Pflicht rechtmäßig getötet[9]. Die wirkliche oder behauptete Drohung des Verfolgten, er werde sich niemals lebend ergeben, galt als lebensgefährlicher „Angriff", war ein Grund zur Tötung[10]. Sheriff Garret hatte Billy the Kid erschossen, nicht verhaftet und an den Staat New Mexico ausgeliefert. Ein Sondergesetz

[1] GARD, WAYNE: *Sam Bass*, S. 204. Boston 1936.
[2] Siehe Pict. Hist., S. 134, wo die Auszahlung in Goldmünzen versprochen wird.
[3] ROBERT WELLES, S. 218.
[4] Pict. Hist., S. 79.
[5] Pict. Hist., S. 85.
[6] Pict. Hist., S. 155.
[7] Pict. Hist., S. 37.
[8] Ford behauptete später, nur einen Bruchteil bekommen zu haben, den Rest hätten sich anscheinend die Beamten geteilt. ROBERTUS LOVE: *The rise and fall of Jesse James*, S. 361. New York 1926.
[9] MILLER, S. 83.
[10] MILLER, S. 142.

sprach ihm in Abweichung vom Wortlaut der Auslobung die Belohnung zu[1].

Das System hoher Belohnungen führte zu schweren Unzuträglichkeiten. Die Identifizierung war, wie es bei Toten geht, nicht immer zuverlässig. Um die Belohnung entbrannte Streit. So war es mit einer bereits begrabenen Leiche, die Curly Bill sein sollte[2]. Harvey Logan war ein anderer Fall[3]. Wenn sich genügend Personen fanden, die den Toten erkannt haben wollten, zahlten die Eisenbahngesellschaften die Belohnung aus. Riesensummen, die teilweise ausgesetzt wurden, verlockten auch Privatpersonen zur Verfolgung. Eine schlimme Geschichte wird von Siringo berichtet[4]. Zuerst hatte man einen Desperado heimtückisch vergiftet. Dann wurde er mit einer Salve durchlöchert und in durchsiebtem Zustand den Behörden übergeben, die die Belohnung auszahlten. Der häufige Zusatz „lebend oder tot" hatte ernsthafte Folgen. Bankleute in Texas waren wütend, daß so viele Banken überfallen wurden und die Gerichte wenig ausrichteten. Sie griffen zur Selbsthilfe. In jeder größeren Bank sah man Plakate, auf denen es hieß:

Belohnung
Fünftausend Dollars für tote Bankräuber
Nicht einen Cent für lebendige!

Die Beraubungen ließen nicht nach. Nachdem die Plakate angeschlagen waren, machte ein Polizeihauptmann die Beobachtung, daß zahlreiche Bankräuber von örtlichen Polizeibeamten, und zwar immer nachts erschossen wurden. Warum wurden sie bei Nacht und nicht während der Bankstunden umgebracht? Das Ergebnis der Nachforschungen war überraschend. Keineswegs echte Bankräuber, sondern schwachsinnige oder betrunkene junge Leute wurden veranlaßt, sich mit angeblichen Bankräubern zusammenzutun. Die Beamten erhielten einen Tip von dem, was bevorstand, und machten von der Waffe Gebrauch. Sie ließen sich dann die 5000 Dollar auszahlen und teilten sie mit den Provokateuren[5].

Überstiegen schon die Belohnungen bei weitem das Gehalt des Sheriffs, so kamen noch „Auslagen" hinzu. Sie werden kaum erwähnt, aber an einer Stelle bricht der Haß Wyatt Earps gegen seinen Kollegen, den Sheriff Behan von Tombstone, durch. Er führt aus den dienstlichen Abrechnungen an[6]:

---

[1] Pict. Hist., S. 68.
[2] Lake, S. 245, 246.
[3] Pict. Hist., S. 229. Das Bild der Leiche ähnelt dem Lebenden sehr wenig.
[4] Siringo, S. 208.
[5] Prescott, Walter: *The Texas rangers.* A century of frontier defense. S. 533 und 534. Boston 1935.
[6] Lake, S. 349.

„Item. Posse von 21 Mann, Ritt von dreieinhalb Tagen über nahezu hundert Meilen. Drei Nachtlager im Freien, ein Frühstück bezahlt von H. C. Hooker; an Johnny Behan und seine ehrlichen Siedler auszuzahlen vom Chochise County, 13000 Dollars[1]."

Diese Summe wurde dem Sheriff von seinen politischen Freunden anstandslos ausbezahlt. Teils aus Jagdlust, teils des Geldes wegen ritten bei diesen Posses die anrüchigsten Gesellen mit[2]. Als Wyatt Earp nach Dodge City kam, will er die Regel aufgestellt haben, daß Verhaftungs-Prämien nur ausgezahlt wurden, wenn der Häftling am Leben blieb. „Es gab von nun an Tötungen bei persönlichen Zusammenstößen, keine durch Polizeibeamte mehr[3]." Wenn es unsicher war, ob die Belohnung auch für tote Desperados gelten sollte, wurde an die Zentrale der Expreßgesellschaft telegraphiert. Als einmal eine bejahende Antwort aus San Francisco zurückkam, glaubten die Interessenten der mündlichen Zusicherung nicht, sondern verlangten, das Originaltelegramm zu sehen[4]. Wes Hardin soll einmal angeboten haben, sich dem Sheriff zu stellen, und, wenn dieser einwillige, mit ihm die ausgesetzte Belohnung zu teilen[5].

III

Es hieße, die treibenden Kräfte dieser ungewöhnlichen Zeit und die Variationsbreite der menschlichen Seele verkennen, wenn man das Nacheinander oder das Nebeneinander von Gesellschaftschutz und Gesellschaftsgefahr für unwahrscheinlich halten wollte. Nach einem Beobachter[6] war es ein seltsamer Zug des alten Desperadotums, daß es oft in der Vermummung des Ordnungshüters einherkam. Eine Erklärung hat Hough nicht versucht, obschon die Erscheinung nach einer Deutung verlangt. Henry Plummer brachte das Kunststück fertig, gleichzeitig Sheriff und Haupt einer Räuberbande zu sein. Bevor er nach Oro Fino in Idaho kam, hatte er in Kalifornien zwei Männer getötet. Als Polizeichef von Bannack in Montana, wo er 1862 eintraf, setzte er seine kriminelle Tätigkeit fort[7]. Er dirigierte von dieser amtlichen Stellung aus die Komplizen, die goldbeladene Postkutschen ausraubten; gleichzeitig konnte er als Polizeichef bewirken, daß die Täter niemals gefunden wurden. Die Verluste waren so schwer, daß sich ein Vigilanzkomitee bildete. Der Text des Eides, den sie Weihnachten 1863 einander leisteten, findet sich in einem Museum in Montana. Ehe sie gehängt wurden, gaben

---

[1] "To Johnny Behan and his honest ranchmen."

[2] Martin, S. 221. Anders sind die Posses zu beurteilen, die sich spontan nach gemeingefährlichen Untaten bildeten, siehe Pict. Hist., S. 39 und Martin, S. 226.

[3] Lake, S. 140.

[4] Burns, S. 129.

[5] Siringo, S. 148.

[6] Hough, Emerson: *The story of the outlaw*, S. 103. New York 1905.

[7] Williamson, E. W. in Chicago Sunday Tribune vom 26. Dezember 1948.

zwei Mitglieder der Bande ihre Geheimnisse preis. Die Desperados erkannten sich an verborgenen Zeichen, an der bestimmten Art, ein Halstuch zu tragen oder sich zu rasieren. Der kriminelle Sheriff wurde im Schlaf überwältigt. Eine historische Bibliothek in Montana bewahrt noch die vergilbte Rechnung für „Zimmern eines Sarges und Begraben des verstorbenen H. Plummer, vom 12. Januar 1864". Der Obergangster und Polizeichef war in Lewiston selbst einmal Mitglied eines Vigilanzkomitees gewesen. Jetzt wurden alle seine Kumpane „an Gerüsten unfertiger Häuser aufgehängt[1]". Plummer hatte durch politische Manipulationen seine Leute in wichtige Ämter geschoben und sich dadurch Sicherheit und Bewegungsfreiheit verschafft[2].

In jeder Gesellschaft, die noch nach Rechtsformen ringt, tritt der Hang zu gewalttätigen Lösungen in den Vordergrund, und Gewalt wird für oder gegen die werdende Gruppenbildung angewandt. Unter solchen Umständen ist der Übergang von einem zum andern Lager nicht schwer, denn man kann sowohl als Gesellschaftsfeind wie als Gesellschaftsretter seinem Abenteurertrieb freien Lauf lassen, hier oder dort Anerkennung erringen, schießen, zuschlagen, überwältigen. Die gleichen Instinkte werden mobilisiert und das gewechselte Ziel hat sekundäre Bedeutung.

Nicht ohne Interesse sind die älteren Erklärungen, die den Tausch des sozialen Standortes plausibel machen sollen. „Henry Brown" meint Hough, „war ein Meisterschütze, den man bei Kämpfen der Posses hochschätzte. Er ging nach Caldwell und diente lange als Sheriff des Ortes. Er konnte es aber nicht aushalten, gut zu sein. Er wurde bei einem Banküberfall erschossen, bei dem der Kassierer sein Leben verlor." Polizisten waren auch die Räuber Gratton, Bob und Frank Dalton gewesen. Gratton[3], so wird berichtet, war anfangs ein tüchtiger Beamter. Dann wurde er brutal und unbrauchbar. Alle drei Brüder behaupteten, Banditen geworden zu sein, weil man ihnen Gebühren vorenthalten habe.

Häufig sind Mitteilungen von gewissen bedenkenlosen Typen, die man gerade dieser Züge wegen mit exekutiven Befugnissen ausgestattet hatte. Der Ort Willcox in Arizona war von zuchtlosen Cowboys überlaufen und brauchte einen solchen Mann. Man verfiel auf einen schlechten Kerl, Burt Alvord mit Namen[4]. Er war als übler Kunde bekannt, voller Mordlust; wenn irgendein Vorteil herausschaute, tötete er bedenkenlos. Milton ein wohlerfahrener Mann, fügt hinzu, daß jede

[1] Eines der Bandenmitglieder hieß Erastus Yeager, der Rotkopf, wahrscheinlich eine Anglisierung des deutschen „Jäger".

[2] McConnell, William J.: *Frontier law.* A study of vigilante days. S. 115. Yonkers-on-Hudson 1924.

[3] Pict. Hist., S. 157. — Auf S. 163 findet sich eine Photographie der erschossenen Brüder Bob und Grat.

[4] Haley, S. 306.

Machtstellung solche Menschen verschlechtere. „Burt Alvord, wohlbewandert im Schießen, gerade zurück von einem Raubzug nach Mexico, nahm den Posten mit Begeisterung an und ermordete unverzüglich einen Cowboy[1]."

So war es damals an vielen Orten. Da hören wir von einem Sheriff, der ein Bordell betreibt[2]. In Charlston und Bisbee wird Frank Stillwell Hüter der Ordnung. Stillwell hatte so viele Postkutschen überfallen, daß, wie man sagte, die Postpferde seiner Stimme ebenso gehorchten wie der des Fahrers[3]. In einer der lebendigsten Beschreibungen, die uns von einem Eisenbahnüberfall alten Stils überkommen ist, hat O. Henry auf diesen Widerspruch von Sein und Scheinen, Gestern und Heute aufmerksam gemacht[4]:

„Ihm (dem Eisenbahnräuber) raubt nicht die Furcht vor Polizei den Schlaf. Ich habe, soweit meine Erfahrungen gehen, niemals Beamte gesehen, die eine Bande von Desperados angriffen, wenn sie nicht dreimal so stark waren."

„Aber eines lastet unaufhörlich auf dem Gemüt des Desperados, und macht ihn rebellisch gegen das Dasein, mehr als irgend etwas sonst. Er weiß, wo die Mehrzahl der Marshals ihren Hilfsbeamten hernehmen. Er weiß, daß die meisten dieser Stützen der Gesellschaft einmal Rechtsbrecher waren[5], Pferdediebe, Straßenräuber, Desperados wie er selbst ... Er weiß, daß eines Tages dieser Judas, wenn er nicht vorher umgelegt wird, an die Arbeit gehen und ihm eine Falle stellen wird, und daß wir, anstatt zu überraschen, die Überraschten sein werden ... Daher sinnt er argwöhnisch tagelang über eine spöttische Bemerkung nach, über die ungewöhnliche Bewegung eines alten Kameraden, oder das wirre Murmeln des besten Freundes, der neben ihm im Schlafe liegt."

Auch Lockwood[6] betont, daß Subjekte und Objekte des Gesetzes oft nicht zu unterscheiden waren. „Es war nicht ungewöhnlich für einen Mann, heute ein Polizist, morgen ein Verbrecher zu sein — vice versa." So unwahrscheinlich diese „Flucht der Erscheinungen" dem westlichen Kulturmenschen vorkommen mag[7], so handelte es sich doch nur um eine bedenkenlose, mehr instinktive als planmäßige Anwendung des alten Grundsatzes: Divide et impera.

In diesen „Gründerjahren" einer neuen Gesellschaft ließ man den Bösen dem Bösen den Garaus machen. 1858 wurde die Butterfield-Überlandexpreß-Gesellschaft ins Leben gerufen. Außer einzelnen Militär-

---

[1] Haley, S. 302.

[2] Haley, S. 252.

[3] Lake, S. 263.

[4] Folklore, S. 334.

[5] „Damals arbeiteten Richter mit Banditen zusammen, wurden Sheriffs von Desperados gewählt, während die Wähler Pferdediebe waren." Frederic Remington: *Crooked trails*, S. 14. New York 1899. Über die Zustände in Alaska siehe Wickersham, S. 13 und 14.

[6] Lockwood, Frank C.: *Pioneer days in Arizona*, S. 263. New York 1923.

[7] Der Bayrische Hiesel war erst Waldhüter, dann Wilddieb, Schinderhannes, erst Henkersknecht, dann Räuberhauptmann.

posten gab es zwischen dem Platte-Fluß und Kalifornien nichts, was nach einem Staate aussah. Selbstherrlich übten im sozialen Niemandsland die Leiter der Poststationen ihre Justiz. Ein solcher privater Regierungssitz war Julesburg. Hier wurde nach General Dodge alle 24 Stunden ein Mann getötet[1]. MARK TWAIN hat den „kurzen Prozeß“ geschildert, den Jack Slade anwandte und der schließlich gegen ihn angewandt wurde. „Allerdings mußte Slade ein paar Menschen aus der Welt schaffen — die einen behaupten drei, die andern vier, wieder andere sechs — aber das war ein Verlust, bei dem die Welt nur gewann[2].“ Sowie aber Slade nicht mehr die Interessen der Postgesellschaft tötend betreute, wurden diese bewunderten Eigenschaften auf eine andere moralische Ebene gehoben, galt die Nützlichkeit seiner Blutgier nicht mehr[3]. Er wurde von den Vigilantes in Montana gehängt. Dabei war es genau der gleiche Mann und die gleiche rücksichtslose Methode, für die er dort bezahlt wurde, und hier zu zahlen hatte.

Mit der Offenheit, die eine der schönsten amerikanischen Eigenschaften ist, hat Frank Hamer, ein bekannter Polizeioffizier, von dieser überraschenden „Dehnbarkeit“ der menschlichen Natur und der entscheidenden Rolle des Zufalls gesprochen. Als junger Cowboy stand er unter dem Einfluß eines ergrauten Bösewichts, der ihm vorschlug, eine Bank auszurauben und eine Farm in Mexico zu kaufen. Schon waren sie zu Sechst auf dem Wege zum Tatort, da kam der Vormann seines Trecks und gab Befehl, weiterzutreiben. „Mich lockte das Abenteuer, nicht das Geld“, schreibt der Polizeihauptmann. „Hätte ich mitgemacht, so wäre mein Leben anders verlaufen[4].“

Es kommt nicht selten vor, daß Beamte sich gegenseitig erschießen[5]. Hier ist der soziologische Standort auf beiden Seiten der gleiche: beides sind Polizisten. Ihre gewaltsame Natur wird als Plus, nicht als Minus gewertet. Solche Zusammenstöße häufen sich, und der Überlebende ist nicht immer der pflichttreueste Beamte, sondern der schnellste und sicherste Schütze. Mysterious Dave war ein solcher Polizeimann[6]. Er

---

[1] PAXSON, S. 182.

[2] Bd. II, S. 244.

[3] Soweit ich sehe, ist diese sinistre Figur niemals wissenschaftlich untersucht worden. Die morbide Brutalität machte eine Verherrlichung unmöglich. Er war nach einer gern gebrauchten Formel das Feuer, mit dem man Feuer bekämpft. Dafür setzte er ungefährdetes Gelände in Brand.

[4] WEBB, S. 350.

[5] HORNER, S. 274; TILGHMAN, S. 363; MARTIN, S. 143.

[6] VESTAL, S. 247: „In den ersten Jahren von Dodge City waren die Polizisten angestellte Totschläger (hired killers) ... Jetzt wo die Stadt im Abstieg ist und es wenig Gelegenheit gibt, Auswärtige abzuknallen, beginnen die Beamten, aufeinander zu schießen.“

hatte nach Wright mehr Tote auf dem Gewissen als irgendeiner im Westen. In einer Nacht sollen es sieben Opfer gewesen sein[1].

Die meisten Zeitgenossen zögern, Personen in amtlicher Stellung als Desperados anzusehen. Das Urteil ging besonders dann in die Irre, wenn Erscheinung und körperliche Eigenschaften Bewunderung erregten. Damit sind wir beim physischem Befund des Desperados angelangt.

B. Der körperliche Befund

1. Portraits der Zeitgenossen

I

Nach hundert Jahren können weder anthropologische Messungen vorgelegt, noch medizinische Beobachtungen wiedergegeben werden. Was uns bleibt, sind die Lichtbilder, die damals gerade aufkamen, und die Darstellung der Mitwelt. Sie können das Dunkel, das über den Menschen liegt, nicht völlig lichten, führen uns aber von hundert verschiedenen Seiten dem Verständnis des Desperados und der Kräfte, die ihn bewegten, näher.

Wenn wir exakt sein wollen, so können wir nichts anderes tun, als ein Dutzend von Portraits parlés steckbriefartig aneinanderzureihen. Mark Twain sah in Julesburg den berüchtigten John Slade:

„Da, dicht neben mir saß der Menschenfresser, der in Kämpfen, in Raufereien und sonstigen Anlässen 26 Menschen das Lebenslicht ausgeblasen hatte ... Er war so freundlich und artig, daß ich mich trotz seiner abstoßenden Lebensgeschichte zu ihm hingezogen fühlte ... noch heute wüßte ich von Slade nichts irgendwie Auffallendes zu berichten, als daß sein Gesicht über die Backenknochen herüber ziemlich breit war, während diese selbst niedrig standen, und daß er auffallend schmale und gerade geschnittene Lippen hatte[2]."

Henry Plummer, der Schlimmsten einer, war etwas über Mittelgröße, „schlank, beweglich und zierlich. Die Züge waren regelmäßig, die Augen milde und blau. Plummer konnte den Revolver ziehen und fünf Schüsse abgeben, und alles das in drei Sekunden[3]".

Nach dem Historiker Bancroft war Joaquin Murieta, der Michael Kohlhaas des südlichen Kaliforniens, „schlank und von zierlichem Bau. Augen und langes Haar waren schwarz. Er war ein wahrer Apollo, prächtig gekleidet, stolz auf seine Gesundheit und seine männliche Schönheit[4]". In jener Zeit gehörte zur vollkommenen Erscheinung ein Pferd von auffallendem Temperament.

Wild Bill Hickock, dessen Bild noch im Verkehrsverein von Abilene steht und der in Deadwood erschossen wurde — alle bislang genannten

---

[1] Vestal, S. 248. — Mysterious Dave (er sprach mit niemand) war so wertvoll, daß die wohlhabendsten und angesehensten Männer für ihn Kaution gaben. Vestal, S. 250.

[2] Bd. II, S. 248 und 249.

[3] Chicago Tribune, 26. Dez. 1948.

[4] Folklore, S. 297.

Desperados wurden gehängt oder erschossen —, ist oft von Freund und Feind beschrieben worden. Ein jugendlicher Oberst hat folgenden Eindruck hinterlassen.

„Er war im Gebrauch von Büchse oder Pistole unfehlbar. Seine Haltung war frei von Getue oder Ruhmsucht (bluster or bravado) ... Grenzenlos war sein Einfluß unter den Männern der Grenze. Sein Wort war Gesetz. Mit den einfachen Worten: ‚Jetzt aber Schluß!', hat er vielem Streit und Krach unter seinen Kameraden ein Ende gemacht."

„Wild Bill ist weit davon entfernt, ein Streithammel zu sein. Aber niemand als er selbst kennt die Zusammenstöße, in die er verwickelt wurde und die fast immer mit dem Tode des andern endeten. Mir selbst sind mindestens ein halbes Dutzend Leute bekannt, die er zu irgendeiner Zeit getötet hat. Ein Mann meiner Abteilung war darunter.

... Wer zuerst schießen kann, ist der beste Mann. Kein Gesetz verfolgt ihn. Niemand verlangt, daß es Anwendung finde. Jenseits der Grenze gilt keine andere Regel, als daß Macht vor Recht geht. Ist einer in solchem Konflikt getötet worden, wie es gewöhnlich geschieht, so wird keine Coroner's Jury einberufen, und dem Überlebenden geschieht nichts[1]."

Was CUSTER dann weiter sagt, klingt mehr wie eine Liebeserklärung als eine nüchterne Zeichnung: „Bill war ein seltsamer Charakter ... Er war sechs Fuß, einen Zoll groß, schlank wie der schmalste Indianer, deren unversöhnlichster Feind er war, die Schultern waren breit, Brust und Glieder wohlgebildet. Das Gesicht war auffallend schön ... die Nase feingeschwungen ... Haut und Haare waren die eines vollkommenen Blonden. Das Haar fiel in ungeschnittenen Locken über die mächtigen Schultern."

Die Bilder, die von Wild Bill erhalten sind[2], lassen einen eigenartigen, eher feminin anmutenden Mann erkennen; RIPLEY bemerkt[3], daß jener FRANK HARRIS, der die Biographie OSCAR WILDEs schrieb, ihn anbetete. Seine Manierismen[4] fielen auch anderen Beobachtern auf[5], wozu die grelle Absonderlichkeit seiner Kleidung beitrug.

---

[1] CUSTER, GEORGE A.: *My life in the plains.* Personal experiences with Indians, S. 33. New York 1874.

[2] Pict. Hist. S. 47, 50, 51, 53.

[3] RIPLEY, S. 74.

[4] Als Oberst G. W. Nichols Wild Bill zum erstenmal in Springfield erblickte, war er außer sich: „6 Fuß, zwei Zoll hoch, Brustkasten wie eine Tonne, die schmalen Hüften mit zwei Colts geschmückt, graziöse, würdevolle Haltung. Unter dem mächtigen Sombrero ein stilles, männliches Gesicht, so mild in seinem Ausdruck, daß es ein für allemal die Lebensgeschichte des Mannes Lügen strafte. Augen dazu, sanft wie die einer Frau, so sanft, daß man nicht glauben konnte, man blicke in Augen, die Hunderten den Weg aus dem Leben gewiesen haben." Harper's Monthly vom Februar 1867. Pict. Hist., S. 47. — Dazu ein weiteres Bild: „Bill ragte 6 Fuß, 1 Zoll aus hellgelben Mocassins hervor. Ein Hemd aus Rehhaut hing keck um seine Schultern und ließ einen Brustkasten ahnen, dessen Breite und Tiefe bemerkenswert war." Kansas City Times vom 9. November 1948.

[5] Nach WALSH (S. 51 und 52) bog Wild Bill seine zarten Hände unablässig vorwärts und rückwärts wie Vogelflügel, um sie zum Schießen, oder, wie andere

Der gefürchtetste und fähigste Desperado in der Frühzeit von Denver war Charles Harrison. Wie die meisten dieser Typen kam er aus dem Süden: Auch sein Bild wich von der populären Vorstellung des Wüterichs ab:

„Wenn man etwas auf sanfte Stimme, gute Manieren und ungewöhnlich gutes Aussehen geben darf, so mußte er das schwarze Schaf einer anständigen Familie sein. Das Haar war dunkel, der Bart seidig ... In ihm war eine lebendige Kraft, die den formalen Respekt, auch derer, die seine Gegner waren, beanspruchte und gewann[1].“

Zu gleicher Zeit wurde im gleichen Denver Jim Gordon nach langer Verfolgung ergriffen und gehängt. „Er war 23 Jahre alt, wohlerzogen, von Beruf Ingenieur. Die Natur hatte ihn mit gutem Aussehen reichlich gesegnet und ihm ein gewinnendes Wesen gegeben. Er war sechs Fuß hoch, breit in den Schultern. Sein Haar ... stieg über einer klaren und intelligenten Stirn in Wellen empor ... Das Lächeln des Mannes war bezaubernd. Es fiel ihm nicht schwer, sich Freunde, auch in feineren Kreisen, zu machen[2].“ Und dieser Mann hatte einen armen Einwandrer, der gerade eingetroffen war, aus reiner Mordlust niedergeknallt.

Wyatt Earp ist heute noch, nicht nur bei den Volksfesten von Tombstone, das Musterbeispiel des großen Sheriffs aus dem Westen. Aber auch auf diese Figur fallen Schatten, auch diese Persönlichkeit ist sehr kompliziert. An seiner Furchtlosigkeit ist nicht zu zweifeln: Er erhob sich weit über andere Wächter der Ordnung. Als aber ein Bruder getötet, ein anderer schwer verletzt war, ging seine vielgerühmte eiserne Ruhe verloren. „Er glühte jäh in unauslöschlicher Wut auf. Plötzlich war er in einen furchtbaren, unerbittlichen Rachegeist umgewandelt ... Er wurde sein eigenes Gesetz in einem gesetzlosen Land[3].“ In diesen Morden aus Rache treten Wesenszüge hervor, die uns zwingen, den berühmten Sheriff zu den „Desperadoiden“ zu rechnen, auch ohne zu wissen, daß richterlicher Haftbefehl wegen Mordes gegen ihn ergangen war.

Allen fiel seine tiefe Blässe[4], sein massives Kinn, sein lohfarbener Schnurrbart und seine seltsame Menschenscheu auf. „Er war mager, aber kräftig; sein wohlkoordiniertes System von Nerven und Muskeln war auf einen Höchststand der Leistung gebracht.“ Dabei deutete der

meinten, zum Kartenspiel geschmeidig zu erhalten.“ Er ging wie ein Raubtier. Äußerlich sanft wie ein Quäker, schlich er wie ein Tier des Waldes umher ... So füllte er die Kirchhöfe mit den Leichen jener, die daran gedacht hatten, ihm zuvorzukommen.“

[1] Casey, S. 27.

[2] Casey, S. 17.

[3] Burns, S. 182. — Der Autor sieht bei seiner Beurteilung darüber hinweg, daß Wyatt Earp in eigener Sache alle die Regeln verletzte, die er bislang mit dem Revolver in der Faust aufrechterhalten hatte.

[4] Burns, S. 32.

edelmütige Mund über dem entschlossenen Kinn[1] den Zwiespalt seines Wesens an.

Wyatt Earps unzertrennlicher Anhänger war Doc Holliday. Er wird so beschrieben[2]:

„Der junge Mann, der in sein (Wyatt Earps) Büro trat, war so abgemagert, daß man sich über seine Größe täuschte. Für das Leben in der freien Prärie war er ungewöhnlich blaß. Er war ungefähr 5 Fuß, 10 Zoll groß und wog nicht mehr als 130 Pfund. Man hätte das Gesicht ansprechend nennen können, wenn es nicht so ausgemergelt gewesen wäre. Er schien ein Mann von Intelligenz und Bildung zu sein. Von dem Augenblick an, da ich ihn zum erstenmal sah, verfolgten mich seine großen blauen Augen, die tief im eingefallenen Gesicht saßen. Er hatte einen großen Kopf, welliges, aschblondes Haar, einen sorgsam geschnittenen Schnurrbart und einen sehr ausdrucksvollen Mund.“

Diese außerordentliche Figur, ein früherer Zahnarzt aus guter südlicher Familie, wird zugleich jähzornig und kaltblütig genannt[3]. Ihm lief eine Frau nach mit groben maskulinen Zügen, die schon genannte Big Nose Kate, die Holliday einmal gewaltsam aus der Haft befreite[4] und sich nach endlosen Zänkereien endlich von ihm trennte. Er trug ein langes Messer an einer Schnur um den Hals und sah es gerne, wenn Blut floß[5]. Man ging um ihn herum, weil man ihn fürchtete, aber sein Freund Wyatt konnte sich auf ihn verlassen.

Die Sheriffs Pat Garrett[6] und Dave Cook waren beide Riesen. Cook war „robust, kräftig, glänzend gebaut, 6 Fuß drei Zoll groß[7]“. Aber auch Garretts bekanntestes Opfer, Billy the Kid, war ein „sehr gut aussehender Junge, mit weichem Gesicht und reichem braunem Haar. Sehr athletisch und wohlgebaut, hatte er ein freundliches Gesicht und war leicht bereit, einen jeden anzulächeln, wenn er nicht gerade gereizt war“. Ein Pater, der ihn kannte, meinte, er sei nicht schlecht gewesen[8]. Die meisten seiner Tötungen waren Racheakte[9], ganz wie die Tötungen, deren Wyatt Earp

---

[1] Lake spricht (S. 11) von einem unbezwinglichen Kinn. Wyatt war der zweite von fünf Brüdern, die auf Bildern etwas psychopathisch aussehen (Pict. Hist., S. 110 und 111). Er war der unbestrittene Führer und überragte sie alle an Festigkeit und Mut.

[2] Lake, S. 192. — Wyatt sagt: „Ich war überrascht, als er meine Hand ergriff. In einer richtigen Holzerei hätte Holliday keinen kleinen Jungen verhauen können, aber der Griff seiner langen dünnen Finger war stark und fest wie Stahl. Hierin lag vielleicht das Geheimnis seiner Fertigkeit im Schießen und im Kartenspiel.“

[3] "hot-tempered and cold-blooded", Burns, S. 33.

[4] Abbildung in Pict. Hist., S. 115.

[5] Burns, S. 34 und 35. — Wyatt nennt ihn einen der besten und anständigsten Menschen auf der Welt, obgleich er „ein bißchen schnell mit dem Revolver war und einige Burschen zu töten hatte“, Burns, S. 36.

[6] Garrett war 6 Fuß und 4 Zoll groß und wurde Juan Largo genannt. Pict. Hist., S. 62.

[7] Collier, S. XIII.

[8] Siringo, S. 245.

[9] Pict. Hist., S. 67.

sich schuldig machte. Ein Mann, der ihn während der Verhandlung beobachtete, fand, daß er ganz nett aussah, aber einen brutalen Zug im Gesicht und eine gewisse Plumpheit aufwies. Auf den Bildern hält er den Mund offen, und die Zähne stehen weit hervor[1].

Wenn man Bat Masterson glauben will, so war Ben Thompson der gefährlichste Killer des wilden Westens[2]. „Seiner unbändigen Natur kam eine geradezu geniale Fertigkeit im Schießen zu Hilfe. Er hatte eine kräftig gebaute, untersetzte Gestalt, etwa 5 Fuß 8 Zoll groß. Das Gesicht war gedunsen. Über großen blauen Augen saßen buschige Brauen, und ein weit ausladender Schnurrbart ließ ihn älter erscheinen, als er mit seinen dreißig Jahren war. Dieser Eindruck zusammen mit seiner Massigkeit verstärkte sich, wenn er, um wirksam schießen zu können, sich leicht zusammenkauerte[3].“ Sein Partner in Abilene war Phil Coe, ein ganz anderer Typ[4].

„Coe war ein Mann, der in jedem Lande der Welt Aufmerksamkeit erregt hätte. Mehr als 6 Fuß hoch, von imponierender Haltung, mit offenem Gesicht, schön wie ein Prinz, tapfer wie ein Löwe, edelmütig bis zum Exzeß, treu wie eine Frau[5], entschlossen und unentwegt, wenn es zur Aktion kam, vergaß er nie einen Freund und war doch imstande, Feindschaft zu vergessen[6].“

Clay Allison machte auf die Mitwelt einen tiefen Eindruck. „Rein körperlich war Clay Allison eine wirkungsvolle, ja imposante Figur ... Er war sechs Fuß und zwei Zoll groß ... sein Gesicht soll breit gewesen sein. Gewöhnlich blickte er ernst vor sich hin, einige meinen sogar, daß er traurig ausgesehen habe. Für einen Mann mit so kräftiger Konstitution war er auffallend aktiv und rasch in seinen Bewegungen.“ Er stammt aus Tennessee. Er trinkt mächtig und läßt sich in einem Gehrock mit langen Schößen und einem sauberen weißen Hemd sehen. Im Suff zieht er sich aus und galoppiert splitternackt durch eine Stadt. In seinem Gesicht sitzt die seelische Anomalie[7].

Fast niemals sind die Berichte absprechend, die das Äußere der Desperados beschreiben. William P. Longley[8] ist groß und schwer. Er hat seidiges schwarzes Haar, einen „harten“ Blick und eine weiche Stimme[9]. Leute in Texas, die sich seiner erinnerten, nannten ihn den

[1] Er hatte Raffzähne (buck-toothed) und war in New York geboren. Pict. Hist., S. 57 und 58.

[2] Lake, S. 76.

[3] Lake, S. 87.

[4] Ripley, S. 100.

[5] Die Bemerkung ist für ein frauenarmes Land kennzeichnend.

[6] „... sein freies und sorgloses Lachen machte ihm Freunde; seine gemessene Haltung und seine guten Umgangsformen hoben ihn aus der rauhen Umgebung heraus.“ Ripley, S. 100.

[7] Bild im Pict. Hist., S. 70.

[8] Lake, S. 35.

[9] Bild in Pict. Hist., S. 123.

bestaussehenden Mann, der ihnen je vor Augen gekommen war. Ein Zeitungskorrespondent sah ihn während der Gerichtsverhandlung. Er fand, daß er „sehr angenehm wirkt und nichts Abstoßendes an sich hat. Die Augen sind scharf, aber nicht brutal[1]". Longley soll mit einer Blume im Knopfloch unter den Galgen gegangen sein[2].

Auch Bill Doolin war groß und schlank. In seine gewinnende Persönlichkeit war eine Strähne Wildheit eingewebt. Cowboy zu sein, fand er langweilig. So wurde er Räuber. Über sein Ende gehen zwei Versionen um. Nach der einen schoß Sheriff Heck Thomas ihn über den Haufen, als er im Mondlicht die Straße entlang kam[3]. Die andere Erzählung will wissen, daß er an der Schwindsucht starb und daß sein Schwiegervater mit der Polizei übereinkam, einen Teil der ausgesetzten Belohnung seiner Tochter zu geben. Dann richtete man den Toten auf und jagte eine Ladung Schrot in ihn hinein. Die Wahrheit läßt sich nicht mehr feststellen. Doolins Spezialität waren Eisenbahnüberfälle[4]: Er war mit einer Pfarrerstochter verheiratet.

In seiner Jugend erschien Wes Hardin den Bekannten wie ein harmloser Junge, gesprächig, ein wenig zum Prahlen aufgelegt und gut zu haben. „Er schloß rasch Freundschaften und hatte schnell herausgefühlt, wer sein Feind war. Hardins Wesen ließ seine Ruhelosigkeit und sein Verlangen spüren, in Bewegung zu sein. Vielleicht kam dieser Eindruck daher, daß er die Augen unablässig von links nach rechts wandern ließ. Er sah einen niemals an, oder er starrte einen an . . ." Sein Körper verriet die elastische Bereitschaft, jeden Augenblick einen Sprung zu tun[5]. Den Fünfundzwanzigjährigen sah ein Reporter im Gefängnis. Er rühmte seine sanften Züge und die freundlichen Manieren[6]. Sein Vater war ein Geistlicher wie der von Jesse James. Wenn Mütter in Texas ungezogene Kinder schrecken wollten, so sagten sie: „Paß auf, sonst holt dich Wes Hardin[7]."

II

Die ungewöhnliche muskuläre Ausbildung der Desperados heben zahlreiche Berichte hervor. John Ringo von Tombstone war sehr groß und „von statuesker Körperlichkeit[8]". Curly Bill, ein anderer

[1] Ripley, S. 52.

[2] Ripley, S. 56.

[3] Tilghman, S. 229 und 230. Thomas bekam 600 Dollar, die er mit seinen Begleitern und Spitzeln teilen mußte.

[4] Ein Coup in Texas brachte 40000 Dollar in nicht gezeichneten Banknoten ein. Zuerst war die Enttäuschung groß. Dann fand man einen Sachverständigen, der die Unterschriften einsetzte, und jetzt konnte man das Geld unbesorgt ausgeben.

[5] Ripley, S. 22.

[6] Ripley, S. 187.

[7] Pict. Hist., S. 117, wo sich auch ein Bild findet.

[8] Burns, S. 52.

"Outlaw" von Arizona, war ein mächtig gebauter Mann, behende und hinterlistig wie ein Panther[1]. Von dem Spieler Pinkham in Idaho schreibt LANGFORD[2], er habe den scharfen Blick des Indianers mit der Beweglichkeit einer Wildkatze verbunden. Boone Helm, ein Desperado aus der gleichen Gegend und der gleichen Zeit „genoß das wilde Leben der Grenze mit allen Poren. Jede körperliche Anstrengung und Leistung sprach ihn an. Er stürzte sich in jeden Streit, der ihm erlaubte, seine überlegene körperliche Kraft anzuwenden[3]." Dutch Fred war ein wahrer Herkules, wenn es ans Kämpfen ging.

Den krassen Widerspruch von hervorragender physischer Ausstattung und moralischer Schwäche haben die Zeitgenossen wohl empfunden. Er hat sie verwirrt, und sie haben beide Züge nebeneinandergestellt, ohne sie psychologisch auflösen zu können. In Idaho lebte der vielbewunderte Peel. Angeblich hatte er in Harvard studiert, und daß er weit über seine Umgebung hinausragte, zeigt sein von andern beschriebenes Portrait: Er wird ein Mann von Gold genannt, goldgelb der Bart, goldgelb das Haar, schlank, gewinnend das Wesen, sanft die Sprache, „eine seltsame Mischung von Liebenswürdigkeit und Brutalität[4]". Bewundernd schreibt LANGFORD[5]:

„In seinem alltäglichen Verhalten gab es mehr zu loben als zu verurteilen, obwohl seine furchtlose Art, seine Lebensgewohnheiten und sein Beruf als Spieler ihm eine zweifelhafte Reputation gaben. In seinem Kreise genoß er besondere Achtung wegen seiner großen Körperkraft, seiner männlichen Erscheinung, seiner fraglosen Bravour und seiner überfließenden Freigebigkeit... Kein anderer war so rasch bereit, für einen Freund einzutreten, ein Unrecht schmerzhaft zu empfinden und eine Beleidigung zu rächen. Seine Zielfertigkeit war so groß wie die Schnelligkeit, mit der er die Waffe gebrauchte, wenn man ihn provozierte."

Wir sehen, daß sich die biologische Wertung gegenüber den moralischen und sozialen Bedenken durchsetzt. Ein ganz seltenes Ideal war es, wenn beide Leistungen zusammenfielen, wie bei dem späteren Senator William M. Stewart von Virginia City[6], der es freilich nie zum Desperado brachte. Auf dem Kirchhof von Boulder, in Colorado, liegt Tom Horn[7]. „Physisch war dieser Mann (ein Berufsmörder) glänzend ausgestattet." Er

---

[1] WALTERS, S. 133. — Der Vergleich mit Raubtieren wiederholt sich.

[2] LANGFORD, S. 92.

[3] LANGFORD, S. 74. — Von Dutch Fred wird erzählt, er habe mit Helm Streit bekommen, Helm habe geschossen und nicht getroffen. Jetzt stellt sich Fred mit gekreuzten Armen vor ihn hin. Helm drückte ab und schoß dem andern, gegen jeden Komment der Grenze, mitten durchs Herz. Man kann aus Fred's Haltung schließen, daß er ein Deutscher gewesen ist.

[4] LYMAN, S. 53.

[5] LANGFORD, S. 429, 430.

[6] Stewart war ein Riese, der alles überragte. GLASSCOCK, S. 70.

[7] Über Tom Horn siehe FOWLER, S. 169; Pict. Hist., S. 242; Folklore, S. 335; RAINE, S. 82. Horn war deutscher Herkunft. Gibt die Bemerkung, daß die „Münze" dieses Mannes auf zwei Seiten beprägt worden war (Pict. Hist., S. 242), eine Erklärung? Hat der Mensch wie die Münze eine Vorder- und eine Rückseite?

war sehr groß, gerade wie ein Pfeil und von sehniger Zähigkeit. Alte Bilder zeigen schon den Einfluß der Haft, die der Exekution in Cheyenne vorausging. Horn war vier Jahre lang Angestellter der Pinkerton-Agentur gewesen.

Neben den vielen Riesengestalten treten auch winzige „Größen" der Grenze auf. Als Oberst Stevenson Kit Carson zum erstenmal sah, fiel er aus allen Wolken. „Der Kit Carson, den ich mir vorgestellt hatte, war sechs Fuß groß, der Herkules unserer Zeit, mit riesigem Bart und der Stimme eines Löwen ... Ich mußte aber feststellen, daß der wirkliche Kit Carson ein schlichter, einfacher, anspruchsloser Mensch war, der Größe nach ziemlich unter dem Durchschnitt, mit braunem, gelocktem Haar, bartlos oder nur mit schwachen Andeutungen von Bart, mit einer Stimme, die so sanft und zart war wie die einer Frau[1]." Das war der legendäre Held der Grenze. Er war so delikat, sagt ein anderer, der ihn kannte, so schüchtern und so klein, daß er jeden Kindertraum des westlichen Heros enttäuscht hätte[2]. Niemals gingen Sage und Wirklichkeit mehr auseinander[3]. Carson kann freilich nicht ein Desperado genannt werden.

Auch Wyatt Earp wollte seinen Augen nicht trauen, als Doc Holliday, der blutrünstigste Pistolen- und Messerheld, in sein Zimmer trat[4]. Dünn, klein, blaß, Blut in sein Taschentuch spuckend, erfüllte er in keiner Weise die berechtigten Erwartungen auf einen echten Desperado. Eine andere „halbe Portion" war Luke Short, einer der berühmten Ordnungswächter von Dodge[5]. So klein er war, so bekannt war seine Rauflust. Einen guten Beitrag zur Psychologie des sehr kleinen Mannes hat "Colorado Charley" geliefert. Er markierte den ausgepichten Bösewicht, den unfehlbaren Pistolenschützen und den intimen Freund von Wild Bill und Calamity Jane. Er hatte die feminine Fertigkeit, gut zu kochen. Dem winzigen Mann war es nicht gelungen, zum Marshal von Georgetown gewählt zu werden. In Ermangelung dieser autoritären Stellung wurde er Mitläufer echter Desperados und selbst ein Pseudo-Desperado[6]. Er war ein Gernegroß in jeder Beziehung.

---

[1] Sabin, Edwin L.: *Kit Carson's days.* 1809—1868, S. 317. Chicago 1919.

[2] Die literarische Ausmalung eines solchen Traums sieht so aus: Eine Waldszene. „Im Vordergrund erhob sich eine gigantische Figur, in Leder gekleidet, wie es Tradition war. Der eine Arm ruhte auf einer gewaltigen Flinte. Der andere Arm war um die Hüfte einer Frau ... geschlungen. Im Vordergrund lagen auf dem Boden ausgestreckt ein halbes Dutzend Indianer, die offenbar von dem fabelhaften Helden der unmöglich angezogenen Frau getötet waren." Das sollte der berühmte Kit Carson sein. Als einer ihm die Zeitschrift zeigte, in der dies alles stand, meinte Carson gelassen: „Meine Herren, das kann schon passiert sein, aber ich entsinne mich nicht mehr." Folklore, S. 26.

[3] Die wissenschaftliche Forschung stößt immer wieder auf diese Diskrepanz.

[4] Lake, S. 192.

[5] Vestal, S. 225.

[6] Horner, S. 201. — Obgleich er sich immer der dicken Freundschaft mit Wild Bill gerühmt hatte, wollte er die Gebühr für sein Grab nicht bezahlen, bis

2. Blaue Augen, rotes Haar, linke Hand

I

Wir würden auch dann nicht viel über den Zusammenhang zwischen Augenfarbe und Wesenszügen wissen — soweit er überhaupt besteht —, wenn Rassenmerkmale nicht störend im Wege stünden. Eine zeitgenössische Bemerkung leitet auf das Problem hin:

„Wenn man die Frage der blauen Augen aufwirft," meint SUTTON[1], „so habe ich keinen Desperado gekannt, der schwarze oder braune Augen oder Haare hatte. Alle waren blond und hatten blaue oder graue Augen ... Ich habe mich oft darüber gewundert."

RAINE schreibt der mittleren jener drei Gruppen von Männern, die schnell mit der Pistole zur Hand waren, „kalte, licht-blaue Augen" zu[2]. Kit Carson war blauäugig, die Haare sandfarben[3]. LOVE schildert die Erscheinung von Jesse James und spricht von seinen großen Augen, die eine leichte blaue Färbung zeigten. Er fügt hinzu: „Ich stelle nur eine Tatsache fest. Fast alle berühmten Desperados, die ich als Zeitungsmann kennengelernt habe, hatten blaue Augen[4]." Oft fällt das Wort stahlblau, auch „blau wie Eis". Kalte, beinahe metallische Augen finden wir bei manchen modernen Gangstern wieder[5], und wenn hier Beziehungen zum Wesen des Menschen bestehen sollten, so sind sie nicht untersucht worden. Bisweilen scheint im Glitzern dieser blauen Augen der Wahnsinn zu wohnen. John Brown, der Reformer und spätere Märtyrer, der nicht wenige kriminelle Züge aufwies und von der Mitwelt als Outlaw bezeichnet wurde[6], erschreckte einen Besucher. Er fand eine Spur von Irrsinn in Browns funkelnden grau-blauen Augen[7]. John Brown hatte zwanzig Kinder von zwei Frauen. Neben ausdrucksloser Härte finden wir bei den allergefährlichsten Typen des Outlaws klare oder milde blaue Augen. Sie scheinen zur oft erwähnten „sanften Stimme" zu passen. Dem subjektiven Eindruck der „kalten", der „tiefsitzenden" oder der „starren" Augen müssen anatomische und nervöse Verhältnisse zugrunde

---

die Kirchhofs-Gesellschaft drohte, die Leiche des Freundes an ein Panoptikum zu verkaufen.

[1] SUTTON, S. 232. — Auch ein anderer bekannter Pfadfinder, William Sublette, wegen einer Narbe später von den Indianern "cut face" genannt (ähnlich war der Spitzname Al Capones), war blauäugig und sandfarben. SABIN, Kit Carson's days, S. 111.

[2] RAINE, S. 215.

[3] VESTAL, Carson S. 3.

[4] LOVE, S. 44.

[5] Solche Augen hatte der berüchtige Gangster Joseph Guinta. Sein Spitzname war das „tanzende Torpedo". FRED D. PASLEY: *Al Capone.* The biography of a self-made man, S. 7. Garden City 1930.

[6] KARSNER: John Brown, S. 212.

[7] KARSNER, S. 256.

liegen. Lange Erfahrung läßt uns diese Menschen als unheimlich erscheinen. Über den Zusammenhang der Starre mit der blauen oder grauen Augenfarbe läßt sich nur sagen, daß die Verbindung auffallend häufig angetroffen wird. Dion O'Banion, der höchst gefährliche Gangster, der im November 1924 in Chicago erschossen wurde, wird so geschildert: „Seine bodenlosen, blauen Augen, weit geöffnet und niemals zwinkernd, starrten alle an, die seinen Blumenladen betraten[1]." Die Augenfarbe gehört zu den körperlichen Eigentümlichkeiten, die, soweit ich sehe, bei der Bildung von Spitznamen niemals Verwendung gefunden haben.

Beim Desperado sind dunkle Augen in hoffnungsloser Minderheit. Curly Bill, der berühmteste Desperado in der Geschichte Arizonas, fiel durch seine schwarzen Augen auf[2]. Bill Longley[3], ein Hühne von Mann, hatte kohlschwarze Haare und „kühne schwarze Augen[4]". Sheriff Slaughter, eine undurchsichtige Persönlichkeit, den wir noch kennenlernen werden, hatte nach einem Zeitgenossen in Tombstone „die schwärzesten, glänzendsten und durchdringendsten Augen, die er je gesehen hat. „Wenn sie mich ansahen", so erzählt er, „war es mir, als brennten sie ein Loch in mein Gehirn. Hätte jemand hinter meinem Kopf eine Zeitung hochgehalten, so würde ich mich nicht gewundert haben, wenn Slaughter durch meinen Schädel hindurch hätte die Annoncen lesen können[5]." Es ist nicht leicht, nach hundert Jahren Mann für Mann anthropologische Daten zu sammeln, obschon hier ein Versuch gemacht ist, späteren Forschungen einen Anstoß zu geben[6]. Im Cowboylied[7] öffnet der Sterbende noch einmal seine blauen Augen. Man wird daraus schließen können, daß blaue Augen das Schönheitsideal[8] der Zeit gewesen sind.

---

[1] Pasley, S. 45.

[2] Burns, S. 52.

[3] Eine alte Photographie findet sich in Pict. Hist., S. 123.

[4] Ripley, S. 46.

[5] Burns, S. 226.

[6] In der Zeit, mit der wir hier befaßt sind, bestand die amerikanische Einwanderung im wesentlichen aus Engländern, Iren, Skandinaviern und Deutschen. Aus Haiti, Kanada und Louisiana war ein nicht allzubreiter Strom französischen Blutes eingeflossen, der sich durch die Revolutionen von 1789, 1830 und 1848 zeitweise verstärkte.

[7] "He opened wide his blue eyes and looking all around. He motioned to his comrades to sit near him on the ground." Cowboy Songs, S. 57.

[8] Nach Ernest A. Hooton (zitiert von Mabel A. Elliott: *Crime in modern society*, S. 319, New York 1953) finden sich bei Kriminellen mehr blaugraue und gemischte Augen, während Nichtkriminelle mehr blaue und dunkle Augen haben. Statt „Nichtkriminelle" sollte Hooton „Nichtbestrafte" sagen, aber damit würde sich das ganze Problem wieder verdunkeln.

II

In einer früheren Untersuchung habe ich auf die Häufigkeit Rothaariger unter den Desperados aufmerksam gemacht[1]. Man darf freilich den Begriff der Rothaarigkeit nicht zu eng fassen. Die Schattierungen gehen vom Fuchs-, Kupfer- und Ziegelrot bis zum Nuß- oder Kastanienbraun oder zur Sandfarbe. Ich will mich nicht wiederholen, nur dem alten Material einiges hinzusetzen. Der Spitzname "Red" war vor hundert Jahren an der Grenze ebenso oft zu finden, wie er heute noch in Zuchthäusern der Vereinigten Staaten und in Namen der Gangster angetroffen wird. Erastus Yeager führte diese Beinamen. Rot war sein Haar und rot sein Bart[2]. SUTTON nennt Red Kelley und Red Buck; dieser liebte, einen Mann umzulegen, „nur um den Kerl hinfallen zu sehen[3]". Es gab in Dodge City einen Boxer, Red Hanley[4]. "Big Red" war ein Straßenräuber in Arizona[5], "Reddy" ein Desperado in Colorado[6]. Den gleichen Beinamen führte ein Mitglied des Sam Bass-Gangs. Seine rothaarige Ungeduld war so groß, daß er durch vorzeitiges Losknallen sich bei den Komplicen unbeliebt machte. Man dachte daran, Reddy für seine Voreiligkeit über den Haufen zu schießen, begnügte sich aber schließlich damit, ihn wegzujagen, worauf er die Schwarzen Berge von Dakota in größter Eile verließ[7]. Bei Richtern und Senatoren, die rothaarig[8] waren, sprach man respektvoll von rotgoldenem Haar[9].

Militärische Pfadfinder waren California Joe, „sechs Fuß groß, rothaarig, ergraut, knöchern"[10], und der bekannte Mickey Free, halb Mexikaner, halb Irländer. „Er hatte langes, feuerrotes Haar und ein blaues Auge; das andere war ihm von einem verwundeten Rehbock ausgehackt worden[11]." "Red Mike" brach mit andern aus dem Staatsgefängnis von Nevada aus. Er saß wegen Totschlags und war weithin wegen seiner

---

[1] *Redhead and Outlaw,* Journal of criminal law and criminology. 38 (1947). 1 ff.

[2] DIMSDALE, S. 126.

[3] SUTTON, S. 133 und 191.

[4] WRIGHT, S. 241.

[5] WALTERS, S. 165.

[6] GARDINER, CHARLES FOX: *Doctor of Timberline,* S. 94. Caldwell 1938.

[7] GARD, S. 69.

[8] Wyatt Earp war gelb „wie die Mähne eines Löwen". BURNS, S. 32. Der englische Ausdruck ist tawny, braun-gelb. Das rötliche hat der Bewunderer leicht verwischt. — Der Richter Belford in Georgetown hieß the "redheaded rooster of the Rockies," ein Beinamen, der die primitive Freude an der Alliteration gut zum Ausdruck bringt.

[9] Stewart, der spätere Senator von Nevada, hatte einen Schopf von „rotgoldenem" Haar. Er war flink in jeder Bewegung, vor allem, wenn es ans Schießen ging. LYMAN, S. 48.

[10] Walsh, S. 186.

[11] Life of Thomas Horn, written by himself. A vindication, S. 32. Denver 1904.

Streitsucht bekannt[1]. Durch die Straßen von Virginia City ging Anfang der sechziger Jahre Sam Brown, ein riesiger, etwas stumpfsinniger Mann mit Donnerstimme und rotem Backenbart, den er unter seinem Kinn zusammenzubinden pflegte. „Für Sam Brown war Töten ein Beruf, eine liebe Beschäftigung[2].“ Schon damals fiel auf, daß das Haar der Roten und Rötlichen besonders üppig war[3].

Woher diese vielen Rothaarigen im wilden Westen? Einmal kann die in vielen Sprichworten ausgesprochene Aversion Anlaß zur Wanderung gewesen sein. Aber auch an die beschleunigte Motorik der Rothaarigen[4] müssen wir denken, die dem rasch und sicher Schießenden Chancen des Überlebens bot. Rothaarigkeit berührt, soweit unser jetziges Wissen geht, die seelische Grundstruktur nicht. Wohl aber kann die unbestreitbare „Beschleunigung“ aller Reaktionen anlageverstärkend wirken, sie mag vorzüglich oder mangelhaft sein. Der Erfolg schnellster Innervation[5], auf der die damalige Schießtechnik beruhte, muß das Selbstgefühl des Rothaarigen belebt und sein Prestige erhöht haben, vor allem dann, wenn zur Kunst des Schießens die aufrauhende Wirkung der amtlichen Stellung hinzukam. Zuerst zu schießen, war nach Peel das ganze Geheimnis des Überlebens und Rechtbehaltens in jener Zeit, und an dieser Fertigkeit fehlte es dem Rothaarigen nicht.

III

Von Linkshändern, die unter Gangstern so häufig sind[6], hören wir nicht viel. Nach Stier finden sich mehr Linkshändige unter den Militärgefangenen als unter den einwandfreien Soldaten[7]. Ganz fehlen diese Varianten, auf die vielleicht nicht geachtet wurde[8], im Westen nicht. Wes Hardin scheint linkshändig oder mindestens ambidexter gewesen zu sein. Er erschießt wenigstens den Sheriff Helm mit der linken Hand.

---

[1] Drury, S. 161.

[2] Drury, S. 54.

[3] Glatzen scheint es damals nicht gegeben zu haben. Allerdings war die Bevölkerung durchweg jung.

[4] Siehe dazu meinen Aufsatz Redhead and Outlaw und das dort genannte Material.

[5] Vom Messer entwickelte sich damals die Waffe über die einläufige Pistole zum mehrschüssigen Revolver, den man leicht im Gürtel oder an verborgener Stelle tragen konnte. Zur Handhabung gehörte nicht nur schnelles Abdrücken, sondern vor allem rasches Herausreißen.

[6] Zahlreich sind die ‘Lefties’. — Bei der Beerdigung O’Banions ruhte seine linke Hand auf einem besonderen Kissen. Pasley, S. 321.

[7] Stier, Ewald: *Über die Linkshändigkeit in der deutschen Armee,* S. 27. Jena 1911.

[8] Im Englischen fehlen die zahlreichen kontinentalen Sprichwörter über den Linkshändigen.

Der Sheriff schwankt, als ob „er auf einem Seile tanzte" und bricht zusammen[1]. Die Desperados in Colorado zogen es vor, sich Sheriff Dave Cook zu ergeben, weil nach seinem Biographen[2] „augenblicklicher Tod in seiner Linken schlummerte, mit der er immer seine Waffe hielt". Bei Erregung scheint auch bei manchen Linkshändern die Rechte innerviert zu werden. So könnte man STIERs Beobachtung erklären, daß Linkshänder nicht selten beim Kartenausteilen die rechte Hand benutzen[3]. Aus Dodge City wird von einer Frau berichtet, die als Kutscher arbeitete, Männerkleidung trug und wie ein Mann lebte; sie war linkshändig[4].

Viel sorgfältiger achteten die Indianer auf Linkshänder[5]. Ein berühmter Steinwerfer unter den Cheyenne-Indianern hieß "Strong Left Hand". Links-Hand-Wolf und Links-Hand-Stier waren mächtige Jäger und Bogenschützen. Ich habe lange in der Nähe eines Tals gewohnt, das von Lyons nach Ward in den Rocky Mountains führt; man kommt durch eine Schlucht, die heute noch Left-Hand-Canyon heißt. Sie ist nach einem berühmten Häuptling benannt.

3. Defekte und körperliche Leiden

VESTAL geht zu weit, wenn er meint, daß wenige der großen Pistolenhelden den berechtigten Anforderungen an hohen Wuchs und physische Vollkommenheit genügt hätten[6]. Er führt Clay Allison mit seinem verkrüppelten Bein an, Wild Bill mit seiner femininen Erscheinung, „Schielauge" Frank Loving, der Ed Masterson erschoß und der nach einem Fall auf den Kopf so streitsüchtig geworden sein soll[7]. Richtig ist, daß inmitten von so viel Jugend und überquellender Kraft eine Reihe von Mängeln erscheinen, denen man sowohl das wandernde Ausweichen in die neueste Welt wie Sonderheiten des Verhaltens zuschreiben muß.

Sehstörungen und Mißbildungen des optischen Apparats begegnen uns oft. Der Mann, der Wild Bill in Deadwood hinterrücks erschoß, war „Schielauge" Jack Mac Call[8]. In der Geschichte Buffalo Bill's kommen „Triefauge" Dave und „Einauge" Blunt vor, mit denen er als Partisane arbeitete[9]. In Arizona lebte der einäugige Jack[10]. Dem Gang von Sam

[1] RIPLEY, S. 135.

[2] COLLIER, S. XIV.

[3] STIER, S. 14. — Von einem linkshändigen Staatsanwalt in Georgetown hieß es (HORNER, S. 142), daß man sich vor ihm hüten müsse, wenn er mit der rechten Hand schrieb. „Er war auf dem Kriegspfade."

[4] VESTAL, S. 14. — Die Schußwaffe trug sie dementsprechend auf der rechten Seite.

[5] GRINNELL, G. B.: *The Cheyenne Indians,* S. 259. New Haven 1923.

[6] VESTAL, S. 224.

[7] Der Erschossene hatte Loving durch einen kränkenden Hinweis auf seinen Defekt gereizt. VESTAL, S. 193.

[8] GARD, S. 59.

[9] CONNELLY, S. 93.

[10] LOCKWOOD, S. 72.

Bass gehörte Tom Spotswood an: „Sein rechtes Auge war mißgestaltet und größer als das linke[1].“ In Denver trieb sich ein Desperado herum, der Kuller- oder Stechaugen Ed (goggle eyed Ed) hieß[2].

Sprachstörungen beruhen auf angeborenen Entwicklungsfehlern, infektiösen Schädigungen oder Entzündungen gewisser Hirnpartien; hier ist ein Zusammenhang mit Mängeln der Gesamtpersönlichkeit nicht von der Hand zu weisen. Der Defekt wirkt wiederum auf die Haltung des Menschen zurück. Manche dieser Menschen ziehen sich in Berufe oder Situationen zurück, die an geläufige Sprache keine Anforderungen stellen. Ihr Schweigen wirkt bedeutsam und gibt Ansehen. Oder sie streben autoritative Posten an, in denen Einsilbigkeit berufliches Ornament ist. Schutzleute z. B. sollen nicht diskutieren: Sie geben kurze Anordnungen:

In Charleston im Staate Arizona war Jerry Barton der Ortspolizist. „Barton war ein ungemein starker Mann. Man sagte er habe mehrere Menschen mit der bloßen Faust getötet. Er war als Totschläger bekannt, und seine Pistolen wiesen mehrere Kerben auf.“

Er stotterte stark. Als man ihn einmal fragte, warum er so viele Menschen ums Leben gebracht habe, entgegnete er: „Der Abzugsfinger hat ge-sto-sto-stottert[3].“ Andere Stotterer, die die Obrigkeit vertraten, waren der Sheriff John Slaughter von Tombstone[4] und der Sheriff von Sutton County. Als ihn ein Polizeihauptmann anrief, bat er, daß jener zu ihm herüberreiten möge. Er werde sich so schneller mit ihm verständigen können[5]. Einen erfolgreichen Trick führte Stewart mit einem Zeugen in Kalifornien durch, der zu antworten versuchte, aber furchtbar stotterte. Seelenruhig behandelte er ihn, den niemand verstanden hatte, wie einen Entlastungszeugen für seinen Klienten und drang damit durch[6]. Bei schweigsamen Menschen oder solchen die einsam in Bergen oder Prärien wohnen, bleiben leichte Störungen oft unbemerkt. „Wir Stotterer sprechen nur, wenn wir müssen“, hat einer von ihnen gestanden, „oft verbergen wir unseren Defekt mit Erfolg ... Wir haben viele gelungene Kunstgriffe, die unsere Hemmung verhüllen oder unbedeutend erscheinen lassen[7].“

In einer von Jack Londons Erzählungen werden alle die Unfälle aufgezählt, die sich bei einem Gold bergenden See in Alaska ereigneten[8].

---

[1] Gard, S. 109.

[2] Collier, S. 32.

[3] Breakenridge, S. 107.

[4] Burns meint als Bewunderer, er habe nicht gestammelt, sondern die Sätze nur mit mehrfachen Wiederholungen angefangen (S. 227).

[5] Webb, S. 538.

[6] Stewart, S. 113.

[7] Mein *The criminal and his victim*, S. 100. New Haven 1948.

[8] London, Jack: *Smoke Bellew*, S. 64. Ausgabe New York 1954.

Recht oft werden im wilden Westen neben Unfallfolgen Mißbildungen von Armen und Beinen angetroffen. Lahmheit glich sich dadurch aus, daß jeder ritt. An Clay Allison, der hinkte, wollen Beobachter bemerkt haben, daß die Behinderung ihn noch beweglicher gemacht hatte[1]. In Arizona trieb sich "Cyclone Bill" herum[2], in Idaho beförderten Vigilantes den „Klumpfuß George" ins Zeitliche[3]. Holzbeine werden nicht selten erwähnt. Ein besonders gefährlicher Typ war Peg-Leg Watson (Holzbein Watson) in Colorado[4]. Peg-Leg Frank Elliott sieht auf einem erhaltenen Bilde auch nicht so aus, als ob er mit sich spaßen ließe[5]. SONNICHSON[6] spricht von einem Arthur Finney in Kalifornien und führt sein absonderliches Wesen auf die Verkrüppelung zurück. Er konnte nie vergessen, daß er sein linkes Bein verloren hatte[7]. „Er gehörte nicht zu denen, die ein Unglück besser macht; es ließ ihn „wie saure Milch gerinnen". Er wurde von Sheriff Slaughter aus dem Hinterhalt erschossen, nachdem er Trinker, dazu Spieler und Viehdieb im Nebenberuf geworden war. Es finden sich Andeutungen, daß körperliche Behinderung zu gewöhnlicher Arbeit untauglich machte und zu Paria-Beschäftigungen herabdrückte und daß dieser Niedergang den Verdacht eines Mordes verstärkte[8].

Da die schnelle und sichere Handhabung der Schußwaffe den sozialen Status wesentlich bestimmte, mußten Mängel der oberen Extremitäten schwer ins Gewicht fallen. In Arizona tritt ein "Three-fingered Jack" auf[9]. In Hays macht ein einarmiger Mann von sich reden, der, wenn er zuviel getrunken hat, die Stadt terrorisiert[10]. Aus Rube Burrow's Steckbrief erfahren wir, daß er einen kürzeren linken Arm hat[11]. Überhaupt verraten Steckbriefe und Leichenbeschreibungen zahllose Narben, Stichwunden, Schußverletzungen, ja Bißwunden[12]. Angesichts der vielen

---

[1] Folklore, S. 307.

[2] BREAKENRIDGE, S. 220.

[3] LANGFORD, S. 385. — Daneben gab es einen Sluefoot Thompson (RITCHIE, S. 90) und einen Reelfoot Williams (CANFIELD, S. 210). Warum sie Schleuder- oder Schüttelfuß hießen, erfahren wir nicht. Thompson war einmal in eine Bärenfalle geraten.

[4] TOM HORN, S. 261.

[5] Pict. Hist., S. 196.

[6] "The most ornery cross-grained critter I ever run up against." S. 223.

[7] SONNICHSON, S. 223. „Es schlug ihm aufs Gemüt."

[8] ELY, S. 61ff.

[9] LAKE, S. 182.

[10] CONNELLY, S. 128.

[11] Pict. Hist., S. 154.

[12] Die Narbe auf der Oberlippe der Prostituierten Laure Bullion muß eine solche Bißwunde gewesen sein. Pict. Hist., S. 200. Sie hatte außerdem zahlreiche Schnitt- und Stichwunden an ihrem Körper.

Unfälle kann es nicht wundernehmen, daß immer wieder von Amputationen die Rede ist[1].

Bei einer jungen, lebenskräftigen Bevölkerung, die sich aus überschüssiger Blutwärme zu Lady Godiva-Ritten verstieg[2], werden wir nicht erwarten, viel von chronischen Krankheiten zu hören. Dagegen machten sich Lungenentzündung[3], Fleckfieber, „Bergmannsschwindsucht[4]" periodisch breit. Der Nachricht von einem Malariaanfall Jesse James' wird die Bemerkung hinzugefügt, daß die Krankheit bei Freiluftmenschen häufig gewesen sei[5]. Nur ein chronisches Leiden tritt uns öfters entgegen. Es war die Tuberkulose. Die Krankheit hat wahrscheinlich das psychische Bild einzelner Desperados mitbestimmt.

Quantrill, der blutgierige Bandenführer, stammte aus einer Familie, in der Tuberkulose verbreitet war. Ein Kehlleiden wurde schon damals den Zerstörungen der Tuberkulose zugeschrieben[6]. Doc Hollidays tiefblasses Gesicht war ausgemergelt und die Zartheit der Züge gab ihm den Anstrich vornehmer Geistigkeit[7]. Er spuckte Blut. Man meinte, er habe sich mit seinem Leiden abgefunden und sei so schmal geworden, daß er nicht mehr leicht zu treffen war. Früher ein Zahnarzt, liebte er die Arbeit mit dem Messer, das ihm an einer Schnur um den Hals hing[8]. Neben seiner Spielwut war er ein enragierter Negerhasser. Wyatt Earp, der Hollidays Freundschaft nicht abschütteln konnte, hat ihn einen Depressiven genannt, den seine Krankheit zum Vagabunden gemacht hatte[9]. Halbtot von den Verwüstungen des Leidens, verachtete er das Leben[10], war ein leidenschaftlicher Spieler und der entschlossenste Pistolenschütze, den der vielerfahrene Wyatt Earp je gekannt hat.

[1] Am Leibe Wes Hardins fand der Leichenbestatter 10 alte Schußwunden und zwei Stichnarben (Ripley, S. 238). In Cole Youngers Körper waren 17 Kugeln eingebettet (Love, S. 428). An Jesse James Leiche wurden zwei große Schußwunden in der Brust, eine im Beine und am Mittelfinger der linken Hand ein fehlendes Glied festgestellt (Love, S. 347); daher trug Jesse gewöhnlich Handschuhe. — Im Steckbrief gegen Milton Sharp werden folgende Verletzungen aufgezählt (Drury, S. 316): Narbe über rechtem Auge, Narbe am Hinterkopf, Narbe auf dem rechten Unterarm, Narbe am ersten Finger der rechten Hand, Narbe im Genick, zwei Narben auf der rechten Kniescheibe. — Drury (S. 159) will den Desperado Bud Thompson gekannt haben. Wenn er den Kopf schüttelte, konnte man die steckengebliebenen Kugeln in seinem Schädel klappern hören. Wir wollen es ihm mit leichten Vorbehalten glauben.

[2] Lake, S. 175. „Völlig nackt, abgesehen von seinem Patronengürtel."

[3] Horner, S. 75 und 234.

[4] Horner, S. 75.

[5] Love, S. 91.

[6] Connelly, S. 43.

[7] Sonnichson, S. 47.

[8] Pict. Hist., S. 115.

[9] Lake, S. 196.

[10] Ihm galt weder das eigene Leben viel, noch das der anderen.

Daß tuberkulöse Prozesse den Spieltrieb aktivieren, ist möglich. Ein bekannter Spieler in Tombstone, Dick Clark, war tuberkulös. Wenn ein großes Spiel im Gange war, wiederholte sich der folgende Vorgang: „Dick bat, ihn für kurze Zeit zu entschuldigen — ‚Jungs', sagte er, ‚ich muß eine kurze Pause machen. Ihr wißt, ich muß Diät leben und zu Hause einen Happen essen.' Draußen stand ein Wagen. Dick fuhr nach Hause, nahm eine Morphiumspritze, ließ die anderen eine halbe Stunde lang warten und war wieder am Spieltisch zurück[1]." Ebenso litten Little Dave, der Posträuber, an Schwindsucht[2], auch Clarence Pite, der zur Bande von Jesse James gehörte[3]. Jim Burrows starb nach kurzer Haft an der Krankheit. Die Autoren der Pictorial History of the Wild West[4] fügen die interessante Bemerkung hinzu, Tuberkulose sei die Berufskrankheit vieler amerikanischer Desperados gewesen[5].

Es lag nahe und geschah sehr früh, daß Schwindsüchtige in der trockenen Luft Inner-Amerikas Heilung suchten. Grant schickte den General John A. Rawlins zum Bau der transkontinentalen Eisenbahn, damit er hier seine Tuberkulose auskuriere[6]. In Georgetown, hoch in den Bergen, siecht ein Journalist an Schwindsucht dahin und hält sich nur durch größte Willensanstrengung aufrecht[7]. Schon damals gingen viele Leute ihrer Lunge wegen nach Colorado[8], wird auch schon das Wort "lunger" gebildet, das die Philologen auf Rudyard Kipling zurückführen[9]. Man sucht gewisse Berufskrankheiten, wie die Tuberkulose der Hutmacher, im Westen auszukurieren, und so erfand John B. Stetson den Cowboy-Hut, eine Nachbildung des mexikanischen Sombrero[10]. Wandertrieb, Alkoholismus, Spieltrieb können leicht Ausdrucksformen der leichten motorischen Unruhe sein, die mit dem Temperaturanstieg des tuberkulösen Prozesses einhergeht.

Es kam vor, daß eine schwere Verwundung auf neue therapeutische Möglichkeiten hinwies. Bei einem Zusammenstoß wurde einem Schwindsüchtigen die Lunge durchschossen. Als die Verletzung geheilt war, war auch die Tuberkulose verschwunden[11]. Zu den gefährlichsten Menschen,

---

[1] Sonnichson, S. 136.

[2] Walters, S. 202.

[3] Love, S. 337.

[4] Pict. Hist., S. 153.

[5] Daß diese Naturburschen die Enge der Haft nicht vertrugen, ist kaum verwunderlich. Wir haben die gleiche Erfahrung mit Zigeunern gemacht.

[6] Sabin, S. 150.

[7] Horner, S. 145.

[8] Walsh-MacLean, S. 20.

[9] Partridge, S. 500; er will den Ausdruck zum ersten Male im Jahre 1893 gefunden haben.

[10] Folklore, S. 11.

[11] Drury, S. 164.

die der Westen gekannt hat, zählte Marion Hedgepath[1], der seine Eisenbahn- und Banküberfälle in blauem Anzug, weißem Hemd und schwarzem steifem Hut verübte. Obschon die Tuberkulose langsam eine Ruine aus ihm machte, starb er mutig fechtend in Chicago. Schwer verletzt raffte er sich noch im Sterben auf, nahm den Colt in beide Hände und schoß auf den Kriminalbeamten, der ihn tödlich verwundet hatte[2].

C. Die psychologischen Typen

1. Spieler und Erregungssüchtige

Die Einteilung der Gunmen in echte Bösewichter, halb-gute Gesellen mit Schattenseiten und ganz famose Leute führt nicht weit. Wir müssen einen mühseligeren Weg gehen, und bei diesem Unternehmen werden uns Mischformen und atypische Erscheinungen verwirren. Paradoxe Formulierungen erfreuen uns für einen Augenblick, dienen aber schwerlich tieferer Einsicht. So hat eine alte Zeitung in Wyoming davon gesprochen, daß die Entwicklung den Augenblick herbeiführte, an dem „krimineller Gesetzlosigkeit mit protektiver Gesetzlosigkeit“ begegnet werden mußte[3], obschon man zugeben muß, daß diese Anschauung überdacht zu werden verdient. Noch weniger können moralische Traktate die Stelle kritischer Betrachtung einnehmen. So schreibt ein Autor[4]: „In keinem einzigen Falle stellte der Bandit des Westens einen Menschentyp dar, den man hätte bewundern können. In Wirklichkeit war er ein Krimineller niederen Grades, der andere ausraubte und jederzeit bereit war, Widerstand durch Mord zu brechen.“ Gleich danach verrät der Autor seinen rein didaktischen Zweck[5]: „Es ist die eigentliche Aufgabe dieses Buches, bei wahrheitsgemäßer Darstellung den Lesern und vor allem jungen Leuten, die Überzeugung zu vermitteln, daß es sich in keiner Weise lohnt, Desperado zu werden.“ Ein so einfaches Ziel kann sich die Wissenschaft nicht setzen.

Wenn wir zuerst von „Spielernaturen“ sprechen, so soll der Begriff des „Spiels“ sich nicht auf die Äußerungsform des Glücksspiels beschränken. Es handelt sich in einem viel weiteren Sinne um Menschen, bei denen Erregung, gespanntes Erwarten und jähes Erleben mit heftigen Lustgefühlen einhergeht. Einsatz und Gewinn stehen in keinem Verhältnis, und gerade diese Lücke des Irrationalen trägt zur Spannung bei. Glücksspiel und tolles Wagnis sind zwei Formen des Abenteuers. Spiel

[1] Pict. Hist., S. 149; bringt ein gutes Bild des bedenklich aussehenden Mannes, dem die Frauen nachliefen.

[2] Pict. Hist., S. 150.

[3] Lorah B. Chaffin: *Sons of the West*, S. 110. Caldwell 1941.

[4] Graves, S. 5.

[5] Graves, S. 30.

erzeugt immer neue Spiellust und wird leicht zu unbeherrschbarer Leidenschaft. Der Vergleich mit fieberhaften Zuständen[1] ist vielleicht physiologisch nicht ganz exakt, psychologisch aber kaum falsch. Nervöse Bahnungen schleifen sich tief ein, und die Ähnlichkeit mit der Wirkung von Genußgiften ist unverkennbar.

Spiel setzt eine Erregung fort, die in uns sitzt und einen Ausweg im Abenteuer des Spiels oder in irgendeinem anderen Wagnis mit hohem Einsatz sucht und findet. Die Eintönigkeit der Grenze war so groß, daß es schon als lustvolle Abwechslung empfunden wurde, wenn zwei Hunde aneinander gerieten. Daher die elementare Freude an Hahnen-[2], Stier-[3] und anderen Tierkämpfen und jedem aufregenden Spektakel überhaupt, Bränden, Explosionen, Schießereien und Hinrichtungen[4]. Die stärkste Form der Abwechslung in diesem Einerlei und diesem von Jugend und Vitalität durchpulsten Leben war der jähe Tod. Er hatte die leere Stelle der Liebe auszufüllen, die sonst die Gefühlswelt der Menschen aufwühlt und erschüttert.

Es ist schwer, sich in die Seele der Menschen von damals hineinzudenken. Schon die ersten Jahre, nachdem Gold entdeckt worden war, schienen unwirklich und unwahrscheinlich. Wilde Erregung durchflutete San Francisco. Ein Chronist hat behauptet, der „hohe Blutdruck dieser Zeit habe alle, die an ihm litten, unfähig gemacht, eine wahrhafte und geordnete Darstellung des Lebens von damals zu geben“[5]. Wer in den fünfziger Jahren in San Francisco gelebt hat, gab in einer Art Benommenheit die verschiedensten Verhaltensweisen der Bevölkerung zu: die Verworfenheit, die Frömmigkeit, die Heiterkeit, den Ernst, die Brutalität und die Friedfertigkeit der Epoche. „Wie viele respektable und nüchterne Menschen in den Spielhöllen damals zugrunde gingen oder sich blindlings lockeren Frauen an den Hals warfen, wird keiner je erfahren[6].“

Gefühle waren unklar und verworren, die Sprache ausgelassen und verändert. Ein jeder spielte. In großen, hell erleuchteten Hallen, bei wilder Musik, unter seltsamen Menschen war der Klang des Goldes eine hinreißende und furchtbare Verlockung[7]. In späteren Tagen ließ sich die

---

[1] Von einem Gangster unserer Zeit heißt es: „Spiel war ein verzehrendes Fieber in ihm. Es schwächte seine moralische Natur. Es unterjochte ihn wie ein Genußgift. Sein Verlangen danach war unauslöschlich; schließlich ruinierte es ihn.“ Pasley, S. 274.

[2] Martin, S. 114; Drury, S. 91.

[3] Siehe die Beschreibung eines Stierkampfes in Dodge City, bei Vestal, S. 232f.

[4] Sie wurden mit großem Zeremoniell und unter gewaltigem Auflauf durchgeführt, wenn es reguläre Exekutionen waren. Drury, S. 162.

[5] Royce, S. 396.

[6] Royce, S. 397

[7] Siehe die ersten Eindrücke des Ankömmlings bei Gerstäcker, S. 37.

Gewalt, die trieb und hetzte, nicht mehr erklären. „Selbst Richter und Geistliche umdrängten die Tische und spielten wie alle anderen[1]."

Aber Glücksspiel lag damals auf einer anderen moralischen Ebene. Nach Bat Masterson, der in seiner kurzen Heldenkarriere als Autorität galt, war Glücksspiel „nicht nur die bedeutsamste und lukrativste Industrie der Stadt (Dodge City), sondern zählte auch zu den angesehensten Berufen[2]". LAKE[3] ist dieser Auffassung beigetreten, ja er hat behauptet, Spiel habe im Westen die gleiche Rolle eingenommen wie später Golf. Nach diesem Gewährsmann bekleidete der Halter einer Spielbank eine höhere soziale Stellung als der Bankier auf der anderen Seite der Straße. Glücksspiel sei damals eine gesetzlich anerkannte Tätigkeit gewesen, die ebenso wenig Mißachtung eintrug wie heute ein Gemüseladen.

Die legendären Spielertypen[4] waren alle hervorragende Schützen. Ben Thompson, der König der Spieler, war ein „Killer"[5], mit dem sich keiner messen konnte[6]. Luke Short erwarb sich solchen Ruf, daß Inhaber von Spielhöllen ihn zum Schutze der herumliegenden Goldhaufen anstellten[7]. Wir kennen die Praxis aus Tombstone. Um sich vor unliebsamen Störungen zu schützen, ließ der Pächter des Lokals zuerst Luke Short, dann Bat Masterson von Dodge City kommen[8]. Schließlich bot er, um ganz sicherzugehen, Wyatt Earp Teilhaberschaft an. Die Einkünfte des früheren Sheriffs wurden auf tausend Dollar die Woche, bisweilen an einem einzigen Tage, geschätzt[9]. Neben seiner Stellung als Marshall des Bundes spekulierte Wyatt erfolgreich in Grundstücken[10].

Spiel ist Messen der Kräfte. Je nach der Ehrlichkeit steigt oder fällt das Moment des Zufalls. Aber im Spiel werden Kampfinstinkte wach. Bei einem Boxkampf in Virginia City gefiel die Entscheidung des Schiedsrichters nicht. „In wenigen Minuten blitzten Messer, funkelten Pistolen. Schüsse durchhallten Geschrei und Gefluche. Die Verwirrung wuchs, Pferde, die draußen angebunden waren, rissen sich los. Alle Kameradschaft war vergessen und jeder Mann, der zugegen war, stürzte sich ins

[1] ROYCE, S. 391. — „So wenige Männer spielten in San Francisco überhaupt nicht, daß man sie gar nicht bemerkte."

[2] VESTAL, S. 59.

[3] LAKE, S. 73.

[4] Wyatt Earp, Bat Masterson, Doc Holliday, Ben Thompson, Phil Coe, Bill Longley, Jack Harris, Luke Short, und viele andere.

[5] Unser „Totschläger" stammt noch aus der Zeit der stumpfen Waffen. Das englische "killer" hat schon die Schußwaffe in seine Bedeutung aufgenommen.

[6] LAKE, S. 76 und 77.

[7] VESTAL, S. 226.

[8] MARTIN, S. 52.

[9] LAKE, S. 250.

[10] LAKE, S. 236.

Gemenge[1]." Daß der Anblick von Kampf kriegerische Gelüste erregt, ist sicher. Umgekehrt hat man die blutige Karriere vieler Spieler aus abgedämpfter Kampfneigung hergeleitet, die sich nicht immer mit der Symbolik des Spiels begnügte[2], sondern zu muskulärem Wettstreit oder zur Schießerei überging.

Spieler des wilden Westens hatten eine Berufskleidung, eine Berufshaltung und eine Berufsethik. Der Deutsche GERSTÄCKER[3] konnte sich eines gewissen Respektes nicht erwehren, als er den Spieler Bill Siftly sah:

„Um die hohe kräftige Gestalt hing eine bunte mexikanische Zerape, in der gleichen Art um die Schulter geschlagen, wie sie die Spanier und die Kalifornier tragen. Den Kopf deckte ein brauner, breitrandiger Filzhut, unter dem die kleinen, stechenden Augen aus einem Wald von Haupt- und Barthaaren hervorschauten. Die Beine staken in schwarzsamtenen, an den Seiten offenen und am Schlitz reich mit silbernen Knöpfen besetzten Hosen, und an den Stiefeln klirrten ein paar schwere mexikanische Sporen von polierter Bronze. Auch die entgegengestreckte, weiße, fast zarte Hand funkelte von fünf oder sechs steinbesetzten Ringen[4]."

Dieser Mann kennt oder zeigt keine Furcht[5]. Er ist ein Fatalist, wie es dem echten Spieler wohl ansteht. So kam es, daß Selbstmord unter Spielern häufig war[6].

Wo andere mühselig Geld verdienten[7], waren auch Spieler zu finden, obschon man bezweifeln mag, ob wirklich in den ersten Tagen Colorados hinter jedem Goldgräber fünf Spieler her waren[8]. Eine ihrer Methoden griff neben der Fingerfertigkeit zur Gewalt. Ein Streit wurde vom Zaun gebrochen (jener Streit, der heute noch beim gewerbsmäßigen Betrüger

[1] GLASSCOCK, S. 126.

[2] VESTAL, S. 59. — VESTAL (S. 60), erzählt von Falschspielern, so von einem angeblichen Geistlichen, der jede Runde mit einem Gebet eröffnete und, auf einer falschen Karte ertappt, erklärte, der liebe Gott müsse sie dahin gesteckt haben. — Ein anderer Schwindler bestellte aus Angst, erkannt zu sein, ein Sandwich und schluckte die gefährliche Karte mit dem Schinkenbelag herunter. Von da an hieß er: Friß-sie-auf-Jake. — VESTAL (S. 62) bringt auch eine hübsche Geschichte von hereingelegten Falschspielern, die in ihre Technik hineinsehen lassen. „Wir gaben ihm alles, was wir nebenbei hatten, Extrakarten, falsche Karten, markierte Karten, aber er gewann immer weiter." Dieser Super-Gauner trug die Maske ländlicher Einfalt. "He was the greenest Kid I ever saw", meinte später einer der Verlierer.

[3] GERSTÄCKER, S. 31.

[4] Ein solcher Spieler, Doughnut Bill, tritt vor den Richter und „streicht den gefärbten Schnurrbart mit seiner von Ringen beladenen Hand". Folklore, S. 409.

[5] „Fürchten, bah", zischte der Amerikaner verächtlich zwischen den Zähnen. „Wenn es ein Wesen ist, dem sich mit Pulver und Blei oder kaltem Stahl beikommen läßt, was hast du da zu fürchten! Ich fürchte den Teufel nicht." GERSTÄCKER, S. 42.

[6] Siehe den Spieler in Bret Harte's Poker Flat, Kalifornische Erzählungen. Bd. I, S. 75.

[7] Hunderte von betrügerischen Spielern hatten schon vorher den Nachtrab der vielverdienenden Büffeljäger gebildet. LAKE, S. 60.

[8] KARSNER, S. 26.

eine Rolle spielt), die Lichter wurden ausgeschossen und im Dunkeln verschwanden die Spieler mit dem Geld des Neulings. Viele Spieler waren wohlbekannte Rauhbeine[1], ihr Argument war der Revolver, seine Überzeugungskraft durchschlagend. Wenn berufsmäßige Spieler untereinander in Streit gerieten, so gab die gleiche Schußwaffe in Gestalt eines Duells den Ausschlag[2].

Es gibt viele „Spieler", die nie eine Karte in die Hand genommen haben. Das Risiko, das hohen Gewinnes wegen dabei eingegangen wird, kann das Leben, die Gesundheit oder die Achtung der Menschen sein. Die Alles- oder -nichts-Haltung gehört zur Psychologie des Jugendlichen, erhält sich aber oft bis ins mittlere Alter. Wenn das Spiel mit allem, was wir sonst sorgsam hüten, glückt, so schenken wir der Leistung hohe Bewunderung. Mißlingt das Wagnis, so tadeln wir den Achtlosen und denken an die Regeln der Wahrscheinlichkeit. Sprachlich deuten wir mit den Ausdrücken „tollkühn" oder "foolhardy" die Beimischung von Zügen an, die nicht mehr der normalen Psychologie angehören, wie wir ja auch von Spielwut und vom Spielteufel sprechen. In vielen Desperados steckte etwas von der Sucht, mit eigenem und auch mit fremdem Leben zu würfeln. Es ist von tiefer Symbolik, wenn Wyatt Earp, der glücklichste und daher der größte unter den Sheriffs des Westens, im Sterben sagte: „Das Spiel ist aus[3]."

In verwirrender Fülle legen alle überkommenen Erzählungen das Hauptgewicht auf heroische und gelungene Taten. Sie verbergen das verwegene und nutzlose Spiel mit dem Leben, in dem es nur wenige Gewinner gab. Es mag daher lohnen, die Todesart einiger Größen[4] in kalter Tabellenform aufzuzählen (s. folgende Tabelle).

2. Geltungskranke und Akteure

I

Heftiges Geltungsbedürfnis, im Grunde ein infantiler Zug, kann sich bis ins hohe Alter fortschleppen. Die senilen Persönlichkeiten, die sich von Zeit zu Zeit als Jesse James ausgaben und teilweise Glauben fanden, waren wieder Kinder geworden. Wir besitzen das Bild eines solchen Mythomanen[5], 101 Jahre alt, was wahrscheinlich auch nicht stimmte.

[1] LAKE, S. 61.

[2] „Die Erschießung eines Falschspielers durch einen andern wurde im großen und ganzen als eine gute Sache angesehen. Die Gemeinde sparte Geld." GLASSCOCK, S. 217. — Spieltrieb und Gewalttat machten keine Sorge, solange sie nur miteinander kollidierten. In einem Falle verspielte ein junger Mann seine Herde, ging hinaus und schoß sich eine Kugel in den Kopf. Das Spiel ging weiter. HALEY, S. 47.

[3] BURNS, S. 162.

[4] Gemeint sind Berühmtheiten diesseits und jenseits des Gesetzes, formal aber aufgeteilt.

[5] Pict. Hist., S. 44.

A. *Sheriffs, Marshals und Detektive*

Name	Art des Todes
1. Wyatt Earp	stirbt (80 Jahre alt)
2. Wild Bill Hickock	erschossen
3. Bat Masterson	stirbt in New York
4. Ed Masterson	erschossen
5. Bill Tilghman	erschossen
6. Henry Plummer	gehängt
7. Jeff Milton	stirbt (85 Jahre alt)
8. Jack Blackburn	erstochen
9. Pat Garrett	erschossen
10. Jack Helm	erschossen
11. Charles Siringo	erschossen
12. George Scarborough	erschossen
13. John Selman	erschossen
14. Thomas Nixon	erschossen
15. Tom Horn	gehängt

B. *Desperados*

Name	Art des Todes
1. Jesse James	erschossen
2. Frank James	gestorben
3. Bob Ford	erschossen
4. Joseph A. Slade	gehängt
5. Bob Younger	gestorben im Zuchthaus an Tb.
6. Jim Younger	Selbstmord
7. Cole Younger	gestorben
8. Bob Dalton	erschossen
9. Grat Dalton	erschossen
10. Emmet Dalton	stirbt als Reformer
11. Frank Dalton	erschossen
12. Cherokee Bill	gehängt
13. Joaquin Murieta	erschossen
14. Clay Allison	verunglückt
15. Wes Hardin	erschossen
16. William P. Longley	gehängt
17. Ben Thompson	erschossen
18. Sam Bass	erschossen
19. Jim Gordon	gehängt
20. Charles Harrison	von Indianern getötet
21. Sam Brown	erschossen
22. Jack Harris	erschossen
23. Buckskin Frank Leslie	verschollen
24. John Ringo	erschossen ? Mord ? Selbstmord ?
25. Jim Murphy	Selbstmord
26. Rube Burrows	erschossen
27. Jim Burrows	stirbt im Zuchthaus an Tb.
28. George Sontag	erschossen (bei Ausbruch)
29. John Sontag	erschossen
30. Harvey Logan	Selbstmord
31. Lonny Logan	erschossen
32. Butch Cassidy	Selbstmord
33. Henry Starr	erschossen
34. Marion Hedgepeth	erschossen
35. Billy the Kid	erschossen
36. Black Jack	gehängt

Der enge Zusammenhang von Vernichten und Vernichtetwerden ist deutlich erkennbar.

Erwachsene streben nach der Anerkennung, die aus echter Leistung kommt. Geltungskranke begnügen sich mit Scheinverhältnissen, auffallender Kleidung, studierten Mannerismen, dem Eindruck des Ungewöhnlichen. Es kann nicht ausbleiben, daß das Idealbild, das er mit kümmerlichen Mitteln zu verkörpern sucht, in Situationen hineintreibt, denen seine Kräfte nicht gewachsen sind. Er schauspielert sich ins

Verderben hinein und erliegt den Ansprüchen, die die Heldenrolle an ihn stellt.

Zwischen Desperados, Desperado-ähnlichen Spielarten und Theater- wie Zirkusleuten ist bisweilen eine ausgesprochene Affinität ersichtlich. Wenn sie älter werden, gehen diese Typen zur Bühne oder zum Film über; es ist der Durchbruch einer Anlage, die schon in aktiveren Stadien der Heldenlaufbahn sich andeutete. Ich glaube, daß früher Tod in vielen Fällen Desperados verhindert hat, auf einer neuen, weniger gefährlichen Szene heroische Rollen zu spielen.

An dieser Stelle taucht der Imitations-Desperado auf. Er erwirbt Anspruch auf Mitruhm, indem er sich einer anerkannten Größe anschließt und nicht nur seine bewunderten Allüren annimmt, sondern selbsterfundene Effekte hinzufügt. Ein vielgefürchteter Name wird usurpiert. Colorado Charley war klein, flink, nett und nicht ohne Mut. Er hieß der „Dandy der Schwarzen Berge". Er drängt sich in Deadwood an Wild Bill heran und ruhte nicht eher, als bis er mit ihm zusammen wohnen konnte. Schon damals machten sich die Zeitungen darüber lustig, daß er als todsicherer Schütze und rücksichtsloser Spieler sein großes Vorbild posiere. Andere, die den Genuß des von ihnen verbreiteten Schreckens gekostet hatten, wurden durch den billigen Erfolg in immer schlimmere Untaten hineingezogen. Nach zuverlässigen Nachrichten zerfleischte Sam Brown in Virginia City einen harmlosen Gesellen mit dem Messer; während die Reste seines Opfers auf dem Fußboden zusammengelesen wurden, legte er sich auf einen Tisch und schlief ein[1]. Die Leute, die einen großen Bogen um ihn machten, hatten schon damals den Eindruck, daß er eigentlich ein Hasenfuß sei und die Rolle des übermenschlichen Bösewichts vor sich wie vor anderen aufführe. Ein friedlicher Deutscher, aufs Blut gereizt, schoß ihn mit einer Schrotflinte in Stücke. Jetzt war jeder überzeugt, daß Sams Desperadotum nur ein Bluff gewesen sei. Der Deutsche, der seinen eigenen Mut kaum begreifen konnte, wurde sofort zum Sheriff gewählt[2]. Mit einem Male wußten alle, daß Sam Brown, der 15 Menschen auf dem Kerbholz hatte, nichts als ein Großmaul gewesen war.

II

Jeder aufmerksame Beobachter jener Zeit hat auf die damalige „Lust am Fabulieren" hingewiesen. Die Neigung zum Aufschneiden ist ein infantiles Symptom[3], das wir in den Übertreibungen der Märchen und Sagen wiederfinden. Mit unerfahrenen Mitmenschen ein wenig Komödie zu spielen, war das größte Vergnügen aller Alteingesessenen an der Grenze.

---

[1] Glasscock, S. 99ff.

[2] Drury, S. 164.

[3] Siehe die Vorliebe des Westens für Tall Tales (Miller, S. 304) und Komödiespielen (Folklore, S. 28).

Man leistete sich einen Jux mit aufdringlichen Gelbschnäbeln aus dem Osten, mit Schürzenjägern, selbst mit fiktiven Toten. VESTALs Erklärung[1] trifft den Kern der Sache: Unter Indianern, Klapperschlangen, tollwütigen Stinktieren, Wölfen, Pferdedieben und Totschlägern sei Lachen erlösende Entspannung gewesen. Das Dasein an der Grenze war monoton; es verlangte nach Abwechslung, nach Unterbrechung irgendwelcher Art. Daneben wird noch ein anderes Bemühen sichtbar, das wir aus der Geschichte Buffalo Bills gut kennen.

Die Übertreibung hatte die Funktion der Unterhaltsamkeit und damit einer gesellschaftlichen Tugend. In seiner Studie über den wahren Buffalo Bill sucht Walsh seinen Heros ein wenig weißzuwaschen. Er will die Geschichten etwas abmildern, die über den heldenmütigen Scout umgingen, und beschreibt, wie diese Männer sporenklirrend ins Fort zurückkamen, unrasiert, mit Skalps und anderen seltsamen Trophäen behängt. „Unter dem Einfluß des Heldenkults und manchen kräftigen Schlucks erzählten sie den Weibern und den Novizen des Lebens im Westen ‚lustige Lügen'[2]. Man soll sie deshalb nicht zu hart verurteilen. Mächtig zu lügen, war Landesbrauch. Es war der Reiz jeder Zusammenkunft. Der faszinierende Lügner war wohlbeliebt." Sicher sind die Mordsgeschichten als Expreßreiter und der Zweikampf mit Chief Yellow Hand voller Übertreibungen[3]. Schon andere haben sich über die Legende des Expreßreiters lustig gemacht. LYMAN[4] hatte eine solche Saga aufbewahrt: „Ein anderer Postreiter ritt tollkühn in die Station ein. Wie die Klauen eines Vogels, so umklammerten seine dünnen Finger die Mähne des Pferdes. Man konnte sie nicht aufbrechen. Den Griff zu lockern, mußte man die Mähne abschneiden. Der Reiter war schon seit Stunden tot."

Wir dürfen nicht zu den echten Desperados übergehen, bevor wir nicht ein paar andere Gestalten geprüft haben. Man hat, mit Recht oder mit Unrecht, Kalifornien ein Land genannt, in dem die Übertreibung gedeiht[5]. Sutter, dem niemand eine bedeutsame Rolle in der Entwicklung Kaliforniens absprechen wird, kam mit dem Anspruch nach dem Westen, Hauptmann in der Schweizergarde der Bourbonen gewesen zu sein[6]. Er

[1] VESTAL, S. 74ff.

[2] "jovial lies — which are supposed to be enjoyed but not believed." Folklore, S. 28.

[3] WALSH, S. 132ff.

[4] LYMAN, S. 99.

[5] Folklore, S. 29 "The Californian ... has become known as a boaster and a booster."

[6] ZOLLINGER, JAMES PETER: *Sutter*, the man and his empire, S. 25f. New York 1939. „War nicht beinahe jeder Einwanderer unter dieser oder jener falschen Behauptung hereingekommen, seitdem sich Kolumbus den Indianern als Gott vorgestellt hatte? Das Land war voll von Leuten, die sich selbst irgendeinen Titel verliehen hatten, vom einfachen Hauptmann bis zum stolzen Grafen oder Prinzen. Bekannte Offiziere in Washington, Kalb und Steuben zum Beispiel, hatten sich mit nachlässiger Gebärde in den Adelsstand erhoben."

war bedacht, sich den Anschein eines altgedienten Offiziers zu geben. Zynisch meint ZOLLINGER, daß diese kleine Schwindelei in das „Eldorado der Schwindler" hineingepaßt habe[1]. In Wirklichkeit war Sutter, der am Sacramento-Fluß eine Kulturtat vollbrachte, von einem Steckbrief verfolgt nach der pazifischen Küste gekommen.

Ein anderes Beispiel ist Chris Madsen[2]. TILGHMAN, der gesunden Menschenverstand und ein kritisches Auge besaß, stellt seinen Freund als einen blonden, kleinen, energischen Mann vor und meint bewundernd, mehr geschichtliche Geschehnisse hätten sich in dem unscheinbaren Mann angehäuft, als er Zoll groß gewesen sei. Seine Geschichte wird folgendermaßen erzählt: „Sohn eines dänischen Offiziers, hatte er eine bessere Erziehung genossen. Als Preußen 1864 Schleswig-Holstein den Krieg erklärte, habe er, 14 Jahre alt, in der Armee gekämpft. Vater und Bruder fielen. Dann besuchte der junge Christian die Militärakademie in Dänemark, meldete sich zur Fremdenlegion, diente in Algier und kämpfte 1870/71 wieder gegen den deutschen Feind. In den Vereinigten Staaten nahm er Militärdienst und war 15 Jahre lang in Grenzposten in Garnison. Er war Zahlmeister... Nach dem Massaker von Custer nahm er an einigen der härtesten Kämpfe und Märsche gegen die Indianer teil. Schließlich ging er zur Polizei." 1914 gründete der Übermensch eine Filmgesellschaft und trat als Darsteller erlebter und nicht erlebter Heldentaten auf.

Es hat Großtuer in allen Ländern und zu allen Zeiten gegeben. Niemals aber war die Sprache der Prahlhänse blumenreicher, phantasievoller und pittoresker als damals, und die Übersetzung in eine fremde Sprache hat Mühe, ihrer derben Bildhaftigkeit nachzukommen. Ein Minenbesitzer, der zum Senator gewählt werden wollte, saß mit Freunden beim Wein. Hereinkam ein häßlicher Kerl mit Stiernacken und überlangen Armen und bot seine Dienste an. „Herr Jones", sagte er, „ich bin der Fiedler von Calaveras. ... Ich bin das Streitroß der Berge und ein Kriegsmann direkt aus der Hölle. ... Was Sie brauchen ist ein guter Kämpfer ... ein Mann, der zur Urne geht, rechts und links um sich haut und durch alles hindurchwatet, was da kommen mag[3]." Als ein anderer „Held" auftauchte, kroch der Großsprecher zu Kreuze.

---

[1] BLAISE CENDRARS beschreibt den Passagier an Bord des Schiffes nach Amerika mit den kurzen Worten: «A bord il y a August Sutter, banqueroutier, fuyard, rôdeur, vagabond, voleur, escroc.» (S. 27).

[2] Ein Bild ist in Pict. Hist., S. 170 zu sehen. Zur Lebensgeschichte siehe TILGHMAN, S. 189ff.

[3] GLASSCOCK, S. 263. — Die Erzählung verdient kurz wiedergegeben zu werden. Auf die schlichte Frage, was er für seine Wahlhilfe verlange, antwortete das „Kampfroß der Berge": „Ich kann die Arbeit nicht unter 1000 Dollar leisten. Die Kerle sind hierzulande sehr rauh ... Es kann leicht sein, daß ich in Stücke geschlagen, von Kugeln durchsiebt, entweder mausetot gemacht oder zum Krüppel

Viele Hymnen der Selbstberühmung verraten manische Stimmung oder alkoholische Stimulation. Cowboys im alten Tascosa pflegten nach SUTTON[1] folgenden Cantus zu singen:

„Löwen der Berge, ich habe sie in ihre Höhlen gescheucht, Wildkatzen sind mir Gespielen, gerungen hab ich mit Grizzlies, Tausendfüßler konnten mein zottiges Fell nicht durchbohren, Klapperschlangen bissen mich, krochen davon und starben daran. Ich bin so wild wie das Pferd, das die Weite durcheilet, Moos wächst auf meinen Zähnen, und Blut schäumt böse in meinen Adern. Ich bin übelgesinnt und struppig, voll Flöhe, unter den Knien niemals gestriegelt. Ich bin ein wilder Wolf, und nächtlich zu heulen ist jetzt meine Stunde."

Was läßt sich mit diesen Werwolfsensationen psychologisch anfangen? Gehörten sie zu dem Zurücksinken in Verwilderung, haben wir unter dem Druck primitivster, ursprünglichster Verhältnisse Symptome eines atavistischen Rückschlages vor uns? Besteht der tiefe Reiz der Poesie nicht zum Teil in der Erweckung von Bildern und Gleichnissen entfernter Ahnen? Tiraden dieser Art, originell in ihrer Art, an die Prahlereien Jugendlicher und homerischer Helden erinnernd, von denen die Dicta des bad-man von Bodie das erstaunlichste Beispiel sind[2], müssen schon frühzeitig Mode geworden sein. Aus Montana kommt bereits in den Jahren 1863 und 1864 der Text einer Anrede, mit dem die Desperados sich in den Kneipen vorstellten: „He, ich stamme aus dem Pike-Kreis in Missouri. Ich bin zehn Fuß hoch. Ich wohne dort, wo lockere Frauen und lüsterne Männer sich treffen. Das Felsgebirge ist meine gute Stube. Ich rieche wie ein Wolf. Ich schlürfe Wasser aus dem Bache wie ein Pferd. Paß auf, gleich lasse ich mich gehen[3]." Auch DRURY hat den mürrischen Unbekannten nicht vergessen, der in Virginia City die Kneipe betrat, mit dem Revolver auf die Bar schlug und sich so einführte: „Ich bin der brausende Sturmwind aus einem Lager der Goldgräber. Keiner wagt, mich anzustoßen. Ein Engel bin ich aus dem Tal des Paradieses, und ein ganz schlimmer dazu, und wenn ich meine Flügel hebe und senke, dann geht ein Tornado los. Ich bin ein wilder Geselle, und was ich hinterlasse

---

werde." Jones machte sich den Spaß, ihm einen andern bewährten Raufbold gegenüberzustellen, weil er sich den besten Mann aussuchen wolle. „So, das ist der elende Schlappschwanz von Calaveras", rief der, kaum daß er ihn erblickt hatte, und ließ dabei ein 16 Zoll langes Bowiemesser, und, indem er seinen Rock auszog, einen Revolver sehen. „Mr. Jones", schrie jetzt das Kriegsroß, „dieser Mann ist Ihr Freund. Ich bringe es nicht übers Herz, mit einem Freunde von Ihnen zu kämpfen. Mit Freunden von Ihnen bin ich wie ein Lamm. Nicht ein Haar könnte ich auf seinem Kopfe krümmen." Als Jones erwiderte, das sei kein Freund von ihm, nur ein anderer Kämpfer, sagte der Fiedler: „Ich kann nicht in einem engen Raum kämpfen. Ich habe noch nie in einem Zimmer gefochten. Ich habe eine Abscheu dagegen." GLASSCOCK, S. 264.

[1] SUTTON, S. 137.

[2] Die Stelle muß im Original nachgelesen werden. Folklore, S. 61.

[3] DIMSDALE, S. 151.

ist nicht leicht aufzuwischen. Gib mir deinen schlechtesten Whisky, der wie ein Bienenhaus schmeckt, das man in Vitriol eingemacht hat. Ich habe zum Frühstück einen Orkan gefressen und zum Lunch eine Pulverfabrik und habe noch nicht zu keuchen begonnen[1]."

Wiederum fällt die Identifizierung mit ungezügelten Naturkräften und wilden Tieren auf. Unserer zahm gewordenen Kultur sind diese Kraftbilder und diese Kraftausdrücke verlorengegangen.

III

Wenn Helden, falsche und halbwegs echte, aufs unbesonnenste verehrt werden, so möchte jeder ein Held sein. Oft hat die Rolle der Unerschrockenheit, in die man sich hineinsteigerte, ins Verderben geführt. Eine der landläufigen Drohungen war: man wolle den Feind umlegen, sowie man ihn zu Gesicht bekäme. Diese überhebliche, oft unter Alkoholeinfluß abgegebene, auf ein bewunderndes Publikum abgestellte Drohung hatte zwei verheerende Wirkungen. Sie wies dem Gegner nach der Anschauung der Grenze Notwehrrechte zu und sie zwang den Großsprecher, wenn er nicht sein Gesicht verlieren wollte, die Ansage auszuführen, auch wenn sie ihn reute. Die große Menge ließ sich, wie wir immer wieder hören, das provozierende Auftreten der Raufbolde lange gefallen. Wenn sie in den Straßen einem Bewunderer zunickten, so war er für den Rest des Tages beglückt[2]. Nach Mark Twains zugespitzter Formulierung genossen Präsidenten, Geldmänner und Gesetzgeber im Vergleich zu den Revolverhelden nur ein mäßiges Ansehen. Ähnliche Reaktionen sind beim großen Gangster beobachtet worden[3].

Neben Sprache, Gang, Bewegungen bringt die Wahl der Kleidung den menschlichen Charakter zum Ausdruck, soweit man überhaupt eine Wahl treffen kann. Die Kleidung des Transvestiten verrät geheime Neigungen und Wünsche. Auch beim Desperado kann man von einer Art des Transvestitismus sprechen. Der Grad seines Bedürfnisses nach Anerkennung wird bloßgelegt. Der Trieb kann sich bis zur Pseudologie der Kleidung steigern. Der Mensch prahlt mit Farben, Zuschnitt und Wert der Tracht und will besser erscheinen als er ist. Vornehme Aufmachung bestimmt wiederum rückwirkend die Haltung des Desperados.

[1] Drury, S. 168. — Der Vergleich mit dem Sturmwind kehrt in Spitznamen wie Cyclone Bill wieder. Sonnichson, S. 225.

[2] Mark Twain, III, S. 178.

[3] „Es ist eine seltsame Erscheinung, schreibt Pasley (S. 83)", daß Al Capone der Gegenstand einer gewissen Heldenverehrung ist ... Leute kommen über die Straße, um ihm die Hand zu drücken. Und er fügt hinzu: „Ich kenne einen Ingenieur, einen hochangesehenen Mann, der ... das Eastern Penitentiary besuchte, um Al Capone zu sehen. Er hatte ihn vorher nie gekannt. Er berichtet, daß er ihm die Hand gedrückt und ihm gesagt habe: ‚Al, wir stehen zu dir'." Wir brauchen nicht darauf hinzuweisen, daß dieser Kult die Strafverfolgung nicht erleichtert.

Er spielt sich selbst einen Mann von Distinktion oder Unverzagtheit vor und handelt schließlich nach dem Gebot seiner Rolle.

Die primitiven Büffeljäger der ersten Zeit stellten die höchsten Ansprüche an gute Schneider, wenn sie auf ein paar Wochen der Erholung nach Kansas City kamen[1]. Den langen Rock mußte ein Samtkragen und eine Einfassung zieren. Westen mußten aus Seide oder aus Brokat sein, wenn auch eine feinbestickte Lederweste zugelassen war. Zum Schillerkragen trug der Büffeljäger auf Urlaub einen kleinen schwarzen Querbinder. Die handgefertigten Stiefel waren aus feinstem Leder. Neben dem schwarzen Sombrero sah man Zylinder. Dandyneigungen — langer Überrock, glänzende Stulpenstiefel und Schlapphut auf dem linken Ohr — waren bereits Mark Twain bei den Pistolenhelden Nevadas aufgefallen[2]. Die fleckenlose Gepflegtheit Wild Bills hatte vorher General Custer imponiert[3]. Das Bild eines richtigen Dandys bot Bat Masterson dar: „Seine Sporen waren vergoldet. Zweimal um die Hüften geschlungen, die Fransen bis zu den Knien herabhängend, war ein roter Schal mexikanischer Arbeit. Rotseiden war sein Taschentuch. Den grauen Sombrero umschlang ein Band von Klapperschlangenhaut, vergoldet und versilbert, mit Glasaugen. Versilbert waren seine Revolver. Sie hatten Elfenbeingriffe. Gürtel und Revolvertaschen waren reich verziert. Später legte er die auffallenden Attrappen ab und wandte sich einem guten Schneider zu[4]."

Wes Hardin ging mit ausgesprochener Eleganz umher; für seinen Hut gab er 25 Dollars aus, für einen grellfarbenen Überrock mehr als 100 Dollars[5]. Wild Bill frisierte sich aufs sorgfältigste. Wenn irgend möglich, badete und rasierte er sich alltäglich. „Er hatte die Passion eines Schauspielers für gute Kleider[6]." Seine Seidenweste war mit Blumen bestickt. Nicht weniger stolz als auf die Fülle seiner Haare war er auf seine Stiefel. Er ließ sie nach Maß in Leavenworth anfertigen, und es machte ihm nichts aus, für das Paar 60 Dollars zu bezahlen. Die Füße des massiven Mannes waren klein und schmal, die Hände nach Sutton klein und gut gepflegt, die Finger lang und schmalauslaufend wie die einer Frau, dabei beweglich wie die eines Taschendiebes.

Man weiß nicht recht, was auffallender ist, der Stiefelfetischismus jener Zeit, oder die Tatsache, daß diese Eigenheit immer wieder betont wurde. So suchte der Spieler Ben Thompson die Schmalheit seiner Füße

---

[1] Lake, S. 31ff. — „Einige der alten Büffeljäger zeigten mehr Passion für einen Schneiderladen als für die Kneipe" (Lake, S. 32). Eine ähnliche Beobachtung läßt sich in Strafanstalten machen.

[2] Bd. III, S. 178.

[3] Custer, S. 34.

[4] Sutton, S. 108.

[5] Ripley, S. 23.

[6] Sutton, S. 95.

durch besonders gute Stiefel hervorzuheben. HOUGH meint, daß die besondere Leichtigkeit und Eleganz der Fußbekleidung eine charakteristische Eitelkeit der Grenze war[1]. Den Füßen könnte man die zarten Hände mancher Desperados hinzufügen; Billy the Kid konnte die Hände nach Belieben aus den Fesseln herausziehen[2]. Clay Allison hatte wie andere Berühmtheiten Neigung[3] zu Aufwand und Putz und prahlte gleichzeitig mit zwei Ponies edelsten Blutes, dem einen schwarz, dem andern creme-weiß[4]. Vielleicht entsprach die Farblosigkeit der Pferde seiner melancholischen Sinnesart. Selbst leidenschaftlich auf Eleganz bedacht, sahen die Desperados Exzentrizitäten anderer nicht gerne. Ein Büffeljäger, der aus irgendeinem Grunde mit einem Zylinder daherkam, wurde von Wes Hardin erschossen[5], wie es in meiner Jugend in Berlin halb Ulk, halb Unsitte war, in der Neujahrsnacht die Zylinder feinerer Leute, die sich auf die Straße wagten, einzuschlagen.

Die Komödie übermäßiger Eleganz war viel weniger bei den großen Desperados im Schwange als bei den kleineren Spielarten. Schon vor der Zeit, die uns hier beschäftigt, war am Mississippi ein Räuber aufgetreten. Bevor er festgenommen und gehängt wurde, bewunderte man seine feine Ausstattung: da war „ein mit Seide gefütterter Rock, eine Joppe, militärisch zugeschnitten... sehr aufregend“[6]. Viele andere Banditen teilten den Hang zu wohlsitzenden Röcken und eng anschließenden Reithosen[7]. Die Rolle des „schönen Brummel“ war ihnen mehr wert als ihr armseliges kleines Leben, das sie früher oder später einbüßten.

Zum Dandytum gehörten die langen Haare, die auffallen und aus der Menge herausheben sollten[8]. War einer unbeachtet und Ausländer, so fehlte ihm leicht der Instinkt für die Grenze, bis zu der er gehen durfte. Russian Bill in Tombstone verkleidete sich als Desperado, benahm sich wie ein Desperado und fand das Ende eines Desperados, weil Nachahmung einem Fremden am allerwenigsten erlaubt war. Er muß gut ausgesehen

---

[1] HOUGH, S. 321.

[2] HOUGH, S. 269

[3] Doc Holliday war „immer untadlig angezogen und nichts war ihm gut genug“. (SONNICHSON, S. 47.) — Charles Harrison in Denver trug Kleider, die „vom Allerbesten waren, und legte Wert darauf, daß seine handgearbeiteten Stiefel immer auf Glanz geputzt waren“. CASEY, S. 17.

[4] LAKE, S. 174.

[5] LAKE, S. 104.

[6] Er war Schneider gewesen.

[7] COATES, S. 80.

[8] Im Mordprozeß Durant (hingerichtet in San Francisco 1928) trat einer der letzten Langhaarigen auf, ein Reverend Edwards Davis aus Oakland. „Davis war ein sensationeller Erwecker der Seelen, berühmt durch sein langes Haar, sein effeminiertes Gesicht, seine aus Boxerkreisen bezogenen Leibwächter und sein kürzliches Angebot, eine Sonntagstrauung in einem Löwenkäfig abzuhalten.“ JACKSON, J. H.: *San Francisco murders*, S. 99. New York 1948.

haben, hatte ein Gesicht „wie eine Gemme geschnitten", schöne Augen und goldgelbes Haar, das auf die Schultern niederfiel[1].

„Er war", so geht der Bericht weiter, „genau wie ein Cowboy gekleidet mit allem, was dazugehörte, vom weißen Zuckerhut-Sombrero bis zu den hochhackigen Halbstiefeln, die am Rande bestickt und mit riesigen Sporen versehen waren. Wohin er auch ging, klirrten sie weithin. Man konnte auf den ersten Blick sehen, daß er ein zu allem entschlossener Desperado war, den ein umgelegter Mann ebensowenig kümmerte wie sein Frühstück. Die Rolle des Outlaws gefiel ihm so gut, weil sie so fein in die wundervolle Natur von Arizona und seine einsamen Täler und Wüsten hineinpaßte."

Russian Bill trank mit richtigen Desperados. Dann wollte er es ihnen nachtun und stahl ein Pferd. Sofort gefaßt, wurde er von den Vigilantes ohne Umschweife gehängt[2]. Er hatte aus Eitelkeit und Geltungssucht alles falsch gemacht, aber als alter Offizier verstand er eines: ohne mit der Wimper zu zucken, starb er — ganz wie ein richtiger Desperado. Es ist vielleicht angebracht, darauf hinzuweisen, daß moderne sizilianische Räuber[3] und Gangster[4] unserer Tage der gleichen Schwäche gefrönt haben. Die Kostümierung packte sie und hielt sie in einer unentrinnbaren Falle des Verhaltens fest. Es war ihnen leichter, die Rolle bis zum Ende durchzuspielen, als sich zu demaskieren.

Die Literatur hat niemals den erstaunlichen Gegensatz herausgebracht, der zwischen rauhen Naturburschen[5] und betonten Dandies im wilden Westen herrschte. „Buskin-Frank" Leslie legte Wert darauf, in Tombstone in karierten Hosen, Gehrock und steifen Hemden mit schwarzen Perl-Knöpfen umherzugehen. Er badete oft und hielt seine Hände weich und geschmeidig wie ein Spieler[6]. Dieses Feintun sah man zuerst als Maskerade an. Hinter der polierten Fassade aber stand ein Mann, dem es bei Zusammenstößen oder in dunklen, ihn überschattenden Launen tötlich ernst war. Nach BURNS[7] schoß Leslie seiner jungen Frau eine Rose aus dem Haar oder eine Tasse aus der Hand. Auch bat er sie, einen Augenblick stille zu stehen, worauf er ihre Konturen an der Wand

---

[1] SONNICHSON, S. 149.

[2] BURNS, S. 111.

[3] Der berüchtigte Räuber Giuliano feilte sich die Nägel spitz, trieb Schönheitspflege mit einer bekannten Seife, trug eine weiße Galauniform. HELWIG, WERNER: *Der Brigant Giuliano*, S. 26. Frankfurt 1953.

[4] Der Gangster Waxey Gordon konnte nur Seide an sich fühlen und um sich sehen, seine Schlipse waren aus bester französischer Fallschirmseide gemacht. CRAIG THOMPSON und ALLAN RAYMOND: *Gang rule in New York*, S. 30. New York 1940. — Guinta wurde in einem Smoking und Tanzschuhen begraben. PASLEY, S. 332.

[5] Zur Echtheit gehörte sachgemäßes Fluchen. Siehe MILLER, S. 262.

[6] SONNICHSON, S. 25. — Das Bad, das Colorado Charlie jeden Morgen nahm, war so ungewöhnlich, daß staunende Zuschauer von weither kamen. HORNER, S. 203.

[7] BURNS, S. 114.

ausschoß[1], Silhouetten zeichnend, die lange Zeit danach bewundert wurden. Wenn die Gelegenheit es erforderte, trug Leslie einen Zylinder[2].

Provozierender noch war der Spieler Bill Rayner von El Paso, dem daran lag, als der bestgekleidetste Mann des Westens zu gelten[3]. Es machte ihm Spaß, durch die Spiellokale zu gehen, in der linken Hand hellgraue Handschuhe, den Besuchern ins Gesicht zu schlagen und hämische Bemerkungen zu machen. Lange Zeit duldete man die Belästigung, dann wurde er von einem anderen Spieler erschossen[4]. Seine Kühnheit war nur Bluff gewesen. Sowie er auf einen Erregbaren, einen Betrunkenen oder einen Kalt-Entschlossenen stieß, war das Theater zu Ende.

Diese Dandys lebten nur von dem Verehrungsdrang der anderen. Dynamischen, ja magnetischen Persönlichkeiten wie Charles Harrison[5] oder dem alten Comstock[6] entsprachen Anerkennungssüchtige in großer Zahl. Je weniger organisiert die „Herde" war, um so willfähriger ordnete sie sich den wirklich oder scheinbar Überlegenen unter.

IV

Nicht selten sind die Typen, die nicht nur im Westen Komödiantenzüge zeigten, sondern auch wirklich zur Bühne gingen. Bob Ford, der seinen Freund und Verwandten Jesse James erschoß, kam nach langer Irrfahrt zum Theater. Das Stück, in dem er spielte, hieß: Die Desperados von Missouri. Zwischen den Akten trat er vor den Vorhang und erzählte, wie er seinen Freund erschossen hatte, worauf sich sogleich eine Choristin in den geschleckten Pseudo-Helden vernarrte. Ein anderer Mann aus Missouri erschoß der Verräter in Creede im Staate Colorado[7]. Jesse James' Bruder Frank konnte der Versuchung oder den Angeboten nicht widerstehen, zusammen mit Bob Younger, einem anderen Desperado a. D., „der das Dramatische und Grelle liebte"[8], in einer Wildwestschau aufzutreten[9]. Emmet Dalton, zu lebenslänglichem Zuchthaus verurteilt und 1907 begnadigt, begann sich in selbstgeschriebenen Filmrollen zu zeigen[10].

---

[1] Die junge Frau hatte nichts für „Kunst" übrig und ließ sich scheiden.

[2] Sonnichson, S. 25.

[3] Lake, S. 359.

[4] Lake, S. 362.

[5] Casey, S. 17.

[6] Comstock, alter Pfannkuchen mit Spitznamen, bluffte sich mit erstaunlicher Dreistigkeit in den Mitbesitz der berühmten Silbermine hinein. Er war groß, von öliger Würde und so eitel, daß er mehr an Löhnen auszahlte, als er einnahm. Wild auf Gold, war er wilder auf Rampenlicht. Glasscock, S. 41.

[7] Pict. Hist., S. 45.

[8] Als er nach einem mißglückten Bankraub mit 11 Kugeln im Leibe weggefahren wurde, erhob sich der Schwerverwundete und nahm seinen Hut vor einigen Frauen ab, die neugierig am Wege standen. Pict. Hist., S. 31.

[9] Pict. Hist., S. 43.

[10] Pict. Hist., S. 165

Fromm geworden, eiferte er gegen das Verbrechen und vertrat das zweifelhafte, aber einträgliche Schlagwort: „Verbrechen macht sich nicht bezahlt“[1], in selbstgestellten Bildern[2]. Eine seltsame Erscheinung ist Al Jennings gewesen; nach kurzer Laufbahn als Desperado[3] schlug er die Filmkarriere ein[4]. Theodore Roosevelt hatte ihn begnadigt. Der Erlaß des Präsidenten erschien vor dem Film "Beating back" auf der Leinwand der Kinos[5] und diente als Empfehlung für Mann und Machwerk.

Ehe Wild Bill wirklich Theater spielte, hatten seine Großsprechereien alles überboten, was die Grenze zu hören gewohnt war. Bei einem Zusammenstoß in Nebraska wollte er eigenhändig 10 Menschen umgebracht haben, nicht ohne selbst 24 Schrot- und Stichwunden zu erleiden[6]. Einmal legte dieser Münchhausen der Prärie 50 Mann der Südstaaten mit 50 Schüssen um[7]. Aus dem Dunkel tritt er erst in Abilene. Hier sind eine Reihe von Tötungen beglaubigt. Nicht alle waren gerechtfertigt, aber Coroner und Geschworene nahmen die Sache leicht[8]. Die Stadt kann nicht mit ihm zufrieden gewesen sein, denn nach acht Monaten war Wild Bill nicht mehr Polizeichef von Abilene. Man nannte schriftlich als Entlassungsgrund: „weil die Stadt seiner Dienste nicht mehr bedarf“[9]. Dann kam seine Gesundheit ins Wanken. Er trank schon vor dem Frühstück[10]. Für kurze Zeit im Zirkus von Buffalo Bill beschäftigt, soll er so nahe mit Platzpatronen auf die indianischen Statisten geschossen haben, daß sie, anstatt sich zum Sterben hinzulegen, entsetzt hochsprangen[11]. Dann spielte er in Bumslokalen in Kansas City, St. Joseph und Cheyenne[12]. Körperlich immer mehr absinkend, heiratete er eine französische Löwenbändigerin, 11 Jahre älter als er, eine kluge und furchtlose Frau[13], um schließlich in Deadwood erschossen zu werden. Er hatte die Passion des Schauspielers für kesse Kluft[14]. Trotz dieser

[1] "Crime does not pay."

[2] Pict. Hist., S. 165.

[3] Ein Bild des Psychopathen in Pict. Hist., S. 244.

[4] Tilghman, S. 243.

[5] Er war der Sohn eines Richters und wurde bei einem Bahnraub erkannt, weil die Maske rutschte (Tilghman, S. 241).

[6] Pict. Hist., S. 49.

[7] Pict. Hist., S. 50.

[8] Nachdem er Strawhorn erschossen hatte, wurde eine Runde gegeben, die Stadtkapelle brachte ein Ständchen und die Entscheidung der Coroner's Jury lautete: „Geschah ihm (dem Toten) recht, und das ist unsere Entscheidung.“ Pict. Hist., S. 51.

[9] Pict. Hist., S. 55.

[10] Horner, S. 204.

[11] Garst, S. 160.

[12] Monaghan, Jay: *The great rascal*, S. 27. New York 1953.

[13] Connelly, S. 199. — Die Pict. Hist. (S. 55) spricht von ihren „reifen Reizen“.

[14] Pict. Hist., S. 52.

Eigentümlichkeiten haben Wyatt Earp und viele andere die blitzschnelle Innervation dieses geheimnisvollen Mannes ohne Rückhalt bewundert[1]. Bei seiner Schöpfung hatte die Treffsicherheit der Natur versagt; der Mann war zwischen den Geschlechtern stehengeblieben.

Bill Tilghman war kein Desperado, trotzdem er mehrfach mit andern Polizeiorganen kollidierte[2] und in einem dieser Zusammenstöße erschossen wurde[3]. Seine Tochter hat ein ganzes Kapitel über die Filmtätigkeit des Vaters geschrieben. Seine Absicht war, die Wirklichkeit des Westens zu zeigen, aber er zögerte nicht, die Zuschauer durch Tricks irrezuführen[4]. Im Film: „Das Ende der Desperados von Oklahoma" wirkten Madsen, Nixon und Brooks mit, alles alte Polizeimänner, außerdem Arkansas Tom, der letzte Überlebende des Doolin-Gangs. Mitten unter den Proben wurden schnell noch einige Kriminelle gefaßt, darunter „Alibi-Joe". Die vorzügliche Arbeit der Polizei wurde in helles Licht gerückt. „Das verworfene Leben der Desperados wurde gezeigt, falscher Glanz nicht geduldet[5]."

V

Es geht nicht an, William Frederick Cody, bekannt als Buffalo Bill, unter die Desperados oder unter die halben Helden einzureihen. Trotzdem hat der Zirkusmann eine Zeit gehabt, die ihn nahe an den Rand des Abgleitens brachte. Als Junge hatte er einen Kameraden ins Bein gestochen; der schrie, er sei tödlich getroffen. Voll Schrecken ergriff Bill die Flucht nach dem Westen, wo der Führer eines Zuges von Ochsenwagen ihn versteckte[6]. Das war der Anfang seiner Karriere. Weil seine Mutter dagegen war, meldete er sich nicht bei Kriegsausbruch zur Armee, sondern schloß sich einer Guerillabande an. Diese Irregulären — milde gesagt — gingen nachts über den Missouri und fielen in die „feindlichen" Dörfer ein. „Wenige von uns", erzählt Cody[7], „kamen mit leeren Händen zurück. Manche ‚organisierten' drei oder vier Pferde." Dann ging es wieder nach Kansas. Offen gab er zu: „Wir waren die größte Bande von Dieben, die es je gab", und entschuldigend fügte er hinzu: „Das alles mag wie Pferdediebstahl ausgesehen haben, aber die schlimmen Zeiten hatten das Gewissen der Menschen abgestumpft. Die Leute von Missouri waren nicht sanft mit uns in Kansas umgegangen. Ich glaubte

---

[1] Lake, S. 34.
[2] Tilghman, S. 203.
[3] Tilghman, S. 363.
[4] So wurde ein Wolf anscheinend von einem westlichen Helden mit bloßen Händen erwürgt. In Wirklichkeit wurde das Tier an einem dünnen Draht angebunden und, wehrlos gemacht, umgebracht. Tilghman, S. 314.
[5] Tilghman, S. 316.
[6] Walsh, S. 40.
[7] Walsh, S. 77.

ein Recht zu haben, auch ihnen etwas am Zeuge zu flicken, ihre Pferde und Rinder wegzutreiben und ihnen das Leben schwer zu machen[1]."

Die Mutter schalt den Jungen aus, als sie von den Brandstiftungen und Plünderungen der Guerillas hörte. Er aber meinte, er könne nicht vergessen, daß jene seinen Vater umgebracht hatten[2]. Dieser Vater war im Jahre 1855 mit einem Messer gestochen worden und war zwei Jahre später an einer Erkältung gestorben. So sahen fast alle Erlebnisse Buffalo Bill's aus. Nach dem Tode der Mutter war Bill durch eine Phase der Verbummelung gegangen, in der er „ein ausschweifendes und wildes Leben mit Säufern, Spielern und Gaunern führte[3]". Ohne zu wissen, was er tat, meldete er sich in betrunkenem Zustande zur Armee. Solange Cody dabei war, hatte sein Regiment nur einen Toten und vier Verwundete. Cody behauptete, daß er bald Unteroffizier wurde, die Akten beweisen aber, daß er immer Gemeiner blieb, Krankenpfleger wurde und das Kriegsende als Offiziersbursche erlebte[4].

Im wilden, wirklich noch wilden Westen war er nur kurze Zeit, erst als Büffeljäger, dann als Postreiter, dann als Pfadfinder für Truppen in unwegsamem Gelände. Seinen wahren Beruf fand Bill, als ihn ein schlauer Geschäftsmann entdeckte[5] und auf die Bühne brachte, nachdem er ihm vorher laute literarische Effekte zugespielt hatte. Noch ist der Bericht einer Zeitung in St. Louis vom 23. Dezember 1872 erhalten, in dem es heißt: „Buffalo Bill ist eine bildschöne Blondine. Er trägt den Alexisdiamanten[6] auf seinem Hemde, das auf dem Rücken zugeknöpft wird[7]." Trotz völligen Mangels an literarischen Qualitäten füllten die Wildweststücke die größten Theater. Es wurde realistisch gespielt, so daß ein Schauspieler an den Verwundungen starb, die er als „Großer Wolf" auf der Bühne erhalten hatte[8]. Buffalo Bill wurde rasch berühmt.

---

[1] Walsh, S. 78.

[2] Garst, S. 86.

[3] "I was becoming a very hard case." Nach Walsh, S. 80.

[4] Walsh, S. 86. — Später hat er als Fremdenführer reicher New Yorker und Ausländer in die Weidenplätze der Büffel gedient. — Die Jagdpartie von James Gordon Bennet hatte 16 Wagen für Zelte und Küche, zwei davon nur für das Eis mit sich, mit dem die Weine gekühlt wurden (Monaghan, S. 8).

[5] Dieser "promoter" war der rothaarige, hinkende E. Z. C. Judson, der unter dem Namen Ned Buntline Schundromane schrieb. Als Cody und Buntline sich zuerst trafen, lud Buffalo Bill den Fremden ein, mit ihm „Indianer jagen zu gehen" ('suggested that they go, scouting for Indians'). Glücklicherweise fand man keine feindlichen Indianer. Monaghan, S. 3.

[6] Das Geschenk eines russischen Großfürsten.

[7] Monaghan, S. 18. — Die Snobs aus dem Osten, die er herumführte, fanden sein Wesen angenehm und zurückhaltend. Besonders leicht ließen sie sich zu der alten West-Sitte bekehren, vor dem Frühstück einen Whisky zu trinken, „eine fabelhafte Gewohnheit, die noch erfrischender war als Zähneputzen". Monaghan, S.8.

[8] Monaghan, S. 21. Einige Skeptiker waren geneigt, die Todesnachricht für einen Reklametrick Buntlines zu halten.

Feinere Leute im gesitteten Osten, denen der Cowboy-Ausdruck "Buffalo Bill" zu kommun war, nannten ihn "Bison William". Er machte physisch einen guten Eindruck, war groß und gerade wie ein Pfeil, wirkte als Schauspieler aber überaus lächerlich[1].

Buffalo Bill hat in zahlreichen Büchern seine Abenteuer beschrieben. Seine Tötungen hat er auf den Sektor der Bevölkerung beschränkt, der vom Himmel zur Ausrottung bestimmt war: die Indianer. Presseagenten verbreiteten den Eindruck, daß dieser Held Tausende von verruchten Indianern erschlagen und den Westen ganz allein erobert hätte[2]. Man machte aus ihm eine Legende[3]. Einsam und verbittert, dem Trunk stark zugeneigt, von Verfolgungsideen gepeinigt, starb er im Jahre 1917. In dem Scheidungsprozeß gegen seine alte Frau brachte er vor, sie sei dem Suff verfallen und habe ihn vergiften wollen[4].

Man braucht nur ein paar Seiten seiner Buntline diktierten Bücher zu lesen, um zu erkennen, wie sein Leben voller Luftspiegelungen und Zirkuseffekte war. Da überfallen ihn erst Buschräuber, dann stürzen Indianer über ihn her. Sowie der letzte Todesschrei der Feinde verhallt ist, rast er auf seinem treuen Pferd davon, kommt in der Poststation auf die Sekunde genau an, wirft sich auf ein frisches Pferd und prescht weiter[5]. In tollem Galopp, rückwärts gewandt, trifft er den Häuptling ins falsche Herz[6], oder besiegt ihn im Zweikampf, Tomahawk versus Bowiemesser. Auf die Frage, ob er den toten Gegner skalpiert habe, gab der alternde „Oberst" verwirrt die rohe Handlung zu[7]. Er hatte den Akt bereits literarisch verherrlicht[8]. Es dient ihm zur Entschuldigung, daß es die Praxis vieler weißer Männer war[9].

3. Verstrickte und Gehetzte

Die Gruppe hat einen verwickelten psychologischen Ursprung. Ein schweres seelisches Trauma drängt sie von der geraden Bahn ab. Der

[1] Monaghan, S. 23. Buffalo Bill kam noch am besten weg. Die Kritik in New York sagte von einem Mitspieler, Texas Jack geheißen (siehe sein Bild in Pict. Hist. S. 53), er sei, verglichen mit Cody, „nicht so groß, nicht so gerade und nicht so lächerlich. Buntline ist einfach faselnde Imbezillität . . . Alles war so wundervoll schlecht, daß es beinahe wieder gut war".

[2] Fowler, S. 373.

[3] Buffalo Bills beste Bilder zeigen eigentümlich weiche und unstraffe Züge (Pict. Hist., S. 48 und 53).

[4] Fowler, S. 372.

[5] Folklore, S. 193ff.

[6] Folklore, S. 196.

[7] Fowler, S. 375.

[8] Er hatte geschrieben: „In fünf Sekunden hatte ich ihn kunstgerecht skalpiert." Garst, S. 204.

[9] Siehe dazu ein späteres Kapitel.

Stoß eines Mißgeschicks oder einer Ungerechtigkeit schärft ihre Verletzlichkeit. Teils durch eigene „Schuld", teils durch die Verkettung von widrigen Umständen, darunter bisweilen unrichtigen Vorstellungen und Pflichtbegriffen, kommt es zum ersten verbotenen Schritt. Der unfertige oder der labile Mensch ergreift die Flucht, die sich der Angriffsform bedienen kann. Er wird verfolgt. Er reagiert auf die Verfolgung mit Auflehnung und innerer Verhärtung. Es bildet sich ein Komplex des Verloren- und Ausgestoßenseins. In Michael Kohlhaas' Anlage war irgendwie die Entfaltung zum Racheengel präformiert. In Dillingers bitteren Jugend- und Zuchthausjahren nimmt der Gesellschaftsfeind in ihm wie erkaltender glühender Stahl feste Form an[1]. Je nach der Art der „Wildnis" um ihn herum, eines Krieges, eines wirtschaftlichen Zusammenbruchs, einer verrufenen Großstadtregion oder der staaten-, gerichts- und polizeilosen Grenze, entwickelt sich der Desperado, der von Gedanken und Taten der Gewalt lebt und als Räuber sein Ressentiment austobt. Oft tritt dem tiefsitzenden persönlichen Konflikt und dem Stachel der Verfolgung religiöser oder Rassen-Haß zur Seite.

Joaquin Murieta war ein Mexikaner von ausgezeichneter Rasse[2], gutartig und beliebt. Mit seiner jungen Frau ging er 1850 in die kalifornischen Goldfelder. Er war nahe daran, ein kleines Vermögen zu erwerben. Da erschienen einige Desperados: Er habe kein Recht, Gold aus amerikanischem Boden herauszuwühlen. Dann machten sie eine schnoddrige Bemerkung über die junge Frau. Murieta fuhr auf und wurde bewußtlos geschlagen. Als er wieder zu sich kam, sagte ihm das verzweifelte Schluchzen seiner Frau, was geschehen war. Weiteres Unglück verfolgt ihn. Ein Halbbruder hat ihm sein Pferd geliehen. Man beschuldigt ihn, das Pferd gestohlen zu haben. Der Bruder wird sofort aufgehängt, er an einen Baum gebunden und schwer geschlagen. Man hält ihn für tot. Aber er lebt und beginnt einen Rachezug gegen das Leben und das Eigentum seiner Feinde, der drei Jahre danach mit seinem Tode endet.

Auch der Apache Kid war bis zu seinem zwanzigsten Lebensjahre ein Musterjunge. Dann wird sein Vater ermordet. Das Gesetz seines Stammes — ein heiliges Gebot — befiehlt, an dem Mörder Blutrache zu nehmen. Er sticht den Schuldigen nieder. Ein Kriegsgericht verurteilt, der Präsident begnadigt. Aber die lokalen Machthaber greifen auf eine andere Tötung zurück. Jedes Mitglied seiner Gruppe bekommt sieben Jahre Zuchthaus. Auf dem Wege zur Strafanstalt übermannen die Indianer den Sheriff und töten ihn. Jetzt ist kein sicherer Platz für den Apachen Kid

---

[1] Dillinger bekam, 20 Jahre alt, wegen eines Einbruchs 10—20 Jahre Zuchthaus, der ältere Anstifter zwei Jahre. Wenige Minuten, ehe er aus der Anstalt zurückkam, starb das einzige Wesen, das auf ihn Einfluß hatte, seine Stiefmutter. HYND, ALAN: *We are the public enemies*, S. 9. New York 1949.

[2] Ich folge der Darstellung des Historikers BANCROFT in Folklore, S. 289ff.

mehr auf der Welt. Man hatte kein Mitleid mit ihm; ein unerbittlicher Räuber wird geboren. Er verschwindet später auf rätselhafte Weise in Mexiko und keiner sieht ihn wieder[1].

In Jesse James trafen viele treibende Kräfte zusammen. Er war das Produkt einer gesetzlosen Zeit und einer zerrütteten Familie. Sein Vater, ein Geistlicher, hatte die Familie im Stich gelassen. Die Mutter war von Unionssoldaten schlimm mißhandelt worden. Die Söhne glaubten an eine Mission der Rache. Geschützt durch die Sympathie der Bevölkerung wütete Jesse James sieben Jahre lang gegen Eisenbahnen und Banken. Ein schwerer Lungenschuß konnte sein Temperament und seinen Charakter nicht verbessern. „Den Großteil seines Lebens wurde er wie ein wildes Tier gehetzt“[2], bis die hohe Belohnung einem Mitglied seiner Bande die Pistole in die Hand drückte.

Von den vielen Fällen von Verfolgten, die nach einem Wort der französischen Psychiatrie zu Verfolgern wurden, möchte ich nur noch einen, vielleicht den lehrreichsten, nennen. Wes Hardin war noch sehr jung, als ein Neger ihn mit einem Stock bedrohte und Hardin den Mann erschoß. Eine Flucht begann[3], die voller neuer Schießereien und Tötungen, beinahe sein ganzes Leben andauerte. Viele seiner Morde waren „Ausbrüche“ aus dem Gewahrsam von Polizeibeamten, die ihn festgenommen hatten[4]. Aber gerade diese Gewalttaten gestalteten seine Lage immer bedrohlicher und unhaltbarer[5]. Wenn Hardin nach den ersten Verfehlungen, wie er es vorhatte, nach Mexiko gegangen wäre und ein neues Leben angefangen hätte, so wäre alles anders gekommen. So ließ er sich verleiten, als Cowboy eine Herde, die nach Kansas wanderte, mitzutreiben. Die gesetz- und zuchtlose Umgebung gab ihm das Gefühl der Sicherheit und fachte sein hitziges Temperament an. „Ich bin unendlich müde, immer wegzulaufen“, sagte er in seinem Prozeß[6]. „Ich würde nicht mehr fliehen, auch wenn ich könnte.“ Er schwor bei Gott,

---

[1] Miller, S. 78. Die Bildergeschichte des wilden Westens hat eine gute Photographie von ihm und seiner Bande aus dem Jahre 1889 (S. 175).

[2] Pict. Hist., S. 27.

[3] Der Staat Texas war nach dem Bürgerkrieg von Nordtruppen besetzt worden. Hardin schreibt in seinen Memoiren: „Wer angeklagt war, einen Neger getötet zu haben, war sicher, von dem Gericht verurteilt zu werden, hinter dem die Bayonette des Nordens standen. So ging ich gegen meinen Willen auf die Flucht. Ich floh nicht vor der Gerechtigkeit, sondern vor der Ungerechtigkeit und der Gewaltherrschaft derer, die den Süden niedergeworfen hatten.“ Ripley, S. 9. — Nach dem gleichen Autor (S. 16) wurde damals in Texas jeder, der mit dem Süden sympathisierte, sei es Richter, Sheriff oder Bürgermeister, des Amtes enthoben und durch Leute ersetzt, die keine Überzeugung hatten.

[4] Ripley, S. 64 und 65.

[5] Siehe die Erschießung von Charlie Webb, Ripley, S. 155.

[6] Ripley, S. 187.

daß er niemals einen Mann anders als in Notwehr erschossen habe[1], aber seine Notwehr war nicht die des Gesetzes.

Der gehetzte Mensch wird von nervösen Störungen überfallen, denen wir keine Beachtung geschenkt haben, weil es dem Kerl „ganz recht geschieht". Wissenschaftlich kommen wir mit einer moralisierenden Bemerkung nicht weiter. Von diesem seelischen Druck hat der Eisenbahnräuber O. Henry gesprochen und uns in den Verratskomplex hineinblicken lassen, der sich entwickelte, und der angesichts vielfacher Erfahrungen nicht ganz pathologisch war[2]. Die Furcht vor Untreue hat hinter vielen Tötungen gestanden, so wie sie heute noch den Gangster erfüllt und beunruhigt. Das anglo-amerikanische System des straffreien Kronzeugen ist für den Mitschuldigen eine starke Verlockung. Jim Murphy verriet Sam Bass, und ganz wie Judas überfielen ihn nach geschehener Tat Verfolgungsideen, denen er durch Selbstmord zu entgehen suchte[3]. Ein anderer Desperado, Frank Canton, war ein weit und breit bekannter Pistolenschütze[4]. Er fand keinen Schlaf; plötzlich pflegte er aufzuspringen und zu rufen: „Hört Ihr sie? Waffen her!" Es war aber nur der Wind und das Scharren der Pferde. Er dachte an nichts anderes als an Revolver und Umbringen[4] und Umgebrachtwerden. Es war ein furchtbarer Kreislauf.

Tilghman glaubte Bill Doolins einfaches Gemüt am besten damit zu beschreiben, daß er sagte, er habe sich nie mit erlittenem Unrecht verteidigt, der „üblichen weinerlichen Geschichte der Desperados[5]". Tilghman war tapfer, aber nicht allzu klug, denn manches Unrecht, von der Natur oder den Menschen, dem einzelnen oder der Gruppe zugefügt, ist in der Entwicklungsgeschichte des Desperados zu finden. Wir müssen freilich Tag für Tag lernen, Unrecht zu ertragen und es dadurch von unserer Seele abzuwälzen, daß wir uns durch eine Mehrleistung vor uns selbst und andern rechtfertigen. Es hilft nicht viel, wenn wir uns mit der Welt überwerfen, die so viel stärker ist als wir. Ernster ist die Situation, wenn „Pflichten" destruktiven Grundneigungen den Rücken stärken. John Ringos Bruder war in einem „Krieg" der Rinder- und Schafherdenbesitzer getötet worden[6]. Im Texas jener Tage war es beinahe Landesbrauch, daß er Rache nahm und die drei Mörder umbrachte. Die Flucht warf ihn aus der Bahn. Er war auf Glücksspiel und die Waffe angewiesen, wenn er leben wollte. Der Bruch, den sein Leben erlitten hatte,

[1] Ripley, S. 191. — „Sheriff Webb kam in die Kneipe. Ich wußte, er wollte mich töten, mich nicht nur festnehmen. Er hatte es andern Leuten in Brown County gesagt" ...

[2] Folklore, S. 334.

[3] Pict. Hist., S. 89. — Er bat in seiner Angst, im Gefängnis schlafen zu dürfen.

[4] Pict. Hist., S. 186.

[5] Tilghman, S. 206.

[6] Burns, S. 95.

seine depressive Anlage und der soziale Wirbelwind von Tombstone machten ihn zum Desperado. „Er war, wenn es überhaupt so etwas geben sollte, ein ehrenhafter Desperado[1]“, und diese Bemerkung ist wohl geeignet, uns nachdenklich zu machen.

Wyatt Earp, der große Marshal von Tombstone, durchlief eine Desperado-Episode, aus der er ziemlich heil wieder auftauchte, weil er Freunde hatte und sich der gerichtlichen Verfolgung entziehen konnte. Der Tod seines Bruders reißt ihn zu einem blutigen, keinesfalls legalen Rachezug hin[2]. Bill Longley erschießt auf offenem Felde einen Farmer, der seinen Vetter erschlagen hatte[3]. Primitive soziale Mechanismen werden wach, über die unsere Entwicklung hinweggeführt hat. Blutrache ist immer noch eine moralische Obliegenheit nach den Maßstäben der rechtlosen Umgebung. Mit dem Gefühl einer „Pflicht“ verbindet sich angeborener Trieb zur Gewalttat und umkleidet ihn mit willkommenen Ausreden, ja mächtigen Nebenmotiven. In einem kritischen Augenblick schickt Wyatt Earp ein Stoßgebet gen Himmel, die tödliche Kugel möge ihn nicht eher treffen, als bis er seine Brüder gerächt habe[4]. Er will den Tod gegen das freudige Bewußtsein in Kauf nehmen, vorher Curly Bill getötet zu haben. Ähnlich müssen die Gefühle der Urmenschen gewesen sein. Dazu kommen die Regeln der alten Clan-Bildung, die in manchen entlegenen Gegenden der Vereinigten Staaten heute noch anzutreffen ist. „Ein halbes Dutzend Familien“, hat eine neuere soziologische Untersuchung festgestellt, „weisen noch mehrfache Züge der Clan-Organisation auf . . . Es sind alles Gebirgsfamilien[5].“ Hier bedeutet der Clan nicht rückständige Gruppenform, sondern stellt als die weitere Familie noch die vollkommene Familie, den stärkeren Schutz, dar[6]. Das ideale Verhalten folgt in erster Linie den Geboten des Clans und seiner Interessen.

Vor hundert Jahren waren die Familien größer, der Zusammenhang enger. Der älteste Bruder war der geborene Führer dieser kleinen Heerhaufen, manchmal, wie im Falle Wyatt Earps, der zweite. Wir hören von sechs Brüdern Diskrill, die unter dem Kommando des Ältesten zusammen

---

[1] Burns, S. 94.

[2] „Als der eine Bruder tot, der andere schwer verletzt war, wurde der kühle gemessene Mann urplötzlich zum Rachegott, furchtbar, unerbittlich und ohne Erbarmen.“ Burns, S. 182.

[3] Ripley, S. 46.

[4] Burns, S. 175.

[5] West, James: *Plainville*, USA, S. 58. New York 1946.

[6] Von Brüdern und Schwestern in diesen Familien sagt West (S. 62) daß sie „durch besonders enge Bande der Liebe, der Intimität, der Vertraulichkeit und der Geheimhaltung und gegenseitiger Hilfe gegen jeden Angriff verbunden sind“. Es ist Pflicht des älteren Bruders, den jüngeren vor anderen Jungen zu schützen.

mit einer Armee von Vettern ihre Herden nach Norden trieben[1]. Es gab sechs Earps und sechs Daltons.

Diese Brüder-Gruppen waren protektive Gemeinschaften besonderer Art. Sie waren verratfrei. Furcht vor der Rache der Brüder bedeutete meist, wenn auch nicht immer[2], einen beträchtlichen Lebensschutz. Sie waren der natürliche Ur-„Gang". In diese enggeschlossenen Gruppen von Brüdern gliederten sich die Cowboys willig ein. LAKE[3] hebt diese Loyalität in Arbeit und Jux, Leben und Tod als etwas Besonderes hervor. Selten seien Mann-zu-Mann-Beziehungen dieser festen Verbundenheit gleichgekommen. Niemals hat, soweit wir wissen, Bruder gegen Bruder rebelliert[4]. Die eigenartige Struktur der Brudergruppe, voller neuer Spannungen und neuer Lösungen, ändert an der rechtlichen Beurteilung nichts, führt aber neue psychologische Werte ein. Die Ein- oder Zweikinderfamilie hat mit diesen Problemen aufgeräumt.

Zwischen San Antonio und der Golfküste liegt de Witt County. Dort, wo die Weide fett ist, entbrannte der „Krieg" zwischen den Taylors und den Suttons, in den auch Wes Hardin hineingezogen wurde. Eine Heeresgruppe von fünf Brüdern, die den Tod des Vaters und eines Onkels zu rächen hatten, gingen gegen den Erbfeind mit dem Kampfgeschrei vor: „Wer eines Taylors Blut vergießt, muß auch durch einen Taylor fallen[5]."

In langer Reihe ziehen die engverbundenen Brüderpaare dieser kinderreichen Zeit an uns vorbei und spielen in der Genese des Desperados eine beträchtliche Rolle.

Zur Loyalität des Bandenmitglieds[6] kam die Solidarität des gleichen Blutes. Die Brüder Clay und John Allison machen Las Animas unsicher.

---

[1] LAKE, S. 167. — Andere Beispiele sind die vier Rachal-Brüder (LAKE, S. 167) und die fünf Brüder Reno: zu ihnen trat noch eine Schwester Laura „so wild und so treu ergeben", daß Zeitgenossen sie „das Schwert und den Schrecken des Mittelwestens" nannten. ROWAN, S. 199. — Ihr Bild findet sich in Pict. Hist., S. 71 mit dem Zusatz, daß sie an den Taten der Brüder keinen Anteil nahm. Die Pinkertons waren anderer Ansicht.

[2] Oder es ergab sich die blutige Notwendigkeit, die ganze Gruppe abzuknallen. Als William "Buffalo Bill" Brooks 1872 City Marshal von Dodge City war, gingen viele Geschichten von seiner Schießfreudigkeit um. Einmal überfielen ihn vier Brüder, den Tod des fünften zu rächen. Brooks soll viermal geschossen und alle vier getötet haben. VESTAL, S. 95.

[3] LAKE, S. 176. — Weithin bekannt in der Geschichte von Abilene und Texas waren die vier Brüder Clements.

[4] Ein Zerwürfnis zwischen Jesse und Frank James hat ihren äußeren Zusammenhalt nicht erschüttert. Pict. Hist., S. 30.

[5] RIPLEY, S. 130.

[6] Als man dem schwerverwundeten Sam Bass zuredete, nach all den Schandtaten etwas Gutes zu tun und seine Komplicen zu nennen, antwortete der Sterbende, er wolle seine Freunde nicht verraten und mit dem, was er wisse, sterben. Folklore, S. 374.

„War einer in einer Schießerei verwickelt, so war auch der andere dabei[1].“ Brüder waren Ben und Bill Thompson. George Marlow und Bruder Charles jagten in kalter Entschlossenheit ein ganzes Kommando von Lynchern ins Bockshorn[2]. Charles und John Ruggles lebten in Kalifornien vom Postraub[3]. Sie wurden gefaßt. Der Mob fragte John, wo das geraubte Geld verborgen sei. „Schenkt Charlie das Leben“, sagte er, „und ich sage es euch.“ Der Mob zog vor, die beiden zu hängen und das Geld der Expreßgesellschaft nicht zurückzubringen. Einen Mann laufen zu lassen, schien ein übermäßiger Preis für das Gut, das ihnen nicht gehörte.

Eigentümlich sind die Vater-Söhne-Gruppen. Der Clanton-Gang besteht aus dem alten Vater und drei Söhnen. Vigilantes hatten den Alten aus Kalifornien verjagt. Frei nach Homer konnten die Söhne sich rühmen, „besser als ihr Vater zu sein[4]“. Da ist Albert Collins; seine drei Söhne sind Banditen[5], und wenn man ihn einen Patriarchen nennt, so meint man damit sein Alter und seine Autorität, nicht seinen moralischen Einfluß. Lange vorher war in Kansas "Old Man McGee" bekannt gewesen. Er betrieb eine Fähre, und der Zufall fügte es so, daß flüchtige Neger stets bei der Überfahrt verschwanden. Helfer waren seine beiden Söhne und ein Vetter. Er war „ein sehr übles Subjekt[6]“. Es läßt sich denken, daß diese Väter durch Beispiel und Lehre Söhne und jüngere Verwandte gründlich in die Künste des Desperadotums einführten. Geheimnisse wurden wohl bewahrt. Schützend stand vor jedem einzelnen die Drohung zentral geleiteter, kollektiver Gegenaktion und, im Notfalle, mehrfaches Entlastungszeugnis. Jedes Alibi, das sie beschworen, saß.

Tom und Sam Ketchum beraubten zusammen Eisenbahnzüge[7], ebenso George und Virgil Gates[8]. Zwillinge liefen ein gewisses Risiko. Bei einem Überfall von 1867 hatte ein Beamter beobachtet, daß die Räuber sich sehr ähnlich sahen und der eine lispelte. Es gab nicht viele Zwillinge in dieser Gegend. Bald hatten Pinkerton-Leute, die angesetzt wurden, die Liste der Verdächtigen auf zwei Männer reduziert, die Brüder Hilary und Levi Farrington. Hilary hatte einen Sprachfehler[9].

Clan-Bildungen treten wieder beim organisierten Verbrechen der Jetztzeit auf. Die "Terrible Touhy's" waren die sechs Söhne eines Polizeibeamten[10]. Auch an dem großen Geldraub von 1934 in Brooklyn

---

[1] Folklore, S. 309.
[2] Raine, S. 24.
[3] Wilson, S. 283.
[4] Lake, S. 231.
[5] Gard, S. 186.
[6] "A very hard character." Connelly, S. 105.
[7] Walters, S. 132.
[8] Walters, S. 262.
[9] Rowan, S. 234.
[10] Cooper, C. R.: *Ten thousand public enemies*, S. 65. Boston 1935.

waren zwei Brüder, John und Francis Oley, beteiligt[1]. Es gab unter den Gangstern vier Brüder O'Donnell[2], vier Brüder Miller[3], vier Brüder Aiello[4]. Von Al Capones Brüdern wurde einer, Frank, in einer Gangschlacht getötet. Sehr gefährliche Gesellen waren die sechs Gennas[5]. Der Everleigh-Club, das eleganteste Bordell Chikagos, wurde von zwei Schwestern Minie und Ada Everleigh geleitet[6].

Auch auf seiten der Gesetzeshüter erscheinen Brüder-Gruppen. Die Brüder Dave und John Cook waren in Colorado tüchtige Polizeibeamte[7], in Dodge City wirkten Bat und Edward Masterson. Auch die Brüder Wiliam und Robert Pinkerton dürfen nicht vergessen werden. Der vier Brüder Earp haben wir oft gedacht; unter den Opfern der Schießerei am Corral in Tombstone waren wiederum zwei Brüder, Tom MacLowery und Frank MacLowery. Dafür machten Wyatt und Warren Earp dem Leben Stillwells ein Ende[8]. Es sieht so aus, als sei der enge Zusammenhalt des Clans mehr Tötungsanlaß als Schutz vor Tötung geworden. Wir verstehen an diesem modernen Beispiel, warum die Blutrache ausstarb. Sie rottete sich selbst aus, beging verwüstenden Selbstmord[9].

4. Die Kriminellen

I

Das kriminelle Bild der Grenze ist eintönig wie die Struktur der Gesellschaft. Wir hören nichts von Sittlichkeitsdelikten. Hier wirken Puritanismus, Allgegenwart von Prostituierten und die Ungebundenheit fremdrassiger Frauen — Mexikanerinnen, Indianerinnen, bisweilen auch Chinesinnen[10] — zusammen. An der Spitze der Eigentumsdelikte steht Raub. Die gangbaren Betrugsformen kreisen um die Schürfungsrechte und den Verkauf eines Fundortes oder einer Mine. Vom „Salzen“ haben wir gesprochen. Um die Weite des Phänomens kennenzulernen, braucht man nur den Ausführungen eines alten Prospektors zuzuhören: Die alte Kunst sei noch nicht verlorengegangen und jede Woche noch legten gerissene Gauner reichlich „gesalzene“ Minen Neulingen in den Schoß[11].

---

[1] Crane, Milton: *Sins of New York*, S. 211. New York 1947.

[2] Pasley, S. 24.

[3] Einer von ihnen wurde Schutzmann.

[4] Pasley, S. 172.

[5] Pasley, S. 92.

[6] Lewis, Lloyd: *Chicago*, S. 347. Chikago 1929.

[7] Collier, S. 22.

[8] Pict. Hist., S. 113.

[9] Jim Touhy wurde erschossen. Joseph Touhy tötete den Mörder. Dann kamen Joseph und sein Bruder John ums Leben. Cooper, S. 66.

[10] In Kalifornien gab es auch Südamerikanerinnen. Folklore, S. 37.

[11] Miller, S. 229.

Eine Art Betrug war es auch, wenn Zeitungen, um ihren Absatz zu steigern, die wildesten Märchen erzählten[1].

Außer dem „Salzen[2]" hören wir von heimlicher Wegnahme des silberhaltigen Gesteins[3], Bestechung und Meineid, wenn große Werte auf dem Spiele standen[4], und schwindelhaften Landverkäufen[5]. Die Beraubung Betrunkener war in den Straßen von Dodge City so häufig, daß die Frage gestellt wurde, wozu man eigentlich eine kostspielige Polizeitruppe unterhalte[6].

An der Spitze aller Delikte aber standen die Tötungsverbrechen. Das Leben zu verachten, gehörte zum Wesen des Desperados, weshalb auch Räuber, wie Black Bart, der stille alte kleine Mann, der niemals schoß, nicht zu den Outlaws gerechnet werden können[7]. Unter den Desperados, die töteten, haben schon die Zeitgenossen zwei völlig verschiedene Typen unterschieden. Der eine nahm das Leben aus Blutgier, die anderen brachten aus sonstigen, mehr oder weniger verständlichen Motiven um. Die Erzähler hatten ein sehr feines Gefühl für den kalten Kriminellen und ließen sich von ihrem Urteil nicht abbringen, wenn eine kriminelle Persönlichkeit amtliche Funktionen übernahm. Desperados wollten schießen, und es kam ihnen nicht darauf an, ihre Neigung und ihre Kunst gelegentlich einer guten Sache zur Verfügung zu stellen. Von Charles Harrison in Denver hieß es lobend, daß er nie ohne Warnung getötet habe. „Er war ein totsicherer Schütze. Als einmal ein entsprungener Mörder aus der Stadt galoppierte und nahe dabei war, sich in Sicherheit zu bringen, holte Harrison den Mann mit einem Pistolenschuß aus dem Sattel[8]." Ganz zufällig kann ausnahmsweise der Tötungsakt gerechtfertigt sein. Das Wesentliche ist und bleibt das Töten.

Mark Twain hat Joseph A. Slade, einen echten Kriminellen, mit widerspruchsvollen Gefühlen und Adjektiven gezeichnet. Er sei einer der gefährlichsten und einer der wertvollsten Bürger des Wilden Westens gewesen, zum Auswurf der Menschheit gehörig, und den gleichen Aus-

---

[1] Eine Zeitung in Lundy meldete, ein Indianerkind im Lager habe an jedem Fuß zehn Zehen, fünf vorn, fünf hinten. Die Mutter sei verzweifelt, weil man niemals wisse, ob das Kind komme oder gehe. Chalfant, S. 55.

[2] Über die Methoden siehe Folklore, S. 456ff. und Miller, S. 229ff. — Nach Karsner (S. 109) wurde einmal eine Mine gesalzen. Man stieß auf taubes Gestein, arbeitete aber weiter in die Tiefe. Hier wurde ein riesiger Silberfund gemacht. Der betrügerische Verkäufer hatte Leadville Hals über Kopf verlassen, ehe der Schwindel entdeckt würde.

[3] Horner, S. 152—154.

[4] Chalfant beschreibt (S. 126) einige Bestechungsprozeduren.

[5] Vestal, S. 129.

[6] Schon damals muß die heute als „Rollen" Betrunkener bekannte Methode im Schwange gewesen sein.

[7] Pict. Hist. S. 82—84.

[8] Casey, S. 17.

wurf mit unbarmherziger Brutalität im Zaume haltend. Er habe sich als Oberster Gerichtsherr im Niemandsland gefühlt, und dieses Bewußtsein habe ihm erlaubt, zu gleicher Zeit Gericht und Henker zu sein[1]. Die Frage ist nur, welcher Rolle er mehr ergeben war. Nach MARK TWAIN westlich von Kearney mehr gefürchtet als der liebe Gott, endete er sein Leben am Galgen. Trotz flüchtiger Nützlichkeit für seine Auftraggeber war Slade eine Verbrechernatur. Anders können wir auch nicht von Hardin denken, der der Staatsgewalt beisprang, als es galt, auf einen Neger zu schießen[2]. Wenn Hardin zu töten angefangen hatte, so gab es für seine Mordlust kein Halten mehr. Er hatte einen Feind ins Herz und in den Kopf getroffen. Der bat um Gnade. Hardin schreibt selbst: „Ich konnte nicht aufhören." Er schoß und schoß weiter, und die Menge, die die kalte Gefährlichkeit dieser Anlage ahnte, machte sich daran, ihn zu lynchen. Diesmal entkam er[3].

Die Mordgier kann sich aus leichten Anfängen zur Monomanie steigern. Ben Thompson, der große Spieler, genoß anfangs Respekt wegen seines Mutes und seiner Treffsicherheit. LAKE[4] nennt ihn ein absolutes Genie auf diesem Gebiete. Aber allmählich sah man, wie die angeborene Wildheit seines Wesens durchbrach und alle Hemmungen über den Haufen warf. Ihn überkam die „Sucht, Menschen umzubringen". Sein Bruder litt an dem gleichen Blutdurst. Er hatte einen Sheriff erschossen, was niemals eine geringe Sache war. „Um Gotteswillen", meinte der Bruder, „mach, daß du aus der Stadt kommst." „Ich weiß", entgegnete Bill und fügte blasphemisch hinzu: „Ich hätte ihn über den Haufen geschossen, und wenn es Jesus Christus gewesen wäre[5]."

Der Tod hatte in jener Zeit und unter jenen Umständen eine andere Bedeutung als heute. Bei einem Tanz in Nevada gab es Streit. Ein Mann wurde erschossen; der Tanz ging weiter[6]. In der Nähe von Raton, wo heute die Expreßzüge durchbrausen, sollte ein Ehrenhandel zwischen Clay Allison und einem anderen Desperado ausgetragen werden. Dieser, Chunk mit Namen, hörte zum Essen läuten und schlug vor, erst zu essen und dann zu fechten, „damit der Tote mit vollem Magen zur Hölle fahren könne". Mitten beim Essen griff Chunk nach der Waffe. Sie blieb an der Tischplatte hängen. Blitzschnell schoß Allison und traf den anderen dicht über dem Auge. Schwerfällig fiel der Körper nach vorn in den Suppenteller. Allison steckte die Waffe ein und dinierte weiter. Erst als er das ganze Menü durchgegessen hatte, stand er auf und verkündete der

---

[1] Nach dem Fernen Westen, Bd. II, S. 244.

[2] RIPLEY, S. 170.

[3] RIPLEY, S. 28.

[4] LAKE, S. 77.

[5] LAKE, S. 82.

[6] DRURY, S. 163.

Menschenmenge, die sich draußen angesammelt hatte, das Duell falle aus, weil einem der Teilnehmer ein Malheur passiert sei[1]. Der Tod, immer nah[2], hatte nicht nur seinen Schrecken, sondern auch seine Majestät verloren.

Die unpflegliche Behandlung von Mensch und Tier[3] war teils jugendlicher Vandalismus, teils aus der Überfülle an Lebenskräften zu erklären, die die unberührte Wildnis an Pflanzen, Tieren und Bodenschätzen aufwies. Diesen vorwärtsstürmenden jungen Menschen schien das Leben, das sich vor ihren Augen immer wieder erneuerte, unerschöpflich und daher im Einzelfalle wertlos. Bedrohliche Menschen aus dem Wege zu räumen, war beinahe ein Verdienst[4]. Bei einem blutigen Kugelwechsel zweier Desperados sprach es der "Arizona Weekly Star" unverhohlen aus:

„Eine große Anzahl Leute aus dem südöstlichen Arizona bedauern, daß das Renconter nicht für einen oder beide Teilnehmer tödlich verlief. Obschon die Wunde für sehr gefährlich gehalten wird, sind alle Glückwünsche voreilig, die damit rechnen, von dieser gefährlichen Persönlichkeit befreit zu sein, da Männer dieses Kalibers gewöhnlich eine außerordentliche Lebenskraft besitzen[5]."

---

[1] Folklore, S. 308.

[2] Vom billigen Tod gingen viele Geschichten um. In Charleston, einer wilden kleinen Stadt in Arizona, war die morgendliche Begrüßung die Frage: „Wie viele Tote haben wir heute auf Eis?" (Burns, S. 59.) — Ein alter, senil gewordener Cowboy wollte sich einen Jux leisten und ritt in eine Kneipe, wo einige alte Kunden, darunter der berüchtigte Curly Bill, Karten spielten. Plötzlich knallten mehrere Revolver auf einmal, und der alte Mann fiel vom Pferde. Mit einigen Verwünschungen war der Fall abgetan. Man sorgte für ein anständiges Begräbnis und gab dem Toten eine Flasche Whisky in die Hand. Während die Leiche ins Grab gesenkt wurde, knallten die Bierflaschen und man trank dem Toten zu. Nach einer Salve über dem Grab ging es zurück ans Spiel. Burns, S. 58.

[3] Wo liegt der psychologische Ursprung des Vandalismus? Das Massaker des Büffels, das damals schon einsichtige Amerikaner abstieß, ist von einem Zeitgenossen so geschildert worden: „Weit über die Ebene zerstreut lagen in abscheulichen, verwesenden Haufen, in jeder Senke und auf jeder Kuppe, mächtige Kadaver der sinnlos hingemetzelten Büffel." (Walsh, S. 165.) ... „Vielleicht die grausamste aller Sonntagsjägereien war das Schießen aus den Eisenbahnzügen. Während bestimmter Zeiten im Frühling und im Herbst ... fahren die Züge auf hundert und mehr Meilen an Tausenden dieser zottigen Könige der Prärie entlang ... Die Fahrgeschwindigkeit der Züge ist in der Ebene nicht groß, und so kommt es, daß Zug und Büffel eine Meile oder zwei nebeneinander herlaufen ... Während dieser Wettfahrt werden die Fenster geöffnet und zahllose Hinterlader schleudern Hunderte von Geschossen auf die enggedrängten flüchtigen Massen. Viele der armen Tiere stürzen oder taumeln vor sich hin, um in den Schluchten zu verenden. Der Zug fährt weiter und die Szene wiederholt sich alle paar Meilen, bis das Land der Büffel hinter uns liegt." Walsh, S. 165.

[4] In einem Cowboy-Lied wird von dem Mann, der Lohnschwierigkeiten machte, gesungen:

„Wir bettelten und baten, er wollte nimmer weichen;
Des alten Cregos Knochen jetzt auf den Weiden bleichen."

American Cowboy Songs, S. 55. New York 1936.

[5] Breakenridge, S. 171 und 172.

Als Wes Hardin einen Sheriff erschossen hatte, gingen ihm Dankesbriefe der Frauen zu, die der Tote zu Witwen gemacht hatte[1]. Zu töten, aber auch getötet zu werden, war etwas Alltägliches und findet sein Gegenstück im Gefühlsleben des Gangsters. WELLMAN[2] hat auf die wirtschaftliche Bedeutung erstklassiger Pistolenschützen im alten Westen aufmerksam gemacht. Er spricht von Söldnern, die dem besten Angebot folgten und von einem Lager ins andere überwechselten. Es konnte nicht ausbleiben, daß die kältesten und kühnsten Kämpfer an die Spitze kamen. Unter ihnen war ein Prozentsatz von Menschen, die man als reine Kriminelle ansehen muß[3].

Der erwähnte, von Allison getötete Bill Chunk hatte den Ehrgeiz, es Wild Bill gleichzutun. Er tötete, „weil es ihm Spaß machte, sein Opfer zusammenbrechen zu sehen[4]". Er hieß der "Slade" des westlichen Kansas[5], und RIPLEY nennt ihn einen „eiskalten Killer[6]." Der Ruhm eines großen Desperados pflanzte sich wie eine ewige Krankheit fort. Selbst im Namen schien ansteckende Kraft zu ruhen. Harvey Logan übernahm von einem bekannten Viehdieb den Namen Kid Curry[7], und Butch Cassidy eignete sich mit dem Namen eines berüchtigten Vorgängers dessen Vorbild und Nachruhm an[8]. Kaum war Curly Bill begraben, als Hunderte von Leuten in den Lagern des Westens aufsprangen, die seinen Namen stahlen und auf seinen blutigen Ruf Beschlag zu legen versuchten[9].

II

Der geschäfts- oder berufsmäßige Mörder[10] tötet ohne Rücksicht auf das Verhältnis, das zwischen ihm und dem Opfer besteht. Ganz anders sind die Fälle psychologisch zu beurteilen, in denen Spannungen vorliegen, und das Opfer an der Herstellung eines Haß-Komplexes mitgearbeitet hat. Marshal Richardson von Virginia City wurde von einem Manne

---

[1] RIPLEY, S. 140. „Viele der besten Bürger von Gonzales", behauptet Hardin, ... „klopften mir auf den Rücken und erklärten, dies sei die beste Handlung meines Lebens gewesen."

[2] PAUK I. WELLMANN: *The trampling herd,* S. 346. New York 1939.

[3] LAKE hat (S. 252) das Bild eines Geschäftsmörders gezeichnet. „Curly Bill Brocius war ein schwarzer und muskulöser Mann ... In ruhigen Stunden konnte er ein gutmütiger und freigiebiger Geselle sein. Wenn es aber um Geschäfte ging, so war er ein brutaler Halsabschneider. ("thug" aus dem Indischen ins Englische übernommen.) Mord war dann für ihn eine kaufmännische Angelegenheit."

[4] Folklore, S. 308.

[5] WALSH, S. 107.

[6] RIPLEY, S. 74.

[7] Pict. Hist., S. 198.

[8] Pict. Hist., S. 204.

[9] LAKE, S. 350.

[10] "Professional killers" LAKE, S. 232.

namens Corey im Dunkeln erschossen. Irgendwie hatte Richardson mitgeholfen, die kausalen Elemente der Bluttat zusammenzubringen. „Richardson", meint STEWART[1], „war einer der gewalttätigsten Menschen, die mir je über den Weg gelaufen sind. Er wurde plötzlich erregt und schoß dann ohne weiteres los, wie ein Blitz aus heiterem Himmel ... Auf der Poststation zwischen Sacramento und Marysville brachte er einen Menschen um, ohne irgendwelchen Anlaß, und kam durch allerlei Finessen frei."

Wir müssen auch zwei Gestalten als echte Verbrecher ansehen, die ihren Mordtrieb unter dem Schutz der Amtspflicht befriedigten. Der eine war John Selman, der auf alten Photographien wie ein verschlagener Araberscheich aussieht[2]. Auf seine dunkle Vergangenheit werfen einige Mitteilungen MILTONs Licht. In El Paso sehen wir den alten bösen Mann als Polizeibeamten Prostituierten Geld abpressen. Einst war er Führer einer Räuberbande, dann Deputy Sheriff, dann Gefängniswärter gewesen und mit knapper Not dem Lynchen entgangen. Dieser „verrottetste aller Pistolenhelden von Texas[3]" erschoß den Desperado Wes Hardin von hinten.

Auch Tom Horn, in Cheyenne gehängt, war ein Berufsmörder[4]. Das jeweilige Honorar lag zwischen 500 und 700 Dollar. Die großen Herdenbesitzer machten von seiner Skrupellosigkeit Gebrauch, um unter Viehdieben und den verhaßten Besitzern von Schafherden aufzuräumen. Die behauptete Zweiteilung von Horns Seele, einer glänzenden als Scout und Pinkerton-Mann, und einer anderen, die von Mordlust angefressen war[5], kann nicht zufriedenstellen. Er war gelernter Metzger[6], tötete aus dem Hinterhalt und bereicherte die Verbrechersprache um den Ausdruck "dry-gulching[7]".

Bill Longley galt als der „erbarmungsloseste, kälteste und entschlossenste Mörder" im Staate Texas[8]. Er war einer von den Kriminellen, bei denen die Dualität harter Augen und weicher Stimme auffiel. Man hat rühmend von Longley gesagt, daß er das Land von einigen der übelsten Burschen befreit habe. Dem ist mit Recht entgegengehalten worden, daß er kaum je einen Mann erschossen hat, der schlimmer war als er

[1] STEWART, S. 105.

[2] Ein Bild findet sich in Pict. Hist., S. 126.

[3] Dem Geistlichen, der als Leichenbeschauer fungierte, wird folgende Bemerkung zugeschrieben: „Wenn der Schuß ihm (Hardin) ins Auge ging, so war es ein vorzüglicher Treffer. Wurde er im Hinterkopf getroffen, so hat der Schütze die Sachlage trefflich erkannt." HALEY, S. 248.

[4] Folklore, S. 335.

[5] Pict. Hist., S. 242.

[6] Pict. Hist., S. 243.

[7] Der Ausdruck bedeutet Töten und die Leiche den Raben zum Fraß in einer sandigen, trockenen Schlucht zurücklassen. Folklore, S. 235.

[8] RIPLEY, S. 35. — Bilder zeigen einen südländischen Typ. Pict. Hist., S. 123.

selbst[1]. Er starb am Galgen. Von ihm wurde behauptet, er habe genug Menschen ums Leben gebracht, einen mäßigen Kirchhof zu füllen[2]. Zeitungen der siebziger Jahre schrieben ihm 15—30 Opfer zu. Er selbst räumte Reportern gegenüber ein, „eine Menge Niggers und Mexikaner" getötet zu haben[3]. Neider konzedierten ihm nur 8 Tote. Sich vieler Opfer zu rühmen, entsprach dem superlativen Zug[4] der Zeit. Der Weltreisende Stanley notierte im Jahre 1895 folgendes Gespräch mit Wild Bill[5]:

Stanley: „Nun, Herr Hickock, wie viele weiße Männer haben Sie Ihres Wissens getötet?"

Hickock: „Ich glaube, ich habe erheblich mehr als hundert getötet."

Stanley: „Warum haben Sie diese Leute ums Leben gebracht? Haben Sie sie ohne Anlaß oder Provokation getötet?

Hickock: „Beim Himmel, nein. Ich habe nie einen Menschen ohne guten Grund getötet."

Über diesen undurchdringlichen Gesellen gingen widersprechende, immer noch sehr hohe Opfer-Ziffern um[6].

Waren die Zahlen, die angegeben wurden, Dichtung oder Wahrheit? Man glaubte, daß auf das Konto der Brüder Thompson 50 Tötungen kamen. Darüber wurde gestritten. Feststand, als sie nach Ellsworth kamen, daß sie 27 Mann begraben hatten[7]. Wes Hardins Revolvergriff trug angeblich 40 Kerben[8]. Pete Spence hatte 15—20 Mexikaner in eine bessere Welt befördert. Er hatte dabei so viele Kugeln abbekommen, daß man ihn eine wandelnde Bleimine nannte[9]. Bill Chunk rühmte sich einer Strecke von 14 Opfern: Der Versuch, den schnelleren Allison zu Nr. 15 zu machen[10], mißlang. Niemand aber reichte an "Mysterious Dave" von Dodge City heran[11]. Dieser Killer[12] war Polizeibeamter in Dodge City und anderen „rauhen" Plätzen gewesen. Auch Sheriff Slaughter von

[1] Ripley, S. 44.

[2] Ripley, S. 35.

[3] Ripley, S. 42.

[4] Die neue Heldengestalt der amerikanischen Kinderwelt, Davy Crockett, die mit Recht Buffalo Bill ersetzen soll, hat folgende Superlative für sich in Anspruch genommen: der stärkste Boxer zu sein, die hübscheste Schwester, das wildeste Pferd, den treffsichersten Stutzen und den häßlichsten Hund zu besitzen.

[5] Pict. Hist., S. 47.

[6] Nach Masterson soll Wild Bill am Tode von 87 Menschen schuld gewesen sein, nach "Silent Hank" (einem alten Trapper, dessen weiße Locken auf die Schultern niederfielen und dessen Halstuch mit einer mächtigen Bärentatze zusammengehalten war) waren es 48 Mann, "not countin 'Injuns that Wild Bill has snuffed out an' all in the line of duty under the law". Sutton, S. 79.

[7] Lake, S. 77.

[8] Haley, S. 248.

[9] Burns, S. 139.

[10] Folklore, S. 308.

[11] Vestal, S. 248.

[12] Burns, S. 247.

Tombstone hatte eine stille und mörderische Art. Mit dem Grundsatz: „Erst schieße ich, dann rufe ich Hände hoch[1]!" erfüllte er kaum die Erfordernisse des Gesetzes. Er sprach nie von seinen Opfern, rühmte sich nicht ihrer großen Zahl. Man begnügte sich, ganz allgemein von ihm zu sagen: Er hat eine Menge Leute ums Leben gebracht. Schätzungen bewegten sich zwischen 6—20 Opfern[2]. „Bis ans Ende seines Lebens sprach er niemals über die gesamte Zahl. In seinem Schweigen waren viele Tragödien verborgen[3]." Wenn wir von den fragwürdigsten Methoden polizeilicher „Selbsthilfe" sprechen, werden wir Sheriff Slaughter wieder begegnen. Was für Ideen verfolgten ihn? Er legte die Schußwaffe auch zu Hause nicht ab. Man glaubte, daß er sie selbst im Bette nicht abtat. Der unansehnliche Mann war dem Fetisch der Macht verfallen, der kalt und stählern leisem Druck gehorchte und nicht danach fragte, ob er winzig klein oder ein Riese war.

5. Geistesgestörte

I

Gewiß unterscheiden sich die, die sich zu einer großen Wanderung entschließen, von denen, die zu Hause bleiben. Manche psychischen Gleichgewichtsstörungen führen zu Konflikten und Entfernung von der Konfliktsquelle. In manchen Psychosen sind Antriebe des Weglaufens verankert wie in der Epilepsie. Überhaupt ist die Unruhe der Pubertät und der Nachpubertät auf Abenteuer eingestellt, und das größte aller Abenteuer ist der gefährliche Abstand vom gewohnten Habitat. Notwendigerweise schließen große Wanderungen einen gewissen Prozentsatz psychotischer Elemente ein. Nicht nur die Mechanik des langen Weges, auch die Ortsveränderung selbst, die Ablösung von lästigen Zwangsgewalten, trägt zur seelischen Entspannung bei.

Die Lebensbedingungen, in die die Wanderung führt — ein Segelschiff etwa, die Fremdenlegion, die Slums anderer Kontinente, die Wildnis eines unerforschten Erdteils — sind sehr verschiedene Formen der Umwelt. Um die Mitte des 19. Jahrhunderts bot sich in Nordamerika jugendlichen Naturen eine verlockende, unwahrscheinliche Welt dar. Sie belohnte ohne Verdienst, noch Ansehen der Person und sie enttäuschte in ebenso sinnloser Weise. Nach Bret Harte[4] herrschte unter den Goldgräbern der Glaube, daß Glück nur Narren und Dummköpfen hold sei. Entgegen allen Naturgesetzen begünstigte es sogar Chinesen und

---

[1] Burns, S. 247.

[2] Burns, S. 228.

[3] "Slaughter was not troubled with hair-line distinction," und „wenn er mit Kriminellen zu tun hatte, so vergaß er bisweilen, daß er nur ein Justizbeamter war, und nicht die Justiz selbst." Burns, S. 228 und 229.

[4] Kalifornische Erzählungen, Bd. IV, S. 69.

Mexikaner. Das Wort „verrückt" kommt daher, daß im seelischen Gefüge des Menschen eine störende Verschiebung stattgefunden hat. Plötzliches Glück kann ebenso das seelische Gleichgewicht erschüttern wie überraschendes Unglück. "Crazy Quartz Davis" wurde so genannt, weil er unversehens viel Gold gefunden hatte[1]. Er ging nach Europa, und die Legende berichtet, daß er in den vornehmsten Hotels wohnte und ein Friseur aus seinem ungepflegten Vollbart Gold im Werte von 5 Dollars 20 Cents auswusch, wie man oft Goldkörner im Schlunde von Brathühnern fand, die in Goldgegenden aufgetragen wurden.

Josiah Royce hat von den psychischen Schädigungen gesprochen, die die ersten Bewohner von San Franzisko wie ein heißer Wüstenwind plagten[2]: „Die Irrenanstalt", schreibt er, „die der Staat ziemlich bald in Stockton errichten mußte, bewies zur Genüge, welche Folgen diese Spannung auf das Nervensystem ausübte ... Die Menschen lebten in einer Art Delirium dahin", das in vielen Fällen die schlummernden Keime einer Psychose zur offenen Entfaltung brachte. Bei dem langsamen Fortschritt der Psychiatrie darf man annehmen, daß nur die allerschwersten Fälle zur Einlieferung kamen. Mit zahlreichen Fällen räumte der Tod auf. Sehr früh treffen wir unter den ersten Trappern auf Depressive. Lucien Fontenelle war ein „dunkelhäutiger, fremdländisch wirkender Mann von melancholischer Sinnesart", die ihn schließlich zum Selbstmord trieb[3]. Manche Spitznamen deuten auf das mürrische, finstere Temperament hin; ein solcher Mann muß "Mysterious Dave" gewesen sein[4], dessen unbewegtes Mienenspiel und abweisendes Schweigen dazu führte, daß niemand mehr mit ihm sprach.

In einer Umwelt fieberhafter Aktivität und grenzenlosen Optimismus fielen die depressiven Typen besonders auf. Im Sommer 1885 lief ein gewisser Daniel Childers in Oklahoma plötzlich Amok. Vorher hatte er sich einen Grabstein machen lassen; das Todesdatum blieb unausgefüllt. Dann peitschte er sein Gespann zu raschem Lauf, schrie unzusammenhängende Worte und fuhr nach Tulsa. Nachdem er hier drei Särge gekauft hatte, tötete er seine Schwägerin und fuhr mit der Leiche im Land umher, auf weiteren Mord bedacht. Man mußte ihn schließlich erschießen[5].

Eine Reihe der großen Desperados wies depressive Züge auf. Ringo[6] war ein schweigsamer Mann, der bisweilen an Selbstmord dachte[7]. Clay Allison sah melancholisch aus[8], und Doc Holliday hielt das ganze Leben

---

[1] Folklore, S. 26 und 27.
[2] Royce, S. 392.
[3] Sabin, Kit Carson, S. 116.
[4] Vestal, S. 248.
[5] Debo, S. 73.
[6] Eigentlich hieß er Ringold.
[7] Burns, S. 94.
[8] Folklore, S. 306.

für einen bitteren Scherz[1]. Man führte seine völlige Furchtlosigkeit darauf zurück, daß der, der ihn tötete, ihm die Mühe des Selbstmords abnahm[2].

Früh sehen wir diese Depressiven aggressiv werden. Bill Hynson wurde Nachtwächter in Beson. Er war ein gefährlicher Bursche, der dem Sheriff ins Gesicht schlug und nächtlicher Raubüberfälle verdächtig war. Eines Tages sah man, wie er drei Balken auf die Prärie hinausfuhr. Er nagelte sie zu einem Dreifuß zusammen und kaufte einen Strick. „Wozu das Seil?" fragte man ihn. „Um einen Mann zu hängen", war die Antwort. Dann ließ er einen Neger ein Grab graben. „Wer ist gestorben", fragte der Schwarze. „Mach weiter und schaufle das Grab aus", war die verdrossene Antwort, „ich werde schon für den Toten sorgen." Bei Dunkelheit war das Grab fertig. Am nächsten Morgen fand man Hynson erhängt[3].

Lang ist die Liste der Selbstmörder[4]. Dabei war die Bevölkerung jung und voll überquellender Lebenslust. Bei einem Kriegsverletzten, der sich den Kopf abfahren läßt, sind exogene Momente die Ursache gewesen. Aber wie kommt es, daß BRET HARTE tiefe Melancholie das Kennzeichen des kalifornischen Einwanderers nennen kann[5]? Bezieht sich diese Beobachtung nur auf die Westküste, die heute noch eine hohe Selbstmordziffer aufweist? Oft hören wir, daß Geschäftsmänner ihrem Leben ein Ende machen. Michael Brennen, ein Bergwerksdirektor, trank Blausäure und nahm Frau und Kinder mit in den Tod[6]. Comstock, der Entdecker der berühmten Mine, beging Selbstmord[7]. Selbstmorde waren in Tombstone häufig, und Frauen stehen an der Spitze[8]. Freyer entdeckte in Leadville den riesigen Silberfund, der in einem Bergnamen verewigt ist. Ein Übermaß an Geld, Weibern und Whisky brachte ihn dahin, daß er sich 1884 in Denver erschoß[9]. Aber lange vorher hatte Sutter von Selbstmord gesprochen[10], hatte man Old Bill im Middle Park unter einem Baume gefunden, einen Schuß in der Brust[11].

---

[1] BURNS, S. 33.

[2] Auch KLEIST stellte Michael Kohlhaas als einen Melancholischen dar. Nachdem er seine Pferde gut verkauft hatte kehrte er „ohne irgend weiter ein bitteres Gefühl als das der allgemeinen Not der Welt" zurück. Werke ed. HEINRICH KURZ, Bd. II, S. 242, Leipzig o. D.

[3] LANGFORD, S. 471.

[4] Manchmal muß man an Mord denken (MARTIN, S. 67). Andererseits lag es im Interesse großer Banken, Selbstmorde leitender Persönlichkeiten als Unfall hinzustellen (GLASSCOCK, S. 273).

[5] Kalifornische Erzählungen, Bd. VI, S. 70.

[6] RITCHIE, S. 67.

[7] GLASSCOCK, S. 48.

[8] MARTIN, S. 74 und 75.

[9] GANDY, S. 192.

[10] ZOLLINGER, S. 36.

[11] SABIN, S. 118.

Die Selbstmordneigung der wenigen Frauen ist ein besonderes Kapitel. Wenn wir so oft vom Selbstmord Prostituierter hören, so müssen wir an die ungewöhnliche Zusammensetzung der Bevölkerung denken. Frauen begehen Selbstmord in Tombstone[1], Georgetown[2] und Dodge City[3]. Gewöhnlich hören wir nur nebenbei von solchen Geschehnissen. Als ein Zeitungsmann in Leadville abgesandt wurde, über den Selbstmord in einem der öffentlichen Häuser zu berichten, wunderte er sich hauptsächlich über die erotischen und lebensnahen Bilder, die ein guter französischer Maler auf die Wand geworfen hatte[4]. Pearl Hart, der weibliche Schinderhannes von Arizona, machte drei oder viermal den Versuch, sich das Leben zu nehmen[5]. Oft werden Verstimmungszustände zu den zahlreichen Tötungen beigetragen haben, die sich in Bordellen abspielten. Dann wieder schaltete sich Fremdaggression in Selbstaggression um. Die schwere, motorisch geladene Verstimmung, die man „Verzweiflung" nennt und die dem Desperado den Namen gegeben hat, galt zu allen Zeiten als höchst bedrohlicher Zustand[6]. Im Altertum scheint der Glaube verbreitet gewesen zu sein, daß die Gottheit dem Verzweifelten zur Seite stehe[7].

II

Bei kleinen und großen Wanderungen müssen wir immer an den Wandertrieb von Epileptikern denken. Ringo war „periodisch so bösartig, daß selbst seine Freunde ihn mieden[8]". Von Richardson hören wir, daß er plötzlich erregt wurde und dann losknallte[9]. STEWART berichtet in seinen Erinnerungen von einem Anwalt in Virginia City, der die Gewohnheit hatte, vor den Geschworenen in Ohnmacht zu fallen. „Wenn er zum Höhepunkt seiner Rede gekommen war, schwankte er, griff in die Luft

[1] MARTIN, S. 75.

[2] HORNER, S. 169.

[3] VESTAL, S. 27.

[4] HANDY, S. 228.

[5] WALTERS, LORENZO D.: *Tombstone's yesterday*, S. 238. Tucson 1928.

[6] Siehe meine: Strafe, Bd. II, S. 10ff.

[7] JOSEPHUS (Bell Jud IV, 170—171) spricht von dem Juden Jonathan, einem Manne minderer Gestalt, unerfreulichen Aussehens und niederer Herkunft, der den besten römischen Krieger zum Zweikampf aufgefordert hatte. „Die meisten Römer sahen ihn mit Verachtung, einige mit Besorgnis an, während andere sich durch die nicht unvernünftige Erwägung leiten ließen, daß es weise sei, den Kampf mit einem Manne zu vermeiden, dem der Tod nichts galt. Sie waren sich darüber klar, daß Männer, die sich aus dem Tode nichts machen, nicht nur von größter Leidenschaft beherrscht werden, sondern durch ihr Flehen auch die Gottheit zu sich herüberziehen könnten."

[8] LAKE, S. 232.

[9] STEWART, S. 105.

und fiel glatt auf den Rücken. Die Wirkung war außerordentlich[1]." Man wird an einen hystero-epileptischen Anfall denken dürfen, der durch die erregende Situation ausgelöst und halbwegs zweckhaft gesteuert wurde.

Die Chroniken der Zeit sprechen noch von anderen Störungen. Da war ein Mann "Arizona Charlie". Seine geistige Zerrüttung wurde auf den frühen Tod seiner Frau zurückgeführt. Das Hauptsymptom seiner Erkrankung war ein an mechanische Grundlagen, die Eisenbahnstrecke, gebundener Wandertrieb. Ohne mit der Arbeit betraut zu sein, ging er die 600 Meilen lange Strecke von Texas bis Kalifornien ab und prüfte den Zustand von Schienen und Brücken. Er litt an der Wahnidee, angestellt zu sein, unterzog sich den größten Strapazen und opferte jede Minute der imaginären Pflicht. Mitleidige Bahnwärter bewahrten ihn vor dem Verhungern und Verdursten. So lief er jahrelang die Riesenstrecken auf und ab. Lokomotivführer winkten ihm freundlich zu, erhielten aber keinen Gegengruß, weil er, so sagt der Bericht, zu tief in Gedanken versunken war. Waren es Gedanken oder die Erstarrung eines kranken Geistes[2]?

Ein anderer Epileptoider scheint "Commodore" Stephen Decatur gewesen zu sein. Sein tiefstes Bedürfnis war Wechsel, ewiger Wechsel, nicht weil er irgendeinen Zweck verfolgte, sondern um des Wechsels willen[3]. Einstmals eine geachtete Persönlichkeit, verschwindet er plötzlich. Man glaubt, er sei ermordet worden. Dann erkennt ihn jemand auf der Straße. Er leugnet seinem Bruder jede Verwandtschaft ins Gesicht ab, nimmt in Colorado eine Squaw zu sich, wird dann Mormone mit zahlreichen Frauen. Er ist Goldgräber, Zeitungsmann, Abgeordneter, betrinkt sich ohne Unterlaß und stirbt verkommen und verlassen. Für keinen seiner erratischen Einfälle und Handlungen hat man je einen Grund finden können.

Auch in Clay Allison's finsterer Originalität sind epileptoide Einsprengungen sichtbar. Die Idee eines Duells mit blanken Messern[4], wobei jeder Kämpfer in einem frisch aufgeworfenen Grabe stehen mußte[5], ist schon den Zeitgenossen seltsam vorgekommen. Er, der Gelenke, wurde in einem schrecklichen Wutanfall ungeschickt und brach den Hals. Das schwere Trinken war Symptom des Zustandes und auslösendes Moment zugleich[6]. In den Krankheitskreis der epileptischen Anlage gehört wohl auch das Amoklaufen der Indianer. Unter allen indianischen Desperados, die Sutton kennenlernte, war Cherokee Bill der tückischste und

[1] Als Stewart einmal Argumente vorbrachte, sprang der „Bewußtlose" plötzlich auf und protestierte. STEWART, S. 158.

[2] MILLER, S. 259ff.

[3] HORNER, S. 264ff.

[4] Folklore, S. 307.

[5] Allison tötete den Gegner.

[6] „In ihm stiegen Antriebe der alten Tollheit hoch. ("Allison felt creeping upon him the old urge of madcap behavior".) Folklore, S. 312.

grausamste[1]. Von gewaltiger Kraft hatte er 13 Menschen auf dem Kerbholz. Er wußte sich nach seiner Verurteilung zum Tode in den Besitz einer Schußwaffe zu setzen, tötete einen Wärter und machte sich zu einem verzweifelten Widerstand bereit. Jedesmal, wenn er schoß, „kollerte"[2] er; wir haben den indianischen Ausdruck höchster motorischer Spannung früher geschildert.

III

Schizophrene oder Schizoide gehen von Anfang bis zum Ende durch die Geschichte der Zeit. Quantrill zeigte feminine Züge[3]. Ein moral insane, war er höchst empfindlich, völlig gefühllos und galt allen, die ihn sahen, als sonderbar[4]. Vorher hatte John Brown, Mörder aus Überzeugung und Vater von zwanzig Kindern, den Weg zum Galgen und geschichtlichem Ruhm angetreten. In seinen glitzernden graublauen Augen sah ein Besucher, „eine Spur von Wahnsinn[5]". Zu Lebzeiten galt er als Desperado[6], aber der Tod, der Sieg seiner Ideen und ein Lied machten ihn zum nationalen Heros.

An Schizophrenie litt „Kaiser" Norton[7], den wir nicht als Desperado, sondern als Beispiel für die Verbreitung psychischer Störungen anführen. Norton kam aus Südafrika angereist und erwarb sich in San Francisco mühelos ein großes Vermögen. Dann geriet er in Schwierigkeiten; seine durch plötzliches Glück erschütterte geistige Gesundheit konnte den neuen Schock nicht ertragen. Als „Kaiser der Vereinigten Staaten" erließ er 1859 eine Proklamation voll pompöser Wahnideen. 1860 ordnete er die Auflösung der Vereinigten Staaten an und ernannte sich zum Schirmherrn von Mexico. Er plante die Brücke über die Bai von San Francisco, die 67 Jahre später gebaut und verherrlicht wurde. In seinem Äußeren hatte er eine gewisse Ähnlichkeit mit Napoleon III., und das Gerücht ging, er sei ein Sohn des Kaisers. Durch Heirat mit der Königin Victoria wollte er die beiden Völker eng verbinden. 1880 fiel der „Kaiser" auf der Straße um und war bald danach tot. In seinem Nachlaß fanden sich Glückwunschtelegramme vom Kaiser von Rußland, Lord Beaconsfield, General Grant und anderen Berühmtheiten. Sie gratulierten zu seiner Vermählung und waren das Werk von Spaßmachern. Die

---

[1] Folklore, S. 347ff.

[2] „Wenn ein Indianer kollerte, so bedeutete es jähen Tod für jeden und alle auf seinem Wege."

[3] Der junge Jesse James soll sich in Frauenkleidern an Unionssoldaten herangemacht haben, denen seine Genossen dann den Hals abschnitten. Pict. Hist., S. 27. Ein Jugendbild von ihm findet sich in Pict. Hist., S. 27.

[4] Connelly, S. 59.

[5] Karsner: John Brown, S. 256.

[6] Militärische Meldung: „Ich habe gerade versäumt, den berüchtigten Outlaw zu treffen." Karsner, S. 212.

[7] Folklore, S. 614ff.

Proklamationen des Kaisers lassen keinen Zweifel, daß ihn ein Wahnsystem beherrschte. Außerhalb seiner Größenideen war Norton ein liebenswürdiger und harmloser Mann. Man war ihm dankbar, daß er der Mitwelt die Unterhaltung lieferte, an der es oft gebrach, und niemand dachte daran, ihn durch Einsperren stumm zu machen.

Neben den Geisteskranken fanden sich überall „Angeknackste", die niemals Gold fanden, immer für andere schufteten[1], immer zu den Ihren zurückreisen wollten, und es niemals taten[2]. Man sagte von ihnen, daß sie die Rückkehr einfach „vergessen" hatten. Manchen lächelte für kurze Zeit das Glück, aber sie gehen am Erfolg vorbei und verschwinden wieder, man weiß nicht recht, wohin. „Eines Tages", schreibt Karsner[3], in seiner Biographie des Silberkönigs Tabor, „erschien ein Fremdling im Ort, George Fryer. Keiner kannte ihn, und wenn man ihn so ansah, war nicht viel an ihm dran." Er schlenderte den Berg entlang und kehrte schließlich in Tabors kleinem Laden ein, um sich die Zeit zu vertreiben, trank Whisky, kaute Tabak, ging dann wieder herum und schlief in einer verlassenen Berghütte. Am nächsten Morgen machte er einen überaus reichen Fund. „Wurde er reich?" fragt Karsner, „baute er eine Eisenbahn? Heiratete er die Tochter eines britischen Grafen? . . . Nein. Er tat nichts dergleichen. Er fand einfach eine Silbermine, betrank sich aus Freude, vergaß alles und wanderte weiter." Der Wohlstand viel weniger Passiver gründete sich darauf, daß Gleichgültige und Vergeßliche — man wird an leichte Schwachsinnsformen denken müssen — achtlos den Reichtum ausschlugen[4], den der Zufall ihnen darbot.

IV

Paranoiden Komplexen begegnen wir auf Schritt und Tritt. Die Leiden des besiegten Südens, der Schock der Niederlage, die Strafpolitik der Nachkriegszeit mußten schlummernde Keime zum Leben erwecken. In Texas tobte einige Jahre lang der „Kampf bis zum Messer zwischen den unbezähmbaren Rebellen und den Eindringlingen aus dem Norden"[5]. Außer dem Yankee-Komplex wuchs mit der Macht der Schwarzen ein Neger-Komplex hoch. Es gab eine in panischen Vorstellungen und Akten ausbrechende Furcht vor dem Indianer[6]. Sie wurde von den Einwanderern aus dem Osten mitgebracht, denn die ersten erfahrenen Trapper waren von ihr nahezu frei. Augusta Tabor schrieb im Jahre 1859, als alles noch

---

[1] Karsner, S. 72.

[2] Karsner, S. 70 und 71.

[3] Karsner, S. 91 und 92.

[4] Ein wortkarger Mann, Pound mit Namen, entdeckt einen reichen Fundort. Während die Goldgierigen von allen Seiten herbeieilen, beginnt Pound zu trinken, vergißt alles um sich herum, und wird nicht mehr gesehen. Karsner, S. 61.

[5] Ripley, S. 16.

[6] Siehe die Beschreibung einer solchen "Indian scare" bei Vestal, S. 146—158.

ziemlich friedlich war: „Überall sieht man Indianer auf dem Wege, aber sie sind freundlich. Ich halte Indianer für nichts Besseres als Schlangen. Ich lebte in unablässiger Angst vor ihnen[1]."

Paranoiden Tendenzen führen altruistische Regungen neue Nahrung zu. Ein persönliches Trauma beschleunigt die Ausbildung zum starren System. Jesse James wird von „Regulatoren" blutig geschlagen, während er ruhig ackert[2], und er beginnt zu hassen. Dann spürt er, wie die skrupellosen Methoden der Eisenbahnen Haß der vielen erzeugen, die sie um ihr Geld gebracht haben. Wird Jesse James mit wirklichen oder vermeintlichen Verfolgern wett, so fühlen sich tausend Opfer des Betruges mit ihm eins und gewähren ihm, ihrem Rächer, Zuflucht.

Bei Kohlhaas tritt das erlittene Trauma und seine hochempfindliche Anlage mit Mitleid (sein treuer Knecht wird halb totgeschlagen, seine Frau tödlich verletzt) zu einer explosiven Mischung zusammen. Dann kommt die Systematisierung und die Errichtung einer pseudo-moralischen Grundlage. Er kündet dem Junker von Tronka, „einen gerechten Krieg" an[3]. Er greift nach einer weiteren Rechtfertigung aus, wenn er seinen persönlichen Gegner den „Feind aller Christen" nennt. Er wird ein lebender Stellvertreter der abstrakten Gerechtigkeit, die es nicht gibt, und schreibt unter seine Mandate: „Gegeben auf dem Sitz unserer provisorischen Regierung, dem Erzschloß zu Luetzen[4]."

An der Grenze von Kultur und Wildnis ist für den Aufbau von Wahnsystemen, die Polizei, Gerichte und Regierung behelligen, kein Raum. Der Weg vom seelischen Trauma zur motorischen Reaktion ist kurz. Eine Bombe der Pinkertons hat Jesses Mutter den Arm abgerissen, den Stiefbruder getötet[5]. Jesse queruliert nicht mit Mandaten, er schießt. Er fühlt sich verfolgt, von den Yankees, von den Pinkertons, vom Schicksal. Das Volk entschuldigt seine Räubereien:

> „Er nahm von den Reichen, gab es den Armen,
> er war mutig und stark und voller Erbarmen[6]."

Erstaunlich oft hören wir, schon ehe feste gesellschaftliche Formen sich gebildet hatten, von Irrenanstalten und Internierungen. In Nevada hat ein Professor das „Perpetuum mobile" erfunden[7]. Idahos Desperado Boone Helm kommt in eine Irrenanstalt[8]. Nachdem O'Riley sein Vermögen verloren hat, läßt er sich bei weiteren Schürfungen von Geistern

---

[1] Karsner, S. 28.
[2] Love, S. 43—45.
[3] Kleist, Werke Bd. II, S. 261.
[4] Kleist, Werke, Bd. II, S. 267.
[5] Pict. Hist., S. 28.
[6] Treasure chest of cowboy songs, S. 18.
[7] Ritchie, S. 283f.
[8] Langford, S. 75.

leiten und endet im Irrenhaus[1]. Beim Run auf den Cherokee Strip wandert ein Geistesgestörter umher und bettelt hilflos: „Wo gibt es Land? Ich möchte ein Heim haben[2]." In Kalifornien erkranken ein Richter[3] und ein Senator[4] psychisch. Manchmal wird nach einem Eifersuchtsakt der psychotische Zustand vom Selbstmord überdeckt[5]. Weder Aufenthalt in der Strafanstalt, noch in der Irrenanstalt scheinen sozial geschadet zu haben, denn wir lesen in einer Zeitung von Tombstone[6]:

„Pat Holland teilt uns mit, daß er weg war, weil er sich in der Strafanstalt und dem Irrenhaus aufhalten mußte. Er hat beide Institutionen in bester Gesundheit verlassen und freut sich darauf, den Rest seiner Tage in Tombstone zu verbringen."

Psychische Veränderungen zeigen sich nach schweren Schußverletzungen. Langford Peel wurde erst gefährlich und bösartig, als er bei einem Kampf drei Schüsse abbekommen hatte[7].

Bisweilen dachte das Volk daran, psychiatrische Diagnosen zu stellen, die reinen Nützlichkeitserwägungen entsprangen und später revidiert wurden. W. H. Stephens von Leadville war ein Bergmann von großer Erfahrung. Im Jahre 1875 traten die Bergleute zu einer Massenversammlung zusammen und teilten ihm mit, er müsse binnen einer Woche das Lager verlassen, sonst würden sie ihn als Geisteskranken internieren. Erstaunt fragte Stephens, was man gegen ihn habe. Stets seien seine Leute gut behandelt und pünktlich ausgezahlt worden. Man entgegnete: „Sehen Sie, Hauptmann Stephens, als Sie nicht da waren, sind ein paar Leute in Ihren Schacht gegangen und haben einen Eimer mit schwarzem Dreck heraufgebracht. In dem Zeug war nicht eine Spur von Gold. Sie können im Kopf nicht richtig sein, wenn sie für so etwas Geld ausgeben." Als bald darauf in dem „Dreck" reichlich Silber gefunden und Stephens wohlhabend wurde, hielt ihn jeder für kerngesund[8]. Es war in diesen hektischen Tagen wie mit dem Hochverräter, der die Macht ergreift und in die Sphäre höchster Legalität aufsteigt. Wer Gold oder Silber in Mengen fand, war ein Genie, während Mißerfolg einen Schatten auf seinen Charakter, ja auf seine geistige Gesundheit[9] warf.

---

[1] Drury, S. 13.

[2] Debo, S. 48.

[3] Goodwin, S, 72.

[4] Goodwin, S. 159.

[5] Martin, S. 66.

[6] Martin, S. 25.

[7] Langford, S. 434.

[8] Gandy, S. 177.

[9] Der Kühnste aller Eisenbahnüberfälle wurde von einem Manne verübt, der sich später in der Irrenanstalt die Augen ausstach. Pict. Hist. S. 202.

6. Trinker

I

In seiner Geschichte Englands unter den Stuarts hat G. M. TREVELYAN auf die Armut an physiologischen und psychologischen Reizen hingewiesen, die dem Leben früherer Zeiten anhaftete. Um Leib und Seele zusammenzuhalten, bedurfte der erwachsene Mensch Tag für Tag eines Anstoßes, der meist alkoholischen Getränken entnommen wurde. Abgesehen von Augenblicken des Abenteuers und plötzlichen Spielgewinnen, war das Leben der Pioniere bei schlechtem Wetter, an endlosen Abenden und in langen Pausen des Nichtstuns aller Anregung bar. Hahnenkämpfe, Wetten, Schießereien, vor allem aber Alkohol, brachten neue Impulse in das Einerlei des seelischen und körperlichen Ablaufs. In dieser Gemeinschaft der Männer beflügelte Alkohol die Ruhmsucht, brachte Entspannung und warmes Herdengefühl unter die fremdesten Elemente. Alkoholkonsum und alkoholische Wirkungen wurden somit zu einem bedeutsamen Problem der Grenze.

Dazu kam, daß kein milder alter Cognac vorgesetzt wurde und daß schlaue Händler den Jägern oder den Goldwäschern Alkohol bis auf die Arbeitsstelle brachten. Zur Zeit der Büffeljagd fuhr der Whisky-Wagen bis in das Zeltlager hinein, ein Faß wurde herausgerollt, und die durstigen Kehlen zogen mit ihren Kochgeschirren vorbei, das kostbare Naß abzunehmen. „Büffeljäger", meint LAKE[1], „wollten ein starkes Gesöff haben, und die Händler ließen sich nicht lumpen". Das Getränk wurde nicht nach seiner Güte, sondern seiner beißenden Schärfe[2] und seiner schnellen Wirkung beurteilt. Oft wurde reiner Alkohol, leicht mit Kaffee gefärbt, als Whisky ausgeschenkt. Nicht selten wurde die Potenz durch roten Pfeffer verstärkt und der Geschmack mit Tabak „verfeinert". Aus alter Zeit waren Herstellungsmethoden bekannt[3], die beim Handel mit Indianern angewendet wurden und höchst abenteuerlich klingen. „Man nehme ein Faß Missouriwasser", sagt das Rezept[4], „und zwei Gallonen Alkohol. Man füge zwei Unzen Strychnin[5] bei ... und drei Stangen Tabak, damit ihnen schlecht wird, denn kein Indianer schätzt den Alkohol, der ihn nicht krank macht, schließlich noch fünf Stücke Seife, so daß es

---

[1] LAKE, S. 57.

[2] Es muß Biss, "bite" haben.

[3] LAKE erzählte die Geschichte, wie der Schnaps eines Händlers unübertrefflich stark war und ihm eine große Kundschaft zuführte. Eines Tages kam heraus, daß er in jedes Whiskyfaß zur „Verbesserung" ein paar Klapperschlangenköpfe legte, die ihr betäubendes Gift dem Whisky mitteilten. Man jagte ihn aus dem Lager. Von jetzt an „Schlangenkopf-Thompson" genannt, setzte er sein Geschäft an anderer Stelle fort und verlor nur wenige Kunden (S. 58).

[4] Missouriwasser ist lehmig und braun.

[5] Strychnin steigert die Erregbarkeit.

schäumt, und ein halbes Pfund roten Pfeffer, tue Salbei hinzu und koche das Ganze, bis es braun ist. Seihe es in ein Faß durch, und fertig ist der Whisky für die Indianer. Für eine Flasche gibt er dir ein Büffelfell, und wenn er erst beschwipst ist, zwei. So sind die Händler reich geworden[1]." Das völlige Alkoholverbot war mehr zum Schutze der Indianer bestimmt als eine Diskrimination.

Die Stärke eines Trunkes zu bezeichnen, hatten die Cowboys allerlei spaßige Bilder. „Nimmt man einen Schluck, so ist man versucht, die eigenen Kleider zu klauen. Nach dem zweiten Schluck denkst du daran, dir die eigenen Ohren abzubeißen. Nach dem dritten Schluck ist man imstande, die ersaufende Schwiegermutter zu retten[2]"; aber so viel Heldentum konnte der Cowboy nur riskieren, weil er weit vom Schuß und außerdem unverheiratet war. Aus Kaktus wird der indianische Tiswin bereitet[3]. Nach Genuß tritt wilder Bewegungsdrang auf, zuerst viel Geschrei, dann Tanz, schließlich Kampf. Bisweilen versetzten Spaßvögel Schnaps mit Krotonöl, einem starken Abführmittel, wodurch das Opfer für einige Zeit außer Gefecht gesetzt wurde[4]. Auch kam es vor, daß ganz wie moderne Verbrecher, Posträuber, die als Passagier getarnt waren, Kutscher und Mitreisende zu einem guten Glase einluden, dem ein kräftiges Schlafmittel beigemengt war[5]. Ohne Whisky waren Gemeinschaft und kollektives Wohlbehagen nicht denkbar[6].

Zahlreiche Slang-Ausdrücke beschreiben die Wirkungen des Whisky. „Blitz von Taos" hieß eine Art des Feuerwassers[7]. Man sprach von „Panthermilch" und „Tarantelsaft". Woher das Wort „Pizen" kam, ist schwer zu sagen; möglicherweise hängt es mit einem schottischen Ausdruck für Gift, poison, zusammen[8]. "Forty rod" hat vielleicht eine laszive Bedeutung[9]. "Tanglefoot" deutet die unkoordinierte Bewegung des

[1] Folklore, S. 221, nach Abbott und Smith: *We pointed them North*, S. 145ff. New York 1939.

[2] Folklore, S. 222.

[3] Miller, S. 58.

[4] Haley, S. 43.

[5] Miller, S. 127.

[6] „Es gab eine Zeit, in der der durchschnittliche Mann in Arizona niemals einen Schluck ablehnte." Miller, S. 127. — Auf einer seiner Jagd-Führungen legte Buffalo Bill den Gästen folgendes Menü vor: (Walsh, S. 259)

Suppe
Whisky mit Wasser
Fisch
Reiner Whisky
Entree
Salzstangen, Pfeffer, Salz, Whisky

Salad
Tomaten au natural
Dessert
Wassermelonen Bier Limonade
Whisky Champagner
Krankenwagen nach Bedarf

[7] "aguardiente". Folklore, S. 222.

[8] Partridge, S. 627.

[9] Forty heißt „sehr groß". Über "rod" siehe Partridge, S. 703.

Betrunkenen an. "Popskull" wie "bust-head" kommt von fürchterlichem Kopfweh her. Eine ähnliche Bedeutung haben rotgut, redeye, wringjaw, nur daß hier andere Organsysteme in Mitleidenschaft gezogen sind.

II

Wenn alles trinkt, kann die Justiz allein nicht „hassen". Improvisierte Gerichtsräume waren notwendigerweise oft Kneipen. Eine alte Photographie zeigt eine Baracke. Auf dem Bild steht „Eiskaltes Bier" neben dem Schild Judge Roy Bean's und "Law West of the Pecos"[1]. Die Bar war Gerichtstisch, die Parteien saßen auf Bierfässern. Nach einer alten Formel, die durch einen neueren Zusatz verbrämt wurde, eröffnete der Richter die Sitzung mit folgenden Worten: „Hört! Hört! Der ehrenwerte Gerichtshof hat zu tagen begonnen. Wer einen zu kippen wünscht, der trete vor und sage, welches höllische Gemisch er wünscht[2]." Roy Bean selbst war nicht immer auf der Seite des Gesetzes gewesen. Einstmals hatte er an mancher Schießerei teilgenommen. An seinem Hals sah man verdächtige Strangulationsspuren, und 20 Jahre lang war er eine Sehenswürdigkeit an der ermüdend langen Strecke der Southern Pacific Eisenbahn. Seine originellen Entscheidungen[3] werden niemand in Verwunderung setzen, der sein Altersbild, das eines gerissenen chronischen Alkoholikers, mustert.

Es sind nicht nur Anekdoten, die über die alkoholische Atmosphäre der unteren Gerichte[4] umgingen. Stewart, der spätere Senator, kam nach Rough-and-Ready in Kalifornien. An einem 80 Fuß langen Schenktisch wurde Whisky ausgegeben. Ein Nebenzimmer, in dem ebenfalls getrunken und gespielt wurde, diente als Gerichtsraum. Geschworene und Parteien liquidierten bei einem Prozeß 138 Dollar Kosten. Davon gingen 114 Dollar auf Whisky, und das Getränk war damals ungemein billig[5]. Aus Dodge City hören wir von einem verkrüppelten Richter, der sich dem Trunk ergab, Frau und Kinder vergaß und zu einem Schand-

---

[1] Abbildung in Pict. Hist., S. 139.

[2] Pict. Hist., S. 139.

[3] Ein guter Kunde seiner Kneipe hatte einen Chinesen getötet. Er sprach ihn mit den Worten frei: „Hier (im Gesetz) steht keine verdammte Zeile drin, die verbietet, einen Chinesen umzubringen." Dabei schlug er mit der Faust auf das Gesetzbuch von Kalifornien. — Ein andermal wurde eine Leiche gefunden. Der Tote hatte einen Revolver und 40 Dollar in der Tasche. Bean verurteilte den Toten zu 40 Dollars Geldstrafe wegen verbotenen Waffentragens und zog den Betrag ein. Pict. Hist., S. 140.

[4] In Cheyenne verurteilte Richter Murrin jeden, der geschossen hatte, zu 10 Dollar Geldstrafe „gleichgültig ob er gefehlt oder getroffen hatte". Eines Tages lautete das Urteil auf 10 Dollar zwei Groschen. „Wozu die zwei Groschen", fragte der Angeklagte, „Euer Gnaden?" „Um Seiner Gnaden einen Morgenschluck zu kaufen", war die Antwort. Sabin, S. 261.

[5] Stewart, S. 102.

fleck „für die Kultur von Dodge City wurde"[1]. Aus Spaß wurde er einmal unter Alkohol gesetzt, in einen Sarg gelegt, gepudert, bis er die richtige Leichenblässe aufwies, und mit hochgebundenem Unterkiefer zwischen zwei Türen ausgestellt. Viele hielten ihn für wirklich tot, und da er nicht mehr schaden konnte, lief ein Gedicht um:

„Judge Bruns ist tot, die gute alte Seele,
Wir werden ihn nicht wiedersehn.
Nie wieder sehn wir seine Züge mehr,
Noch hören, wie er vor dem Richter sagt:
Schuldig bekenn ich mich, Herr Präsident[2]!"

III

Mit überraschender Häufigkeit sehen wir Typen, die in alkoholfreien Stunden die Umgänglichkeit selbst sind, sowie sie aber getrunken haben, sich seelisch völlig verändern[3]. Jim Gordon, Desperado in Denver, der Mann „mit dem gewinnenden Lächeln und der hohen, nachdenklichen Stirn" wurde erregt[4], wenn er Alkohol im Leibe hatte. Nacheinander schoß er auf einen Kellner, einen Hund und einen armen Einwanderer[5]. Dann fiel er wie ein Amokläufer in ein Gebüsch und schlief die ganze Nacht hindurch, so daß man an eine epileptische Anlage denken möchte. Die Natur von Slade schien sich umzudrehen, wenn er einen Trank im Leibe hatte, und der intelligente Gentleman wandelte sich in einen wilden Dämon, in den „leibhaftigen Satan" um[6].

Zahlreiche Persönlichkeiten standen psychisch „auf der Kippe". Hemmungen fielen um so leichter von dem ab, der das schlechte, manchmal giftige Zeug genoß. Der Spieler und Desperado Patterson machte Idaho 1862 unsicher. Er trank nicht viel und nicht regelmäßig, aber wenn er zu trinken begonnen hatte, kannte er keinen Halt. Er wurde höchst gefährlich. „Seine gemessenen und ausgezeichneten Manieren waren weg. Seine ruhigen blauen Augen sahen einem geheizten Dampfkessel ähnlich und man wußte, daß sie nach Blut dürsteten." Sein Atem ging langsam und schwer. Die Nasenflügel dehnten sich wie die eines wütenden Büffels. „In diesem Zustand fiel ihm jeder Mensch ein, der ihn einmal geärgert hatte. Mit jedem, der ihm nahekam, suchte er Streit. Seine Haltung wurde unleidlich und herausfordernd und seine besten

[1] Wright, S. 232.

[2] Offenbar hatte er öfters wegen Trunkenheit vor einem andern Richter gestanden.

[3] Langford Peel, der Mann mit den goldenen Locken und den Blauaugen, wurde nach Alkoholkonsum zum „Höllenhund". Lyman, S. 53.

[4] He "got roostered", wie man damals zu sagen pflegte. Casey, S. 19.

[5] Es war ein junger Deutscher, der gerade in Denver eingetroffen war. "I've killed a damned Dutchman", rief Gordon nach dem Morde aus, "and don't care but would like to kill more.' Casey, S. 21.

[6] Dimsdale, S. 197.

Freunde mieden ihn, bis er wieder nüchtern war[1]." Anders äußerte sich die Intoxikation bei Wes Hardin. Nur gute Beobachter merkten die Veränderung. Er wurde überaus höflich, aber in seine Augen schlich sich ein eigentümliches Glitzern, das an Schlangen gemahnte[2].

Sowie Clay Allison sich einige Gläser einverleibt hatte, war es aus mit dem feinen Kerl. Er war toll darauf, zu schießen — und immer natürlich in Notwehr[3]. In diesem Zustand muß er den berühmten Nacktritt gemacht haben[4]. Häufig waren auch die Opfer der Tötung schwer betrunken. Auf diese Weise fand Cherokee Jack seinen Tod[5]. Ehe er tot aufgefunden wurde, hatte John Ringo zehn Tage lang getrunken. Eine Frau beschreibt, wie er, zuckend und an allen Gliedern bebend, also wahrscheinlich im Delirium tremens, nachts umherging und nach Alkohol suchte[6].

Wenn bis zum Zusammenbruch getrunken wurde, so nimmt es kein Wunder, daß zahlreiche Todesfälle vorkamen. Die Betrunkenen fielen in Gießbäche, erfroren im hohen Schnee oder stürzten in Schluchten. Gerichte hatten sich mit den Zivilklagen Betrunkener zu befassen, die in tiefe Straßenlöcher gestolpert waren. Der Oberste Gerichtshof von Kalifornien hob ein Urteil auf, das mitwirkendes Verschulden des Betrunkenen angenommen hatte. Er stellte fest, daß „betrunkene Fußgänger ebenso viel Anspruch auf eine sichere Straße hätten, wie Nüchterne, ja daß sie dieses Schutzes in besonderem Maße bedürften"[7]. Es war eine erhebliche Anzahl von Mitbürgern, über die der Gerichtshof seine Hand hielt.

Die wilde Unbekümmertheit der Zeit taucht vor uns auf, wenn wir hören, daß Kirchenleute, die mit dem Klingelbeutel umgingen, nicht immer nüchtern waren[8], und daß Rocky Mountain Pete mit einer vollen Flasche in die Kirche kommt, um, grundlos gerührt, dem Pfarrer beim Gottesdienst die Hand zu schütteln[9]. In den Bergen wurde viel getrunken, mehr aber noch in der glutheißen Ebene. Außer 16 Kneipen gab es in Dodge City im Jahre 1876 viele Tanzhallen und Hotels, wo man seinen Durst stillen konnte. Alle Lokale waren sieben Tage in der Woche und 24 Stunden am Tage geöffnet. In den Tanzlokalen animierten kostspielige aber spärlich gekleidete „Nymphen".

---

[1] Stewart, S. 97.

[2] Haley, S. 247.

[3] Lake, S. 174.

[4] Lake, S. 175.

[5] Burns, S. 64.

[6] Manfield erwähnt in seinem Tagebuch (S. 157) die Häufigkeit des Delirium tremens. In Tombstone sieht ein Geschworener Schlangen und die Gerichtssitzung muß abgebrochen werden (Martin, S. 23).

[7] Folklore, S. 16.

[8] Horner, S. 169.

[9] Horner, S. 60.

Das Übermaß an Alkohol-Konsum macht die Temperenzbewegung verständlich, die sich Ende der siebziger Jahre in Dodge City ausbreitete[1]. Schon ein paar Jahre vorher war die Protestbewegung in Georgetown mit Versammlungen, Gebet und Kirchenliedern in Gang gekommen. Energische Frauenkomitees stellten den Kneipenbesitzern, denen sie eine anständigere Beschäftigung versprachen, ein Ultimatum. Sie drohten durch unaufhörliches Gebet und eingelegte Hymnen den Betrieb zum Erliegen zu bringen[2]. Die Frage ist nur, ob die Kneipenbesitzer nach einem anständigen oder einem einträglichen Beruf Verlangen trugen.

IV

Nichts wäre verfehlter, als wenn wir den Westen nur mit starken Trinkern bevölkern wollten und wenn wir glaubten, daß die Alkoholiker Teufel und die Nichttrinkenden Engel gewesen wären. Es gab eine Gruppe höchst gefährlicher Persönlichkeiten, denen Alkohol zuwider war und bei denen diese „Tugend" mit höchst bedenklichen antisozialen Zügen einherging. Jesse James trank nicht und rauchte nicht[3]. Wyatt Earp wurde wegen seiner strikten Abstinenz viel geneckt, wie Tilghman erzählt, der selbst weder trank, noch rauchte[4]. Er wollte Sutton glauben machen, daß er in 70 Jahren eine Million Gläser abgelehnt habe, und Sutton vermutet, daß er nur aus diesem Grunde unzähligen Zusammenstößen mit heiler Haut entkam[5]. Auch Billy the Kid brachte keinen Tropfen über die Lippen, so wenig er sich auch sonst aus Menschenleben machte[6]. Dem berühmten Posträuber Black Bart wird nachgerühmt, daß er weder trank, noch rauchte und niemals eine schlüpfrige Geschichte erzählt habe[7]. Den Straßenräuber Milton Sharp beschreibt ein Steckbrief, nachdem er seine zahlreichen Schuß- und Stichnarben aufgezählt hat: „Raucht nicht, kaut nicht Tabak, flucht nicht, spielt nicht[8]." Es war nur eine partielle Vorzüglichkeit, die um den wirklichen Kern des Wesens herumgelagert ist, ihn aber nicht bloßlegt.

Weil das Extrem des Alkoholgenusses die sozialen Beziehungen ebenso stört, wie es den Organismus und das Nervensystem zerrüttet, halten wir völlige Abstinenz für tugendhaft. Die Kriminalgeschichte lehrt, daß viele sehr gefährliche Menschen diese „Tugend" besaßen. Es hat höchstens enthaltsame Kriminelle gegeben, die sich des Alkohols, aber

[1] Vestal, S. 209.
[2] Horner, S. 182 und 183.
[3] Love, S. 297.
[4] Lake, S. 56.
[5] Sutton, S. 103.
[6] Siringo, S. 247.
[7] Harlow, S. 389.
[8] Drury, S. 316.

nicht des Mordes enthalten konnten[1]. Es gab Gangster, die eine Leidenschaft für Blumen hatten[2], den sensiblen Ästheten spielten und trotzdem moralisch wüst und leer waren.

IV. Das Trauma der Allmacht

A. Hilflose Gegenspieler

1. Indianer

I

Außer bei Götterbildern und mythischen Herrschern haben wir Allmacht und Gerechtigkeit niemals in Einklang zu bringen vermocht. Wenn die Hemmungen wegfallen, die im Urteil der Mitmenschen und stabiler Rechtsordnung aufgerichtet sind, so kommen schlummernde Triebe der Wildheit zum Leben. Es scheint, daß zu den Kräften, die unser seelisches Gleichgewicht erschüttern, absolute Überlegenheit gehört. Sie kann mechanischer Natur sein, auf beherrschten, zur Waffe umgebildeten Naturkräften beruhen. Weder soziale Auslese, noch Domestikation haben die Instinkte der Gewalttätigkeit in uns auszurotten vermocht. Sie wurden an die Kette gelegt, an der sie rütteln und schütteln. Während der Gegendruck der Gruppe sie in ihre Schlupfwinkel — Träume, Wünsche, legale Betätigungen — zurückscheucht, fordert nachlassende Gegenwirkung autokratische Gelüste heraus. Schutzlose Schwäche der anderen verlockt, den Diktator zu spielen, der über dem Ausgleich von Recht und Moral steht. Um das Phänomen des Desperados verständlich zu machen, haben wir eine Reihe gestaltender Bedingungen aufgeführt. Jetzt kommt ein Weiteres hinzu. Zu den schwersten Schädlichkeiten, die auf die Psyche des damaligen Menschen einstürmten, zählt das Verhältnis zu schwachen und daher „niederen" Rassen, Mexikanern, Negern Chinesen und vor allem den alten Herren des Landes, den Indianern.

Die ersten Wanderer, die lange vor der Entdeckung des Goldes in den Westen vordrangen, sahen im Indianer nicht den „Erbfeind". Der böse Gedanke, daß der beste Indianer ein toter Indianer sei, hatte sich der Vorstellungswelt noch nicht bemächtigt. Damals dachte keiner daran, die Kerben seines Revolvers vorzuzeigen und prahlerisch den Spuren der

[1] Vom Gattenmörder Crippen sagt ein Bericht: „Soweit man sehen konnte, war er mit keinem Laster behaftet, nicht einmal mit den gewöhnlichen menschlichen Schwächen. Er war nicht imstande, zu rauchen. Es machte ihn krank. Er trank weder Wein, noch stärkere Dinge, weil sie schlecht für seine Verdauung waren. Er machte niemals einer Frau ein Kompliment." HODGE, HARRY: *Famous trials*, S. 118. London 1954.

[2] Der blutdürstige O'Bannion liebte, eine weiße Schürze umzubinden und vernarrt an seinen Rosen herumzubasteln. — Al Capone's Biograph (PASKY, S. 45) sah hinter seinem ästhetischen Zartgefühl die ungezähmte Wildheit, die „sonnige Brutalität" des Gangsters.

vielen Getöteten hinzuzufügen: „Indianer und Chinesen nicht mitgezählt[1].“ In der ersten Hälfte des 19. Jahrhunderts war es noch nicht Mode geworden, einander aufs Blut zu hassen. Man lebte nebeneinander her. Indianische Stämme und spärliche Händler machten auf Menschenart miteinander Geschäfte, konnten ohne einander nicht auskommen.

Die ersten Trapper der Rocky Mountains sahen auf ganz andere Gruppen herab, auf „Spanier, Mexikaner, die französischen Kanadier, die Grünschnäbel aus den Städten und die Soldaten der regulären Armee[2]“. Die Indianer waren Partner und Kunden, jene standen dem ungehinderten Pelzhandel im Wege. Dazu kam noch ein wichtiges Moment, auf das General R. W. JOHNSON in seinen Memoiren[3] hingewiesen hat. Die Weißen mußten vorsichtig sein, weil sie noch in verschwindender Minderzahl waren. „Die Furcht vor dem Tomahawk und dem Jagdmesser legte einen liberalen Kurs nahe, wenn man mit ihnen zu tun hatte. Sie wurden verwöhnt und verhätschelt, ja, man kann sagen, daß sie tun durften, was sie wollten.“ Auch war die Zeit völliger Ungleicheit der Waffen noch nicht gekommen.

JOHNSON deutet weiter einen Wesenszug des Indianers an, für den man später kein Verständnis hatte, obschon ihn die weiße Rasse für ihre Zwecke in Gestalt der kollektiven Verantwortung übernommen hat. „Im allgemeinen“, schreibt er mit guter Einsicht[4], „sieht der Indianer die Handlung des einzelnen Weißen nicht als individuellen Akt an. Sowie ein Weißer ihm Unrecht tut, sucht seine wilde Natur darin Befriedigung, daß sie sich an irgendeinem anderen weißen Mann schadlos hält“. Die gleiche archaische Vorstellung nimmt heute von ganzen Völkern Besitz, sowie heftige Erregung die Schleusen des alten seelischen Mechanismus geöffnet hat. Daß wir nachträglich unser Gehirn anstrengen, um für den Rückfall in geistige Vergangenheit Gründe und Strafwürdigkeiten zu finden, tut nichts zur Sache.

Um offen ausbrechen zu können, bedurfte der Rassenhaß wirtschaftlicher und demographischer Anstöße. Da diese fehlten, war von nationaler Abneigung unter Weißen wenig zu sehen und der Mißgriff wurde, wenn es zu schwächeren Ausbrüchen kam, rasch wieder gutgemacht[5].

Die Weißen ihrerseits waren auch, wenn sie sich noch so rassestolz gebärdeten, nicht immer ganz weiß. Das Land bewohnten im Süden

---

[1] DRURY, S. 37.

[2] VESTAL: Carson, S. 107.

[3] VESTAL, S. 137ff.

[4] VESTAL, S. 138.

[5] In Kalifornien war anfangs ein gewisser Englandhaß bemerkbar. Siehe den Fall der "Sidney men" in E. M. BORCHARD: *Convicting the innocent*, S. 264ff. New Haven 1932. — Zum Fremdenhaß siehe CANFIELD, S. 44, und GERSTÄCKER, S. 162, 163, 215. Man sah mythische Verbrecherschiffe aus Australien landen, es war aber nur die schreckhafte Furcht vor unerwünschter Konkurrenz.

zahlreiche Neger, im Südwesten Mexikaner und mächtige und zahlreiche Stämme der Indianer. Wer Sam Bass sah, glaubte in seiner blaßgelben Haut, seinem jet-schwarzen Haar und seinen dunklen Augen deutliche Spuren indianischen Blutes zu entdecken[1]. Der Desperado Henry Starr hatte eine Cherokee-Mutter[2]. In Cherokees Bills Adern soll weißes, dunkles und mexikanisches Blut geflossen sein[3]. Frank Elliott (Peg-Leg) sieht auf den Photographien wie ein Vollblutindianer aus[4]. Fast alle Trapper der Frühzeit hatten einen Harem von Squaws und zahlreiche „weiße" Nachkommenschaft. Negerblut war leichter zu bemerken. So wollte man in den Zügen des berühmten Räubers Big Harpe im Anfang des 19. Jahrhunderts und im Gesicht seines Bruders Negermerkmale beobachtet haben[5].

II

Die Ausrottung der indianischen Urbevölkerung ist von denen, die sie erhalten wollten, und jenen, die ihren Untergang bewußt forderten, leidenschaftlich diskutiert worden. Man hat die Frage in den letzten 30 Jahren auf Eis gelegt[6], obschon sie nach vorurteilsfreier Würdigung verlangt. Wir werden uns auf die Sonderheiten der Entwicklung beschränken, die das Aufkommen des Desperados begünstigt haben.

Die Grundsätze der Regierung sind klar und in unzweideutigen Erklärungen niedergelegt[7]. Zwar schien es geboten, daß die Indianer den Osten räumten, aber westlich des Missouri sollte ihnen das Land zustehen und für alle Zeiten gehören. Die Regierung war nicht imstande, dieses Prinzip durchzuführen, als hastige Massenwanderungen sich über den Missouri ergossen und Heere von gold- und landhungrigen Weißen die Anwesenheit und die Vertragsrechte nomadischer Indianer als lästig empfanden. Die Indianer hatten zwar die ehrlich gemeinten Versprechen von Kongreß und Regierung, aber alle diese Zusagen zerstoben wie Spreu im Winde, als erst in Kalifornien, dann in Colorado, Wyoming und Arizona Gold entdeckt wurde. In Kalifornien hatte es schon vor dem Jahre 1859 weiße Siedler gegeben. Sie brauchten Arbeitskräfte. Es dauerte

[1] Gard, S. 40.

[2] Pict. Hist., S. 148.

[3] Pict. Hist., S. 145.

[4] Pict. Hist., S. 196.

[5] Coates, Robert M.: *The outlaw years.* The history of the land pirates of the Natchez trace. S. 24. New York 1930.

[6] Als ich meine Untersuchung über die Kriminalität des Indianers schrieb [Amer. J. Criminal Law a. Criminol. **36**, 75—84 (1945)] hatte ich keinen Vorgänger, auf den ich mich hätte stützen können.

[7] Es heißt in einer Proklamation Präsident Jacksons: „Durch den Mund des Kongresses haben die Vereinigten Staaten ihr Wort gegeben, daß das Land, das diesem Volk zum Wohnsitz gegeben ist — das Land jenseits des Missouri — ihnen für alle Zeiten gesichert und garantiert sein soll ... In diesem weiten Gebiet sollen keine Städte errichtet werden ... Damit haben wir eine Schranke gegen die Übergriffe unserer Bürger aufgestellt." (Zit. nach Walsh, S. 115.)

nicht lange, bis sich eine Trennung zwischen zivilisierten und wilden Indianern vollzog. Durch die Nähe des Weißen seiner Moral und seinem Stamme entfremdet, ließ sich mancher Indianer zu Sklavenjagden auf die Rassegenossen verwenden. Man braucht nur die Schilderung von ZOLLINGER zu lesen, um zu erkennen, wie die Missions-Indianer ihre nackten und ungewaschenen Blutsverwandten in den Wäldern und Bergen verachteten, ja der Ausbeutung durch Fremde zutrieben. Sutter ging zum Handel mit Indianerkindern über, aber man darf ihm nicht zu schwere Vorwürfe machen, denn diese Art des Geschäftes mit Menschen war einstmals in Kalifornien üblich. Die Unsitte des Kinderraubes setzte sich bis in die sechziger Jahre fort. Im Tagebuch von Professor WILLIAM H. BREWER[1] ist zu lesen, daß Kinderhandel viele Jahre hindurch ein einträgliches Geschäft gewesen ist, daß die gestohlenen Indianerkinder in bewohnte Teile des Staates gebracht und als Gesinde — nicht als Sklaven — veräußert wurden.

Mit der Unsitte hing eine viel schlimmere Praxis zusammen. Eltern, die sich widersetzten, wurden erschossen. Wiedervergeltung war der unkontrollierbare Vorwand. „Zweifellos", meint BREWER, „stahlen die Indianer Vieh oder wurden wenigstens dieses Verbrechens beschuldigt. Aber die Wiedervergeltung war grauenhaft." Und er erzählt, wie einstmals zwei oder drei Stämme bei der Humboldtbai lagerten und die Frauen, Kinder, Alten und Kranken auf einer Insel, wo sie geborgen schienen, zurückließen. Nachts wurden alle diese Hilflosen, mehr als hundert an der Zahl, von „verwegenen" Weißen überfallen und umgebracht. Männer, Brüder und Söhne schwuren ewige Rache und erfüllten ihr Gelübde[2].

Im Jahre 1852 schrieb der Aufseher einer Ranch im südlichen Kalifornien: „Ich wünschte, sie könnten jemand zur gewöhnlichen Montagsauktion herschicken und mir fünf oder sechs Indianer kaufen[3]." Der Herausgeber der Los Angeles News erklärte offen, zwanzig Jahre lang sei das Gerichtsgefängnis in Los Angeles ein Stellenbüro gewesen, an dem die großen Landbesitzer ihre Arbeiter holen konnten[4].

Die große Krise im Verhältnis der Rassen kam erst, als die Weißen in Massen einrückten und den Büffel ausrotteten, jenes mächtige und nützliche Tier, das die Grundlage der indianischen Existenz gebildet hatte. Plötzlich fielen Tausende von Jägern über den Büffel her[5]. Ihren Waffen waren Sinne und Instinkte des plumpen Tieres nicht gewachsen. Sie sahen den Feind nicht, sie rochen ihn nicht, sie hörten kaum den Knall

[1] BREWER, WILLIAM H.: *Up and down in California* 1860—64, S. 493. New Haven 1930.

[2] BREWER, S. 493.

[3] CLELAND, ROBERT GLASS: *From wilderness to Empire*, S. 289, New York 1944.

[4] Der Artikel gibt Einzelheiten der Prozedur wieder. Es wurde nicht gekauft, aber den Indianern wurde nahegelegt, Geldstrafen wegen Trunkenheit abzuarbeiten.

[5] LAKE, S. 45.

der Büchse, der von weither kam. So unerklärbar war der Tod, daß viele Büffel den Kameraden neugierig berochen, der plötzlich tot neben ihnen zusammenbrach[1]. Was diese Jagd so verderblich machte, war das massenhafte kommerzielle Abschlachten, während die Indianer immer nur die Tiere gejagt hatten, deren Fell und Fleisch sie gerade zum Leben brauchten.

Als die Indianer die Büffelherden schwinden sahen und ihnen der Hunger ins Gesicht starrte, stieg der Haß auf zwischen Rothäuten und Weißen. Das Land ohne Büffel war für diese Natur-Menschen verbranntes Land. Wenn sie genug zum Essen hatten, ritten die Indianer nach Hause. „Die Büffelherden konnten sich bald wieder sammeln und von ihrem panischen Schreck erholen.“ Der weiße Jäger war unersättlich, und was er niederknallte, um es zu verkaufen, nahm er dem darbenden Indianer vom Munde weg. Die Indianer gingen so weit, die „Jagd“ der Weißen für Mord zu erklären, weil das Tier, von weitem gefällt, nicht die geringste Chance hatte, für sein armes Leben zu laufen oder zu kämpfen. Als die Herden dünn wurden und ihre Reste sich in fernen Schlupfwinkeln verbargen, begannen die Indianer, Pferde zu töten und Rinder zu stehlen. Dazu kamen die Evakuierungen. Sie waren für Leib und Seele verderblich. Die Nord-Cheyenne-Indianer kamen von den Bighorn-Bergen, wo es klare Bäche, kalte Winter und viele Büffel gab. Sie wurden unter militärischer Eskorte in die Gegend der Süd-Cheyennes transportiert. Das Land war heiß, ganz flach, voll Malaria und ohne Wild. „Sie konnten das Klima nicht vertragen, manche starben, viele wurden krank, alle waren siech im Herzen[2].“ Die guten Absichten der obersten Instanzen in Washington wurden in der Praxis der unteren Stellen zunichte. Jeder, der lange im Westen gelebt hatte, wußte es wohl: Die Unfähigkeit der Abteilung für indianische Angelegenheiten, die Korruption des “Indian-Rings”[3] und die chronische Passivität der

[1] Lake, S. 49. — Der Historiker Hicks (S. 131) vertritt die Meinung, daß die Regierung absichtlich keinen Finger rührte, weil die Indianer nur so lange Widerstand leisten konnten, als sie etwas zu essen hatten. Aber viele Anzeichen sprechen dafür, daß die Regierung von widerstrebenden Meinungen hin- und hergerissen wurde und einfach nicht die Macht hatte, mäßigend einzugreifen.

[2] Vestal, S. 146.

[3] Über diesen Ring hat General R. W. Johnston in seinen 1886 veröffentlichten Memoiren geschrieben: „Es ist schwer, diesem Ring auf die Spur zu kommen. Er ist überall und trägt die Schuld an dem bitterbösen Unrecht, das an den Pflegekindern der Nation verübt wird. Er zeigt sich in den minderwertigen Lebensmitteln, für die die Regierung Wucherpreise zahlt. Er zeigt sich darin, daß diese minderwertigen Lebensmittel den Indianern so lange vorenthalten werden, bis er halb verhungert den Kriegspfad beschreitet, um nicht ganz umzukommen. Er ist die Quelle und die Ursache aller unserer Kriege mit den Indianern. ‘It is the most infamously corrupt organization in the known world.’ — Es ist bemerkenswert, daß amerikanische Generäle oft für die Indianer eingetreten sind. Siehe die ausgesprochenen Ansichten von General Hugh L. Scott in seinem Buch: *Some memoirs of a soldier*. New York 1928.

Regierung, wenn es an die Erfüllung verbriefter Verträge ging[1], mußte die Indianer zur Verzweiflung treiben. Die Cheyennes fanden heraus, daß die versprochenen landwirtschaftlichen Werkzeuge nicht eintrafen und das zugesagte Fleisch und die anderen Nahrungsmittel zu wenig waren. „Die Cheyennes hungerten drei Tage einer jeden Woche."

Um Büffelfelle billig einzutauschen, wandten die Händler entgegen dem Gesetz die Verlockung des Schnapses an. Immer hat es Kreise der amerikanischen Öffentlichkeit gegeben, die die tiefe Tragik des Minderheitenproblems erkannten. Die schlimmsten Ausbeuter wurden abgesetzt, zahlreiche Proklamationen erlassen. Aber die Flutwelle der Begehrlichkeit überspülte jeden Gedanken der Rechtlichkeit und der menschlichen Verpflichtung. Ausrottung war nicht nur eine rohe Lösung der Minderheitsfrage, sondern vor allem Enteignung und Annullierung der staatsrechtlichen Verträge[2]. Die Methode wurde auch gegen Mexikaner, ja gelegentlich gegen Weiße angewandt. BLAISE CENDRARS gibt einen Brief Sutters wieder, der beschreibt, wie sein ganzes „Königtum" von einer Lawine Goldgieriger widerrechtlich besetzt und, nachdem ein gerichtliches Urteil ihm das Eigentum wiedergegeben hat, in Stücke geschlagen und verwüstet wird[3]. Heute denken wir anders darüber[4]. Dieser Wandel gibt aber dem Historiker nicht das Recht, die dunklen Seiten früherer Entwicklungsstufen zu verwischen oder gar zu leugnen.

III

Die großen Häuptlinge der Indianer haben das Ende mit Klarheit gesehen. Ihre Klagen sind nicht übertrieben. Sie halten der historischen Kritik stand. Chief Sitting Bull hat sie in langen Gesprächen Buffalo Bill vorgetragen[5]:

„Der weiße Mann hat den Großteil unseres Landes weggenommen. Er hat uns nichts dafür bezahlt. Das Wild, von dem wir lebten, hat er vernichtet oder verjagt. Im Jahre 1868 ging er daran, durch das Land der Indianer einen Weg zu bauen, auf dem Pferde von Eisen liefen. Sie fraßen Holz, spieen Feuer und Rauch. Wir hatten nichts dagegen einzuwenden. Diese Straße war nicht breiter, als man die Arme ausstrecken konnte. Dann haben die Weißen den Indianern ihr Land, zwanzig Meilen weit auf beiden Seiten, abgenommen. Dieses Land hat der Weiße um Geld an Menschen aus dem Osten verkauft. Es wurde weggenommen. Die Indianer bekamen nichts dafür.

---

[1] VESTAL, S. 147.

[2] RUXTON, S. 166.

[3] Der Mob metzelte Sutters Leute, Indianer, Kanaken und Chinesen nieder und zerstörte seinen Besitz mit Feuer und Sprengstoffen. Selbst an Schleusen, Wegen und Brücken tobte sich die enttäuschte Wut aus. CENDRARS, S. 230.

[4] Es ist nicht lange her, 20—30 Jahre, daß Ausrottungs-Anekdoten mit einer gewissen Behaglichkeit erzählt wurden. Folklore, S. 232 und 233. Billy the Kid rühmte sich 21 Menschen getötet zu haben, „Indianer nicht inbegriffen", die, wie er sagte, nicht als menschliche Wesen anzusehen seien. Folklore, S. 224.

[5] *The autobiography of Buffalo Bill*, S. 299—300. New York 1928.

Aus dem Osten brachte das eiserne Roß Männer, Frauen und Kinder, die dem Indianer den Boden nahmen und das Wild vertrieben. Sie zündeten Feuer an, das Feuer griff um sich und verbrannte das Gras der Prärie, von dem der Büffel lebte. Es zerstörte die Weide für die Pferde der Indianer. Bald rückten die Freunde der ersten Weißen nach und nahmen mehr Land. Dann entstanden Städte, und das Gebiet des Weißen Mannes breitete sich immer mehr aus. Immer mehr wurden die Indianer aus dem Lande weggedrängt, das ihnen der Große Vater gegeben hatte und das von jeher ihr Eigentum gewesen war.

Wenn Verträge gebrochen wurden und Indianer die Rechte des weißen Mannes verletzten, waren ich und meine Häuptlinge stets zur Stelle, das Unrecht wieder gutzumachen.

Wenn Verträge gebrochen und die Rechte der Indianer verletzt wurden, konnte niemand die Häuptlinge der Weißen finden. Sie waren irgendwo, weit weg, dort, wo die Sonne aufgeht. Es gab niemand, der uns Gerechtigkeit widerfahren ließ. Sie wußten nichts von unserer Not und lachten über uns.

Als die Sioux Minnesota verließen und über den Großen Gelben Fluß (the Big Muddy, den Missouri) zogen, gaben uns die weißen Häuptlinge ihr Wort, daß man uns für alle Zeit in Ruhe lassen werde. Dann kamen sie uns über den Fluß nach, und als wir Land haben wollten, gaben sie uns eines Präriehuhns Flug nach vier Seiten hin (160 Acres im Quadrat). Das gab man uns, die wir einmal alles Land rings herum besessen hatten und deren höchste Lust es gewessen war, so weit zu reiten, als uns ein Pferd trug, und dann noch immer weiter, bis wir des Wanderns müde waren.

Wir sind nicht so viele wie der weiße Mann. Aber wir wissen, daß dieses unser Land ist. Und solange wir leben und noch kämpfen können, werden wir weiter für unsern Boden fechten. Wenn wir kommen und unsere Hütten auf dem Grund des weißen Mannes bauen, dann jagt uns der weiße Mann weg und tötet uns. Haben wir nicht das gleiche Recht wie der weiße Mann?"

In dieser Klage ist nicht ein Wort, das unwahr oder übertrieben wäre. Andere Führer haben die gleiche Anklage erhoben, und wenn der Weiße den Indianer auch immer für „dümmer[1]" gehalten hat, weil es weniger waren und ihre Waffen nicht so weit reichten, so scheinen sie in der Wahl ihrer Führer sehr verständig gewesen zu sein. Der Apachenhäuptling Conchise hatte die Weißen niemals belästigt, bis die Unerfahrenheit eines Leutnants, der gerade von der Kriegsschule kam[2], ihn zum Rebellen und gefährlichen Gegner[3] machte. Wir verdanken Oberst

[1] Das war das oberflächliche Urteil. Man vergleiche damit die Ironie mancher einfacher Indianer. Zwei kleine Beispiele finden sich in Folklore, S. 283 und 284. Ein weißer Regierungsmann verlangte von einem Häuptling, er möge seinen Squaws mitteilen, daß er von jetzt an nur noch eine Frau haben dürfe. „Sag du es ihnen", war die kurze Antwort. — Ein Weißer übernachtete bei einem Häuptling. Er fragte, ob er sein Gepäck über Nacht vor dem Zelt liegen lassen könne. „Aber ja" meinte der Indianer, „kein Weißer ist weit und breit."

[2] Miller, S. 53ff.

[3] Über Conchise und seine anfänglich freundschaftlichen Beziehungen mit den Amerikanern, siehe Folklore, S. 245. Nachdem einige seiner Verwandten aus Gründen der Vergeltung gehängt worden waren, schwor er allen Weißen in seinem Gebiet den Tod. „Während der nächsten elf Jahre kostete es Hunderten von Amerikanern das Leben und hunderttausende Dollars Sachschaden, den Irrtum (eines jungen Leutnants) wieder wettzumachen." Miller, S. 246.

Pope einen Bericht über die Verhandlungen zwischen militärischen Abgesandten und dem Häuptling. Die Mitteilung[1] ist von größtem Interesse, weil sie Frage und Antwort wiedergibt. Ein Brief wurde überreicht, in dem Conchise aufgefordert wurde, nach Washington zu kommen, um seine Wünsche und „seinen künftigen Aufenthalt“ zu besprechen. Conchise war mißtrauisch. Ihm waren seine unzugänglichen Berge sicherer und lieber. Er wollte nicht nach Washington. Frauen und Kinder könnten in Kralen wohnen. Er sei gewohnt, dahin zu gehen, wohin er wolle. Sein Land sei voller Gold. Die Weißen bauten Städte und trieben sein Volk aus, und wenn er Hunger habe, so müsse er sich eine Coyote schießen[2]. Die Fremden, die das Land besetzten, fänden Gold und würden reich. Wenn er aber nur ein Pferd für sich nähme, so erhöben sie laute Klage.

Ein wichtiges Moment hat Chief Seattle in einer älteren Rede angeführt. Die Methode der Zwangsverschickung war für den Indianer nicht einfacher Ortswechsel. Sie hatte einen religiösen Hintergrund, der sie besonders schmerzlich und verletzend machte. „Euer Gott“, meinte der alte Häuptling[3], „ist nicht unser Gott. Euch liebt euer Gott, aber uns haßt er.“ Und er wies auf den Glauben der Indianer hin, der die Deportation verwirft. „Der Ruheplatz unserer Toten ist für uns heiliger Boden. Eure Toten gehen in den Himmel, werden vergessen und kommen nicht wieder. Ihr wandert von den Gräbern eurer Vorfahren weg, wie es scheint, ohne Bedauern. Unsere Toten leben mitten unter uns. Sie vergessen niemals die schöne Welt, die ihnen Leben gab. Jeder Fußbreit Boden ist meinem Volke geheiligt. Jeder Berg, jedes Tal, jede Schlucht und jeder Hain ist geweiht durch irgendein schlimmes oder gutes Geschehnis längst vergangener Tage.“ Es war also mehr als die Zwangsverschickung von fruchtbarem oder metallreichem Boden in Gegenden, die dem Weißen weniger begehrenswert schienen. Es war das Losreißen von Kultstätten, von den Wohnstätten schützender und hilfreicher Ahnen, das dem roten Mann tief ins Herz schnitt und beinahe unerträglich schien.

IV

Dem Mann im Osten, der mit Rousseau und seinem Kulturekel in die Welt gekommen war, war es freilich leichter, das Bild des „edlen Wilden“ auszumalen als dem rauhen Mann an der Grenze. Mit der Aus-

[1] Miller, S. 64ff.

[2] Nach Popes Notizen (Miller, S. 68) sagte der anwesende General Granger auf die Klage des alten Mannes, daß er minderwertiges Fleisch essen müsse: “Such is destiny”. „So ist das Leben.“

[3] Folklore, S. 285ff. — Man muß die dichterischen Formeln bewundern, die der alte Mann gebraucht: „Der Staub“, rief er, „auf dem ihr (die Weißen) jetzt steht, antwortet mit größerer Liebe auf den Tritt des Indianers, weil er vom Blut der Vorfahren benetzt ist und unser nackter Fuß die Hinneigung mitfühlend spürt.“ Folklore, S. 287.

rottung des Büffels war die Krise ausgebrochen, und beide Teile wappneten sich mit rechtfertigenden Argumenten. Alle ruhig denkenden Weißen konnten sich, als die Grausamkeiten in beiden Lagern anstiegen, des Eindrucks nicht erwehren, daß die herrschende Rasse das schwere Problem anders hätte anfassen müssen. Eine Kritik war rege, von dem unser „tintenklecksendes Säkulum" sich kaum eine Vorstellung machen kann. Im Jahre 1869 erklärte eine von Präsident Grant eingesetzte Kommission: „Die Geschichte der Beziehungen des weißen Mannes an der Grenze zu Indianern stellt eine herzzerreißende Kette von Mord, Notzucht, Raub und Unrecht dar, die in der Regel vom weißen Mann begangen wurde, aber auch durch gelegentliche wilde Ausbrüche und barbarische Racheakte der Rothäute gekennzeichnet ist[1]." Schon KIT CARSON, der kein weiches Gemüt, aber große Erfahrung besaß, hatte erklärt, daß „im großen und ganzen alle Schwierigkeiten Folge von Angriffen waren, die von Weißen begangen wurden . . . Wenn der Indianer zum Schlage ausholte, so war es, um sein Heim und sein Brot zu verteidigen . . . und immer schlug der weiße Mann sehr viel härter zurück[2]".

Je mehr der Landhunger der Einwanderer wuchs, je enger die Indianer zusammengedrängt wurden, um so unhaltbarer wurde die Lage. Gerüchte, Falschmeldungen[3], ja Halluzinationen der Furcht vergifteten die Atmosphäre. Wir lesen, daß die Weißen in Arizona fast durchwegs „Jagdzeit[4]" auf Indianer hatten, ja daß jedermann in Arizona den brennenden Wunsch hatte, einen Apachen umzulegen[5], wo er ihn auch fand. Der Indianer war zur blutrünstigen Bestie geworden, jeder Indianer, und die Schaustellungen der Wildwesthelden setzten die Perfektion ihres weißen Übermenschen auf den dunklen Hintergrund indianischer Grausamkeit und Tücke[6].

---

[1] Ähnlich starke Worte fanden auch andere Untersuchungskommissionen. Folklore, S. 224.

[2] WALSH, S. 71.

[3] Siehe die bei VESTAL, S. 149, abgedruckten SOS-Telegramme.

[4] ELY, S. 104.

[5] LOCKWOOD, S. 263.

[6] Bei den ersten Vorstellungen Buffalo Bills, die unter Leitung von Ned Buntline vor sich gingen, sah man auf der Bühne Indianer. Sie beschließen, zu kampieren. Am entzündeten Feuer unterhalten sie sich in rauhen, abgerissenen, gutturalen Tönen. Sie beraten, wie sie dem „weißen Mann Schreckliches zufügen können, sowie sie ihn gefangen haben". Es war das Zerrbild eines unerbittlichen Kannibalen, das den Massen vorgesetzt wurde. Die Wilden waren ebensowenig echt, wie die rothaarige Frau, „eine entzückende indianische Maid mit italienischem Akzent". (MONAGHAN, S. 12 und 16.) — Jede Zeit wechselt den Geschmack und die Richtung ihrer Helden und Bösewichte. Zwanzig Jahre vorher war der gute Wilde noch Mode gewesen. Damals trat der gleiche Buntline entweder als kubanischer Revolutionär oder als Häuptling der Seminole-Indianer auf und sprach überzeugend und profitabel über das „Unrecht, das den Indianern Amerikas zugefügt wird".

Es hatte Zeiten des Gemeinschaftsgefühls gegeben, in denen beide Rassen sich Rechtshilfe leisteten und ein Snake-Indianer, der einen Weißen getötet hatte, auf Befehl des Häuptlings vom eigenen Bruder hingerichtet wurde[1]. Dann kam die furchtbare Verhärtung der Beziehungen, kamen die „Kriege", die Rachezüge und die Abscheulichkeiten. Charakteristisch für die geistige Verwirrung waren die Vorgänge, die sich 1860 bei Virginia City in Nevada abspielten[2]:

Atemlos kam ein reitender Bote in die Stadt und meldete, die Piute-Indianer hätten Williams Poststation niedergebrannt und zwei oder drei Weiße ums Leben gebracht. Die Erregung ging hoch und 150 Freiwillige, meist Abenteurer ohne soldatische Erfahrung, machten sich auf den Weg. Sobald sie den ersten Indianer sahen, eröffneten sie das Feuer. Gleich darauf fiel die ganze Abteilung in einen Hinterhalt, fand sich umzingelt und wurde dezimiert. Von 105 Mann blieben nur 25 übrig, die Schreckensnachricht nach Hause zu bringen. Die Panik war so groß, das man den Nachbarstaat Kalifornien um Hilfe anrief. Alle Geschäfte kamen ins Stocken, und nach zwei Wochen ging eine Strafexpedition gegen die Piute ab. Sie war jedem Gegner gewachsen und bestand aus 207 Soldaten und 549 Freiwilligen. Dieses Heer fiel über die Piute her und tötete 160 Indianer, ohne selbst mehr als zwei Mann zu verlieren.

Damit war der „Krieg" zu Ende. Jetzt stellte sich bei ruhiger Prüfung heraus, daß nicht die Piutes, sondern der kleine Bannock-Stamm die Poststation angegriffen hatte. In Abwesenheit des Stationsleiters hatten zwei weiße Angestellte zwei Indianerinnen gepackt, eingesperrt und „mißhandelt". Ein Gatte fand seine Frau in eine Höhle eingesperrt. Er verlangte die Rückgabe und wurde mit Hohn weggejagt. Dreimal bat er seinen Häuptling, ihm zu helfen. Er fand kein Gehör. Jetzt rotteten sich dreißig Mann seines Stammes zusammen, fielen über die Station her, erschlugen die Notzüchter und setzten das Haus in Brand. Beim ersten Zusammenstoß mit dem falschen Stamm hatte der Häuptling der Piutes eine weiße Flagge hissen lassen, die angreifende Abteilung aber hatte nicht darauf geachtet und die Schießerei begonnen. So endete der erste und der letzte Indianer-Krieg in Nevada, und GLASSCOCK schreibt, daß man sich seiner schämen mußte.

Wenn der Gedanke einer Ausrottung mit Stumpf und Stiel offen vertreten wurde[3] und wenn ein Weißer in Tombstone sich den Spaß machen konnte, ein kleines Papagos-Baby mit Steinen zu bewerfen, bis es blutete[4], so wird die Meinung verständlich, Indianer seien nicht in den Contract social der menschlichen Gemeinschaft aufgenommen und der Bruch feierlicher Versprechen sei eine erlaubte Kriegslist. RUXTON erzählt[5], wie Indianer bei Sonnenuntergang im Lager der Weißen erschienen, Zeichen des Friedens machten und eingelassen wurden:

„Die Trapper waren beim Essen, das auf dem Feuer kochte, und die Indianer sahen mit ernster Miene zu. Irgendeiner machte die Bemerkung, jetzt sei Gelegenheit, sich für alles Unbill zu rächen, die ihre unaufhörlichen Angriffe dem Lager

[1] Folklore, S. 230.
[2] GLASSCOCK, S. 65—69.
[3] Folklore, S. 232 und 233.
[4] MARTIN, S. 24. Es war eine Roheit, gegen die sich die Zeitung energisch wendet.
[5] RUXTON, S. 148 und 149.

zugefügt hätten. Man fand den Gedanken gut und ging ohne Zögern ans Werk. Die Männer sprangen auf, packten ihre Gewehre und begannen die Metzelei."

Sogar von einer Vergiftung mit Strychnin kann man bei LOCKWOOD Angaben finden[1]. Es war der berühmte "Pinole Treaty". Fast alle 400 Apachen sollen dabei ums Leben gekommen sein, während von 60 Weißen nur einer starb[2]. Es war keine saubere Sache, denn man saß beim Friedensmahle, und die Weißen wie ihre indianischen Bundesgenossen holten versteckte Waffen hervor. Auf ein Signal hin erschoß der weiße Führer den neben ihm sitzenden Häuptling, und dann wurden die Indianer niedergemacht[3].

Wenige Jahre später trug sich das Massaker von Sandy Creek in Colorado zu. Führer dieser Expedition war M. Chivington, ein Geistlicher, der im Ernst glaubte, alle Heiden und Feinde Gottes ausrotten zu müssen[4]. Der Winter von 1864 war besonders kalt. Die Bergleute konnten in großer Höhe nicht arbeiten, sondern spielten, tranken und prügelten sich in den Siedlungen herum. Einzelne Stämme waren irgendwo auf dem Kriegspfad, die Southern Cheyennes aber und die Arapahoes lebten, 600 Mann stark, friedlich und still in ihrem Lager. In Abwesenheit des Gouverneurs griff der „Riese des Herrn[5]" Ende November mit 1000 Mann und einer Batterie die ahnungslosen Indianer an. Selten haben gemäßigte und objektive amerikanische Autoren schärfere Worte gebraucht, die Untat zu beschreiben. „Mehr als 600 Männer, Frauen und Kinder wurden ohne Erbarmen umgebracht[6]." Bei neueren Historikern findet man kleinere Zahlen[7], dafür die Bemerkung, daß „die Weißen nach der Art der Wilden sich in unbeschreiblichen Verstümmelungen der Toten ergingen, von deren die geringste das Skalpieren war[8]." Ein Komitee des amerikanischen Kongresses kam zu der Feststellung: „Es ist schwer, zu glauben, daß Wesen, die Menschengestalt und die Uniform der Vereinigten Staaten trugen . . . solche Akte der Grausamkeit begehen oder dulden konnten, wie sie sich aus den Zeugenaussagen ergeben haben."

---

[1] LOCKWOOD, S. 140.

[2] MILLER, S. 13.

[3] LOCKWOOD, S. 140.

[4] COLLIER, S. 49.

[5] Chivington war übergroß.

[6] COLLIER, S. 49.

[7] Der Historiker HICKS spricht von 500 Indianern im Lager selbst und ungefähr 100 Toten (S. 126). COLLIER, der zuständige Sheriff, von 800 Indianern (S. 49). Chivington selbst mußte zugeben, 500—600 Tote seien auf dem Platz geblieben und Gefangene seien nicht gemacht worden. Das parlamentarische Komitee von 1865 sagt von Chivington "that he planned and executed a foul and dastard massacre which would have disgraced the veriest savages among those who were his victims". GANDY, S. 160.

[8] HICKS, S. 126.

Daß Kinder bei diesen Vernichtungsaktionen nicht geschont wurden, wird mehrfach berichtet[1].

Die rechtliche und physische Wehrlosigkeit der indianischen Minderheit wirkte wie eine Schule und Ermutigung destruktiver Instinkte, aus der erst allmählich eine mildere Entwicklung wieder herausführte. Die Gleichstellung des Indianers mit einem bedrohlichen Tier schuf eine falsche chronische Notwehrhaltung mit allen ihren Folgen. Der Bergwerksbesitzer Mowry hat die Ausrottungspolitik gegenüber „Schwachsinnigen, die sich für Philanthropen halten" verteidigt und mit dem apodiktischen Wort geendet: „Ebensogut könnte man mit einer Klapperschlange oder einem Tiger Mitleid haben[2]." Es ist die alte Erfahrung: In Furcht oder Haß werfen die Massen die lästigen Hemmungen[3] der Kultur ab und greifen zu Bildern, die eine mörderische Entladung nicht nur erlauben, sondern gebieten.

Die kriegerischen Eigenschaften der Indianer wurden auf der einen Seite als barbarisch unterdrückt, auf der anderen Seite selbstsüchtig ausgebeutet. Indianer wurden gegen Indianer verwendet[4], wobei es zu Verstümmelungen kam und Skalpe eingeheimst wurden. Im Bürgerkrieg wurden Indianertrupps abgeordnet, weiße Anhänger des Südens unschädlich zu machen[5]. Neben den tiefsitzenden Ursachen echter Abneigung wurde noch künstlicher Haß gesät. Schon bei der Tea Party von 1773 verkleideten sich die Demonstranten als Indianer[6]. Niemand wird damals die Maskerade ernst genommen haben, 100 Jahre später wurde es ein Trick der Pferde- und Viehdiebe[7], sich als Rothäute auszustaffieren. Die alte Postkutsche, die bei Wickenburg auf einem Postament steht und an das „Blutbad" erinnern soll, erzählt von einem Postüberfall im Jahre 1871 und der Tötung mehrerer Passagiere. Die Stimme des Volkes war geneigt, die Tat den Indianern zuzuschreiben. Nach MILLER[8] wollte man

[1] BEAR: *My people the Sioux*, S. 225. Boston 1928; LOCKWOOD, S. 166; HICKS, S. 125; MONAGHAN, S. 2; Folklore, S. 256 und die Rede Shermans in der er seinen Soldaten „freie Hand" gab, PAXSON, S. 316.

[2] PAXSON, S. 163.

[3] Nach PAXSON (S. 162) schlug Mowry vor, die Indianer durch weiße Fahnen oder irgendeine andere Methode, "human or divine", in Fallen zu locken und zu töten. — Als die Indianer von Sandy Creek über ihrem Lager die weiße Flagge und die Farben der Vereinigten Staaten gehißt hatten, kam ein Telegramm von General Curtis, der die Truppen im Westen kommandierte: "I want no peace till the Indians suffer more." HICKS, S. 126.

[4] MILLER, S. 13 und 40; MONAGHAN, S. 54.

[5] CASEY, S. 31.

[6] „Am 16. Dezember 1773 huschte eine Bande von 30—40 Mann als Indianer verkleidet zum Hafen hinab." WINSER, JUSTIN: *Memorial history of Boston*, Bd. III, S. 49. Boston 1881.

[7] Es ist richtig, daß Indianer Pferde stahlen; von dem bekannten Pferdedieb Dutch Henry rühmt TILGHMAN (S. 81), daß er ein ganzer Kerl war und niemals etwas anderes als Indianer- oder Regierungspferde klaute.

[8] MILLER, S. 41 ff.

das humanitäre Geschwätz im weichlichen Osten zum Schweigen bringen und größere Mittel für den militärischen Schutz von Arizona durchsetzen. Militärische Stellen, Rüstungslieferanten und alle Bürger, denen „die Wohlfahrt von Arizona am Herzen lag“, suchten die Veröffentlichung, selbst die Erörterung von Tatsachen zu verhindern, die darauf hinwiesen, daß Indianer mit dem Überfall nichts zu tun hatten.

Eine ähnliche Begebenheit hat ein Teilnehmer beschrieben[1]. Einem aufregenden „Feldzug“ schlossen sich zahlreiche Freiwillige an. Pferdediebe hatten die Sache so arrangiert, daß der Verdacht auf Indianer fallen mußte. „Zu diesem Zwecke führten sie Pfeil, Bogen, Mocassins und andere indianische Ausrüstungsstücke mit sich. Wenn sie Vieh stahlen, so schossen sie einen Pfeil in ein zurückbleibendes Tier und trieben den Rest fort. Verwundeten Pferden oder Maultieren taten sie einen Indianersattel auf, legten eine Menge von Mocassinspuren an und suchten so die Verfolger zu täuschen.“ Schließlich machten die Räuber die Strafaktion gegen die schuldlosen Indianer mit. Noch in jüngster Zeit hat ein amerikanischer General den bösen Trick gegeißelt[2].

IV

Das Leben stand nicht hoch im Kurse an der Grenze. Dadurch aber, daß das Leben des Indianers als wertlos galt, gab die weiße Rasse Hemmungen auf, die mehr denn je im gesellschaftsfreien Raum notwendig waren. Kit Carson war schon frühzeitig der Ansicht, daß die Indianer in ihren Exzessen nur das Beispiel des weißen Mannes nachahmten und vervollkommneten[3]. In einer Rede, die Theodore Roosevelt in South Dakota hielt und die er später sicher bereut hat, meinte er: „Ich will nicht so weit gehen und annehmen, daß der einzige gute Indianer ein toter Indianer ist, aber ich glaube, das Wort trifft auf neun von zehn zu, und den Fall des zehnten will ich auch nicht zu genau unter die Lupe nehmen[4].“ Man hat vor wenigen Jahrzehnten nicht an die wirtschaftliche Not[5] des Indianers gedacht, die seelische Krise der ganzen gehetzten Rasse und die gegen sie gerichtete Teufels-Propaganda. Mehr noch als vom großen Vater in Washington schienen sie von ihren Göttern und den schützenden

[1] McConnell, William J.: *Frontier Law*, S. 87. New York 1924.

[2] Casey, S. 130.

[3] „Und Ihr nennt diese zivilisierten Menschen Christen und die Indianer die Heiden?“, fragte Carson. Folklore, S. 224.

[4] Rede zitiert von Wright, S. 283.

[5] Im Februar 1884 hungerten viele Indianer im Dakota-Territorium und nährten sich von Hunde- und Pferdefleisch. Ein freigesprochener Indianerhäuptling wollte das Gefängnis nicht verlassen. „Vielleicht“, sagt die Erzählerin (Mary Dodge Woodward: *The checkered years*, S. 28. Cadwell 1937), „war er ein weiser Indianer.“ Siehe auch den Bericht eines Augenzeugen aus Alaska bei Wickersham, S. 136ff.

Geistern der Vorfahren verlassen zu sein. Ihr Glaube an Gesamthaftung[1] richtete sich mit furchtbarer Wucht gegen sie. Jede Rothaut war „schuldig" und jeder Indianer Objekt einer „gerechten" Strafe.

2. Mexikaner

Auch die Mexikaner waren die alten Herren von Gebieten, die im Verlauf der amerikanischen Expansion übernommen wurden[2] und erst seit dem Frieden von Guadalupe Hidalgo (1848) zu den Vereinigten Staaten gehörten. Hier war nach dem Friedensvertrag die Rechtslage klar, anders als in den Indianergebieten jenseits des Missouri, die die Einwanderer entgegen vertraglichen Verpflichtungen durchzogen[3]. Die Mexikaner waren Christen, ihre spanische Oberschicht kam aus einem alten Kulturvolk. Wichtig war auch, daß die Mexikaner den Rückhalt eines festen staatlichen Gebildes hatten und diplomatischen Schutz genossen[4]. Wegen dieser größeren Widerstände ist das Verhältnis zwischen Mexikanern und Amerikanern erträglicher geblieben als zwischen Rothäuten und Weißen. Trotz dunkler Hautfarbe waren die Mexikaner Weiße.

Aber immer noch stand der Mexikaner eine Stufe tiefer als der einfachste Einwanderer. Auch sein Leben galt nicht allzuviel[5]. Texas-Schnurren aus der ersten Hälfte des 19. Jahrhunderts geben in naiver Weise die Beziehungen zwischen eingewanderten Amerikanern und Einheimischen wieder. Diese rauhen Gesellen achteten weder Leben noch Eigentum:

Da war ein Mann, Mustang Gray, der schon 1835 nach Texas gekommen war. Mit seinen Kumpanen hielt er sich in Corpus Christi auf. Nebenan lagerten Mexikaner. Gray und seine Freunde brauchten Pferde und hielten sie für ihre natürliche Beute. „Sie zogen sich aus, wälzten sich im Schlamm, banden die Haare um ihren Kopf und griffen das Lager als Indianer an. Ein alter Mexikaner wollte Widerstand leisten, wurde aber von Mustang Gray erschossen." Eine andere Anekdote erzählt von einer ähnlichen Bluttat[6].

---

[1] Wenn ein Weißer einen Diebstahl begeht (sagt JOHNSTON, S. 138) und dann ein weißer Missionar (der ganz unbeteiligt ist) zu ihnen kommt, so halten sie auch den Missionar für den Dieb. — Niemals wurden die psychologischen Sonderheiten der Indianer verstanden, die Kriegsbemalung und Kriegsgeschrei so erregt, daß sie auf imaginäre Feinde wilde Angriffe machten. Folklore, S. 252.

[2] Texas wurde 1846 und 1847 militärisch besetzt, New Mexiko und Kalifornien wurden nach mehrfachen Anläufen (siehe die Besetzung von Monterey im Jahre 1842) okkupiert.

[3] PAXSON, S. 120, siehe dort die Karte des Jahres 1849.

[4] Über das Einschreiten des mexikanischen Konsuls in Tombstone berichtet MARTIN, S. 56. — Die Indianer hatten keine Konsuln.

[5] An der Grenze, wo „Menschen oft billiger als Pferde waren", (Folklore, S.223) galt das Leben eines Indianers nach der Behauptung eines Autors am wenigsten (Folklore, S. 224) „vielleicht mit Ausnahme des Mexikaners im alten Texas und des Chinesen in den ersten Zeiten Kaliforniens".

[6] Siehe die „Schnurre" in Folklore, S. 364, die die unbekümmerte Roheit der Zeit zeigt. — Nach Mustang Gray nannten stolze Väter ihre Söhne. „Gray haßte jeden Mexikaner", sagt der Bericht, „und wenn er etwas von Wert bei sich hatte, um so schlimmer für ihn." Folklore, S. 363.

Nach außen hin absprechend[1] ist das Verhältnis zu Mexikanern nie ohne einen Unterton des Respektes gewesen, sonst wären nicht viele Äußerungen der mexikanischen Lebenskultur, Sprache, Kleidung, Speisen, Pferdeschmuck und Pferdebehandlung übernommen worden. Daran können auch zynische Aussprüche und Redensarten[2] und die Unsitte der kalifornischen Anfangszeit nichts ändern, alle Untaten Mexikanern in die Schuhe zu schieben[3], um sie dann aus reichen Fundorten vertreiben zu können[4]. Eine Sonderkriminalität entwickelte sich an der Grenze Arizonas. Desperados fielen en masse in Mexiko ein[5]. Viehdiebe überschritten die Grenze. Die Leute waren fast alle Cowboys aus Texas[6]. Ihre Gefühle gegenüber den Mexikanern waren so feindselig, daß Diebstahl, Mord, Raub, wenn immer möglich, ihnen nichts ausmachten[7].

Auch hier kam es zu einem Kreislauf der Gewalttaten. Pete Kitchen in Arizona vermißte Lieblingspferde. Er verfolgte die Diebe nach Alt-Mexiko hinein, tötete den einen, nahm den andern gefangen. An Händen und Füßen gefesselt beließ er den Gefangenen zu Pferde unter einem Baum. Wenn er die Geschichte erzählte, pflegte Kitchen zu lachen und zu sagen: „Weißt du, als ich schlief, ging das verdammte Pferd los und ließ den Kerl am Baum hängen[8]."

Neben Anekdoten, über die man lachte[9], steht die Geschichte eines gelynchten Mexikaners, dessen Leiche man in seine brennende Hütte warf. Am Morgen, als die Glut kalt geworden war, durchsiebten lockere Mädchen die Asche, um zu sehen, ob der Tote Gold bei sich gehabt hatte[10]. Bei vielen Mexikanern wurde der Wutanfall gefürchtet, der Mut bewundert, ebenso der unerschütterliche Fatalismus, wenn gestorben sein mußte[11].

---

[1] Der Mexikaner hieß "greaser", was fettig, ölig, pompös und schließlich eklig bedeutet. PARTRIDGE, S. 351.

[2] Der Nachricht von drei Mexikanern, die Kit Carson erschoß, fügt VESTAL (Kit Carson, S. 227, 228) die Bemerkung hinzu, daß der wahre Grund der Tat in dem Mißtrauen und der Verachtung der Gebirgler gegenüber den Mexikanern zu suchen gewesen sei. Die Redensart machte die Runde: „Wenn die Spanier nicht zum Erschießen da sind, so haben Gewehre überhaupt keinen Zweck."

[3] GERSTÄCKER, S. 197.

[4] Siehe CANFIELD, S. 42.

[5] Unter einem „General" Crabb brachen Desperados in Mexiko ein. Hundert Mann mußten sich ergeben. 59 wurden erschossen. STEWART, S. 122.

[6] BREAKENRIDGE, S. 104 und 105.

[7] BREAKENRIDGE, S. 105.

[8] LOCKWOOD, S. 128.

[9] Jerry Barton, Desperado und Constable in Charleston, dachte auf die Frage, wie viele er getötet habe, einen Augenblick nach und sagte (denn er stotterte stark): „Wwwerden Mmmexikaner mitgezzzählt?" BREAKENRIDGE, S. 107.

[10] DIMSDALE, S. 214.

[11] Folklore, S. 404.

3. Chinesen

I

Auf drei Wegen sind Mongolen in die nördliche Hälfte Amerikas eingedrungen. Die Wanderungen, die über die Behringstraße hinweg die Küste entlang oder durch die Ebenen nach Süden führten, verlieren sich im Dunkel der Vorzeit. Obschon andere klimatische Verhältnisse neue Anpassungen verlangten und eine Mischung mit besiegten Urbevölkerungen stattfand, sind anthropologisch, sprachlich und in religiösen Gebräuchen alte Ähnlichkeiten unverkennbar. Dann, als der Indianer noch die Mitte des Kontinents besaß, kam in der Mitte des 19. Jahrhunderts die Entdeckung von Gold an der dem Orient zugekehrten Küste. Immer schienen die enggedrängten Massen Chinas wie die Indiens auf leere Räume und leichtere Lebensbedingungen zu warten, um in die Lücke einzudringen. Sutter hatte sich Arbeiter für seine Plantagen noch aus Hawaii geholt[1]. Fort Sutter, an der Grenze von Mexiko und Rußland gelegen, war mit sechs Kanonen bestückt und von hundert Soldaten bemannt, die aus Hawaii stammten und nach deutschem Kommando exerzierten. Mit der Kunde, daß Gold gefunden sei, kamen außer Amerikanern und Europäern auch Kamtschadalen, Bauern aus Sibirien, und schließlich auch Chinesen[2].

Im ersten Ansturm achtete man der bescheidenen und dienstwilligen Mongolen nicht. Alles stürzte in die Berge, Deserteure der Flotte, Arbeitslose aus San Francisco[3], Trapper, die der Zufall an die Küste geführt hatte. Unerhörten Reichtum vor Augen, machte man sich nicht viel daraus, ob irgendwo ein paar Mexikaner oder Chinesen die Flüsse auswuschen[4]. Unerschöpfliche Schätze zu teilen, war kein Nachteil. Als aber neue Massen auf dem Landwege, über Panama oder Kap Horn einströmten, ergriff die von Goldgier Erhitzten die Furcht, daß das verfügbare Gold nicht für alle reichen könnte[5]. „Man mußte zupacken, solange noch etwas da war[6].“ Jetzt kam das Wort “chink” auf, das schon eine Regung des Neides und eine leichte Drohung verrät[7]. Zur Mißgunst

---

[1] Cendrars, S. 100.

[2] Cendrars, S. 149. Sie kamen auf einem Umwege über die Aleuten, Sitka, die Hauptstadt von russisch Alaska, und Monterey.

[3] “beach-combers”, eine mehr absprechende Bezeichnung. Partridge, S. 39.

[4] Ritchie, S. 174.

[5] „Was wollten eigentlich alle diese Ausländer, die in ein ausschließlich Amerikanern gehöriges Eldorado einbrachen, das rechtlich nur grundehrlichen Amerikanern zukam? Fremde und die Gelbwanste waren noch schlimmer als sie. Sie waren nicht einmal, was man Menschen nennen könnte.“ Ritchie, S. 174.

[6] Ritchie, S. 174.

[7] In diesem Worte, das damals geprägt wurde (Ritchie, S. 175), flossen mehrfache Bedeutungen zusammen. Zuerst der Gedanke an Erwerbstüchtigkeit, weiter das Klingeling des gezählten Metallgeldes und schließlich finden sich als Ingredienz

gesellte sich ewig schlummernder Rassenhaß hinzu. RITCHIE berichtet aus eigener Erfahrung[1]:

„Eine Gruppe von Chinesen hatte ... im März 1850 einen reichen Fund. Obschon sie sich die größte Mühe gaben, ihr Glück zu verbergen, machte sich sogleich ein „Umzugs“-Komitee[2] auf den Weg, schoß eine Salve in die Zelte der Chinesen, feuerte Blei unter ihre davoneilenden Füße und eignete sich die Fundstelle an.“

Ob der Vorwurf chinesischer „Arroganz“ und Aggressivität berechtigt war, läßt sich heute nicht mehr entscheiden. Sowie aber dieser Vorwurf erhoben wurde, rotteten sich die Weißen zusammen, zerbrachen die Pumpen der Chinesen, rissen die Dämme ein, setzten ihre Hütten in Brand und bedrohten sie mit dem Tode, wenn sie zurückkämen. „Das Vorgehen der Goldgräber fand allgemeine Billigung[3].“ Wenn Massen in Erregung geraten, suchen ihre seelischen Spannungen immer zuerst den Ausweg des Profitablen und des Schwächeren; uralter Rassenhaß ersetzt mit der vollen Wucht kollektiver Antriebe die rationelle Begründung.

Die geistige Gleichgewichtsstörung wird dadurch vervollständigt, daß nicht nur die Herrenrasse der Weißen, sondern auch die abgesetzten „Herren“, die Mexikaner, Chinesen überfielen und ausraubten. Die Chinesen baten um staatlichen Schutz, aber niemand schenkte ihnen Gehör[4]. In wütender Aufwallung überwältigten die vereinigten Chinesen einmal einen amerikanischen Desperado, der sie verjagen wollte, und brachten ihn, wie ein abgestochenes Schwein an eine Stange gebunden, zum Sheriff[5]. Was ihm geschah, erfahren wir nicht, aber den mangelnden Rechtsschutz bestätigt RITCHIE mit der kurzen Sentenz: „Wurde ein Chinese umgebracht, so ging dies den Sheriff nichts an[6].“ Es darf nicht übersehen werden, daß es sich um die ersten turbulenten Jahre handelte und langsam eine Besserung eintrat. Nützlichkeitsgründe, hinter denen sich wohl auch Mitgefühl verbarg, gewährten zuweilen einen prekären Schutz. In CANFIELDS Lager wurde der Antrag gestellt, die Chinesen zu vertreiben[7]. Die Mehrheit beschloß, man solle sie weiter Minenrechte kaufen lassen, weil diese Ankäufe gutes Geld einbrächten.

---

laszive Nebenbedeutungen, die man bei PARTRIDGE, S. 148, und WENTWORTH, S. 110, nachlesen mag.

[1] RITCHIE, S. 175.

[2] A "moving-committee".

[3] CANFIELD, S. 232. — Siehe die von GERSTÄCKER geschilderten Vertreibungsszenen (S. 219—223) und den von BRET HARTE (IV, S. 65 und 66) dargestellten Pogrom in San Franzisko: „Eine Art Wahnsinn ergriff den Pöbel, der sich auf wehrlose Fremde stürzte, einzig und allein, weil sie von einer anderen Rasse und von einer anderen Hautfarbe waren.“ Krasse Einzelheiten übergehe ich.

[4] CANFIELD, Diary, S. 223.

[5] RITCHE, S. 181.

[6] RITCHIE, S. 181.

[7] CANFIELD, S. 222.

Die Ansprüche der Chinesen wurden hier also aufrechterhalten. Im übrigen genossen nach CANFIELD die Gelben keine Rechte, die ein Weißer zu respektieren hatte. „Sie werden nicht als menschliche Wesen angesehen[1].“

Trotz aller Verfolgungen, trotz der Einschränkung ihrer prozessualen Rechte[2], schwerer Arbeit und schlechtem Essen, trotzdem sie von Steuereinnehmern — echten und falschen — bis aufs Blut gepeinigt wurden, haben sich die Chinesen am Leben erhalten. RITCHIE schreibt ihnen jedes Verbrechen, Betrug ausgenommen, zu, es sei auch unmöglich, einen Chinesen zu beschwindeln. Diese gelben Menschen überlebten jede Prüfung durch Schlauheit, Geduld und jene „unangreifbare Form des Nicht-Widerstehens, die jedes Leiden wie Löschpapier aufsaugt“. Ihre Fähigkeit, zu dulden, trug dazu bei, dem Desperado oder dem Desperadoiden die Idee der Allmacht beizubringen. In der unendlichen Leidensfähigkeit der Rasse lag ein Element der Provokation zur Leidzufügung und zur Atrophie des Mitleids. RITCHIE drückt es so aus: „Die Rauhbeine von Missouri, Arkansas und Texas fanden schnell heraus, daß man mit einem Mexikaner nicht zu weit gehen konnte, ohne mit seinem Messer Bekanntschaft zu machen. Man konnte einem Franzosen oder Engländer nicht auf den Fuß treten, ohne etwas abzukriegen. Einen Chinesen konnte man piesacken. Und so fing das Piesacken an[3].“

Den Chinesen schadeten zwei andere Entwicklungen. Schon in den ersten Jahren Kaliforniens strömten sie in beängstigenden Massen ein. Was hätte CANFIELD[4] gesagt, wenn er gewußt hätte, daß die Chinesen 1870 auf 50000 Seelen, Ende des Jahrzehnts sogar auf 75000 angestiegen waren, also auf etwa 9% der Gesamtbevölkerung Kaliforniens[5]? Zudem waren es fast nur Männer und ihre Wettbewerbskraft war erstaunlich. Selbst ihre Tugenden, ihre Sparsamkeit z. B. trugen dazu bei, sie unbeliebt zu machen. Ein Beobachter kommt mit dem Vorwurf dieses unsozialen Zuges offen heraus[6] und klagt, daß die Chinesen nur einen kleinen Teil ihres Verdienstes ausgeben. 1887 meldet die Zeitung "Epitaph" vom Bahnhof in Tombstone[7]:

[1] CANFIELD, S. 223.

[2] Bei einem Prozeß vom Jahre 1852 wies ein Prozeßvertreter darauf hin, daß weder das Zeugnis eines Indianers noch eines Chinesen gegen einen Weißen zulässig sei. Der Oberste Gerichtshof von Kalifornien entschied, das Gesetz, das Indianer vom Zeugnis ausschließe, sei auf Chinesen anwendbar, weil sie zur gleichen Rasse gehörten (STEWART, S. 399). Auch RITCHIE bemerkt (S. 171), daß der Eid von Chinesen vor Gericht nicht gelte und ihr Zeugnis dem eines Kindes gleichgestellt sei. Auch seien sie in Gemeinden, die „alte Zuchthäusler aus Australien und Guerillakämpfer aus Kansas in ihrer Mitte duldeten, nicht gelitten“.

[3] RITCHIE, S. 175.

[4] CANFIELD, S. 222.

[5] HICKS, S. 156.

[6] RITCHIE, S. 176.

[7] MARTIN, S. 23.

„Unter den Abfahrenden waren gestern zwei Chinesen, die in ihre Heimat zurückkehren. Sie haben genug Reichtum zusammengescharrt, um das Gelobte Land verlassen zu können. Wenige Eingeborene können das von sich sagen, trotzdem werden sie weiter den Mongolen ihre Kundschaft geben, statt das Geld im eigenen Lande zu lassen."

Die Zeitungsnotiz wirft Licht auf eine weitere, „mindere" Eigenschaft des Chinesen. Er verschleppt das gute amerikanische Geld in heidnische Länder. Und RITCHIE fragt[1], ganz aus der gleichen Geistesrichtung heraus, ob es denn der Verfassung entspreche, den Reichtum des Landes — das heißt gute Fundstellen von Gold — an Heiden zu vergeben. „Sie sind überall eine Pest, besonders aber in Minenorten, und sollten in diesem Lande nicht geduldet werden." Nach einer Untersuchung von 1876 brauchte der Chinese nur 15 Cents am Tage[2], eine Frugalität, mit der weiße Goldsucher nicht mitkommen konnten. So braute sich die Abneigung gegen die Orientalen aus den allerverschiedensten Quellen zusammen.

Diese Konkurrenz erzeugte Legenden des Vorwurfes, die Haß und Ungerechtigkeit moralisch rechtfertigen sollten. Die Goldwäscher waren fest überzeugt, daß alle Chinesen Hühner klauten und „abgesehen davon, daß sie Verträge halten, keine Grundsätze[3] hätten". Das Gegenindiz der Gewalttätigkeiten, die sie angeblich an andern[4], aber auch untereinander verüben[5] sollten, ist in ihrer unbestrittenen Friedfertigkeit zu finden. Wenn solche Dinge vorkamen, so haben sie die Vermutung von Verzweiflungsakten oder notwehrähnlichen Situationen für sich.

Wie bei den Indianern richtete sich der Verdacht der Goldgräber gegen die Chinesen, wenn unbekannte Täter ein Verbrechen begangen hatten. Im September 1876 wurden eine Frau und zwei Männer ermordet aufgefunden. Ein Koch[6] und seine Landsleute kamen unter Argwohn. Die ganze Gegend war in Aufruhr[7]. Auf den Kopf des Mörders wurde — tot oder lebendig — eine Belohnung ausgesetzt. In manchen Orten fiel der Mob über die Chinesen her und brannte ihre Hütten nieder, halb erfroren taumelte der beschuldigte Koch auf der Flucht in ein Haus in den Bergen. Der Bewohner gab ihm etwas zu essen, weigerte sich aber, ihn über Nacht zu behalten. „Verdammt, wenn einer mir nachsagen sollte, ich hätte

[1] RITCHIE, S. 176.
[2] RITCHIE, S. 179.
[3] RITCHIE, S. 178.
[4] RITCHIE, S. 180; GERSTÄCKER, S. 363; MARTIN, S. 70.
[5] RITCHIE, S. 180.
[6] 1930 wurde in San Franzisko eine reiche Frau ermordet. Verdacht fiel auf den chinesischen Boy. Er wurde freigesprochen. Ihm kam die alte Tradition der Westküste zu Hilfe, daß niemals, solange es Chinesen in den Vereinigten Staaten gab, ein Chinese seinen Herrn getötet hat. J. H. JACKSON: *San Francisco murders*, S. 251. New York 1948.
[7] RITCHIE, S. 187.

einen chink über Nacht beherbergt[1]." Von allen Seiten umzingelt, beging der Chinese Selbstmord, indem er seine Unschuld beteuerte. Der geistige Mechanismus, der Feinde an unsere Strafinstinkte ausliefert, auch wenn sie nichts begangen haben, hat keine wissenschaftliche Bearbeitung gefunden. Die Ähnlichkeit mit dem Hexenglauben ist unverkennbar.

Vielleicht sind die Geschichten von Richter Duffy übertrieben wie andere den Chinesen angehende Moritaten[2]. RITCHIE trägt kein Bedenken, ein Urteil Duffys wiederzugeben, das zum Volkslied geworden ist. Dem Richter lag eine Mordsache vor. Der Täter war der Dorfschmied. Das Lied fährt fort:

> „Mein Urteil ist Freispruch. Wir brauchen ihn hier;
> Und dann kam der Ausspruch, Ruhm ward ihm dafür:
> Zwei Wäscher aus China im Orte uns dienen,
> Wir schonen den Schmied und hängen statt dessen einen von ihnen."

Wir wissen nicht, ob wirklich ein solches Urteil erging. Übrig bleibt die Rechtlosigkeit der gelben Minderheit. Sie war geeignet, den Gesetzlosen sicherer und damit noch gesetzloser zu machen.

II

Als sich im Frühjahr 1863 der Schienenstrang der Pacific Railroad von Sacramento auf die östlichen Berge zu bewegte und die weißen Arbeiter Schwierigkeiten machten, wurde der Plan erwogen, mexikanische Arbeiter zum Bahnbau heranzuziehen. Die Absicht scheiterte an ihrer angeborenen Indolenz, wie man es nannte[3]. Darauf wurden Chinesen zuerst probiert, dann in Massen angeheuert. Der Abneigung der weißen Bevölkerung begegnete die Eisenbahn mit Propaganda. Sprecher der Unternehmer nannten die Gelben „das asiatische Kontingent der Großen Armee der Zivilisation[4]". Eine Firma in San Francisco wandte sich dem einträglichen Importgeschäft aus Südchina zu. Im Sommer 1866 waren 6000 Chinesen an der Arbeit, hatten gelernt, den eisenharten Granit zu sprengen, wie Ameisen das Geröll wegzukarren, ja Tunnels wie den Summit-Tunnel zu bauen[5]. Im Frühjahr 1868 trafen sich die Strecken,

---

[1] RITCHIE, S. 189.

[2] Es wird erzählt, 1855 sei ein chinesischer Koch von einem Maultier erschlagen worden. „Chinesen", lesen wir in Folklore S. 405, „sind ein friedliches, keinen Widerstand leistendes Volk. Sie haben nichts dagegen, von einer höheren Rasse umgebracht zu werden. Es gibt aber einen Punkt, an dem Duldung keine Tugend mehr ist. Das war bei dem Maultier der Fall." Es wurde verhaftet, von einem Gericht abgeurteilt, erhielt einen Verteidiger und wurde nach einem regulären Verfahren von seinen „Peers" zum Strange verurteilt ... Daß die gleiche Prozedur im mittelalterlichen Europa rechtens war, weiß der Spötter nicht.

[3] "constitutional inertia".

[4] OSCAR LEWIS, S. 71.

[5] LEWIS, S. 77ff.

die von West und vom Osten kamen, in Utah. Trotz späterer Übertreibungen ist und war der Bau eine technische Glanzleistung[1].

1869 war das große Werk vorbei. Die Chinesen zerstreuten sich und suchten andere Arbeit. Man kann in Colorado noch hoch oben in den Bergen kilometerweite Wasserkanäle sehen, über denen heute der dichte Wald wächst. Wenn man fragt, wer diese gewaltige Arbeit geleistet hat, so wird einem zur Antwort: Das haben Chinesen gebaut. Für das Schicksal der Chinesen ist das Ende ihrer Kolonie in Denver kennzeichnend[2]. Kurz vor dem Wahltag des Jahres 1880 zogen Volksmassen durch die Straßen. Sie trugen Plakate mit der Inschrift: „Chinesen, geht nach Hause." Am nächsten Tag, einem Sonntagmittag, entstand Streit zwischen einem Weißen und einem Chinesen, wobei der Chinese einen Schuß abgegeben haben soll. So begann der Pogrom vom 1. November 1880. Geführt von einem minderwertigen Subjekt[3] setzte der Sturm auf das Chinesenviertel ein. Happy Jack, so hieß der Mann, forderte laut zur Ausrottung der Orientalen auf. Man fiel über die Wohnstätten her, zerschlug die Möbel, warf die übrige Einrichtung aus dem Fenster auf die Straße. Voll Gier nach Aufregung und Plünderung kam der Mob aus seinen Löchern hervor[4]. Whisky floß in Strömen, dann hörte man Triumphgeschrei: man war endlich eines Chinesen habhaft geworden. Es war ein alter Mann, zu schwach, um mit den andern zu fliehen. Er wurde aufgehängt. Häuser gingen in Flammen auf. Die ganze wohlbekannte Reihenfolge barbarischer Zerstörungsakte lief ab. Die Feuerwehr versuchte mit großer Bravour, ihre Pflicht zu tun und zu löschen. Als man sie hinderte, richtete sie Wasserstrahlen auf den Mob. Jetzt drehte sich mit einem Male die kollektive Wut um 180 Grad; den Feuerwehrleuten wurden die Schläuche entrissen, sie selbst mit Wasser durchtränkt. Schließlich wandte sich die Raserei der Massen gegen die Weißen, denen man vorwarf, die Chinesen geschützt zu haben. Das war das Ende der Chinesen in Denver.

4. Neger

Am wenigsten hat das, was wir die Noxe der Allmacht genannt haben, sich gegenüber der schwarzen Minderheit der Nation geäußert. Wer aus dem Osten kam, war im großen und ganzen negerfreundlich; ganz anders war die Stimmung im Süden und in Texas. Die Geschichte von Wes

[1] Von Osten her wurden regelmäßig zwei Meilen am Tage, einmal vor Zuschauern sieben und eine halbe Meile gebaut. Sabin, S. 177. Über der rekordbrechenden Schnelligkeit kam freilich die Solidität zu kurz. Statt festen Mauerwerks nahm man vielfach grünes Holz aus den umliegenden Bergen. Sabin, S.177.

[2] Collier, S. 201ff.

[3] „Ein schwachsinniger, verbummelter Kerl aus einem verrufenen Stadtviertel." Collier, S. 203.

[4] "Every ruffian, strong arm tough and plug-ugly in the city joined the festivities." Collier, S. 204.

Hardin[1] und Bill Longley ist voll von diesen Haßkomplexen, an denen auch Doc Holliday litt[2]. Von Longley sagte man, daß er 50 Meilen weit reiten würde, nur um einen Neger umzulegen[3]. In Georgetown erschießt im Juli 1869 ein Weißer einen Neger, „nur um zu sehen, wie er zappelt[4]". Der Vorgang spielt sich in einer Kneipe ab und der Mann wird betrunken gewesen sein. Das sind noch Reste der alten rohen Überheblichkeit. Neger wurden durch ihre geringe Zahl und dadurch geschützt, daß sie keine ernsthaften Konkurrenten waren[5]. Sie hielten sich in der Nähe fest etablierter Staatsgewalt. Auch daraus erwuchs der Rasse relative Sicherheit.

B. Der rudimentäre Rechtsschutz

I

Abgesehen von Kriegen und Revolutionen, Naturkatastrophen und großen Seuchen sind wir gewohnt, Rechtsschutz zu genießen, das heißt auf die Hilfe eines Stärkeren zurückzugreifen, wenn Leben und Eigentum und andere Rechtsgüter in Gefahr sind. Wie der magische Hag des Märchens, den es nicht gibt und der nur aus herrischen Vorstellungen gewebt ist, geht diese Obhut mit uns, wo immer wir sind. Nicht auf die eigene Kraft sind wir angewiesen, neben uns schreitet der schützende Schatten der großen Gemeinschaft, wohlbewaffnet, wohlorganisiert, unerschöpflich an Hilfsmitteln und mit dem besten aller Gewissen, der Zustimmung von Millionen, ausgerüstet. So sehr weiß der Staat um seine Überlegenheit, daß er es sich leisten kann, die eigene Allmacht durch Gesetze zu binden und einzuschränken.

Nicht alle Menschen werden faktisch dieses Schutzes teilhaftig. Auf dem Papier verficht die Rechtsordnung die Interessen aller, Gerechter wie Ungerechter. Um aber ihre Hilfe zu gewinnen, müssen wir sie anrufen, Klage vorbringen und unsern Anspruch begründen, in Person erscheinen. Diese Enthüllung können sich alle die Menschen nicht leisten, die sich vor dem Gesetze verbergen oder im Raume der Illegalität leben. Jede Anzeige, die ein Flüchtiger erstattet, ist Selbstgestellung. Sie muß unterlassen werden. Landru, der Massenmörder, klagte in seinem Prozeß darüber, daß ihm Kohlen aus dem Keller gestohlen waren. „Ich erstattete keine Anzeige", sagte er resigniert, „ich brauche nicht zu sagen, warum[6]."

---

[1] Ripley, S. 4.

[2] Burns, S. 34.

[3] Ripley, S. 35.

[4] Horner, S. 76.

[5] Bei der ganzen Union Pacific waren während des Baues nur 300 Neger beschäftigt. Sabin, S. 173.

[6] Mackenzie, F. A.: *Landru*, S. 102. London 1928. — Landru wurde damals wegen Betruges gesucht.

In dieser ungedeckten Lebenszone leben zahlreiche Menschen: entsprungene Gefangene, Flüchtige und Gesuchte, politische Verschwörer, Gangster, Spieler, Prostituierte, Zuhälter, Rauschgiftsüchtige, alle die von Erpressung bedroht sind, oder irgend etwas auf dem Kerbholz haben. Die Polizei zu ihrem Schutze anzurufen, würde sie von einer Schwierigkeit in eine größere Gefahr stürzen. Für sie ist die glatte hilfsbereite Rechtsordnung außer Kraft gesetzt. Sie müssen auf die Selbsthilfe zurückgreifen, die die Rechtsordnung ausschließen und durch ein geordnetes Verfahren ersetzen will. Die Zwangslage erklärt die Gewalttätigkeiten der Schwarzhändler, Schmuggler, Wilddiebe und Falschspieler, die verzweifelte Hilflosigkeit aller Perversen und Abnormalen, die Femeakte konspirativer Kreise und den Kriegszustand zwischen den Gangs amerikanischer Riesenstädte. Die hohe Tötungskriminalität der modernen Racketeers ist die notwendige Folge einer Daseinsform, die auf polizeilichen oder gerichtlichen Schutz verzichten muß. Das rechtliche Vakuum wird durch Gewaltakte der Parteien ausgefüllt. Wer schießt, und zwar zuerst schießt, hat insofern „recht", als der Wegfall des Gegners ihm das gleiche Schicksal erspart.

Es ist nur 100 Jahre, ja weniger her, daß sich vor unsern Augen eines der größten sozialen Experimente abspielte. Ein Prozeß, der sonst in grauer Vorzeit verborgen und verwischt ist, tastende Anfänge der Gesellschaftsbildung spielen sich vor unsern Augen ab, und eine präjuristische Phase tut sich auf, die unser höchstes Interesse beansprucht. Während der technische Fortschritt mit Eisenbahnen, Dampfern, automatischen Gesteinsbohrern und mehrläufigen Waffen schon der modernen Welt angehört, vollzieht sich die soziale Entwicklung auf Grundlagen, die entfernten Epochen eigentümlich sind. Wir erleben etwas, was einem Urzustand menschlicher Beziehungen nahekommt, und wohnen dem Kampf bei, der sich zwischen rohester Primitivität und den Tendenzen keimender Gesellschaftsbildung entfaltet. Überall sind Kräfte sichtbar, die auf soziale Institutionen hindrängen. Sie gewinnen die Oberhand, nicht ohne Rückzüge anzutreten und schlimme Rückschläge einzustecken. Wahrscheinlich hat die Selbstvernichtung der unbändigsten Elemente und der Zustrom älterer, ausgeglichener Siedler zur Stabilisierung mehr beigetragen als die entschlossene und bewußte Reaktion der Zeitgenossen. Schließlich traten mächtige Erwerbsinteressen auf den Plan wie Eisenbahnen und Banken. Sie trieben mit großer Energie die Bildung von Institutionen voran, die ihren wirtschaftlichen Zielen Schutz gewährten[1].

---

[1] Dieser Fortschritt kommt in zwei Lichtbildern zum Ausdruck (Pict. Hist. S. 217), die die Ausrüstung eines Extrazuges zur Verfolgung von Bahnräubern zeigen. Da waren Waggons für besonders gute und ausgeruhte Pferde, die besten Waffen, ausgezeichnete Ferngläser. Der Zug dieser "Super-Possemen" wurde von einer besonders schnellen Maschine gezogen, hatte Laderampen, Betten, einen Speisewagen für Mensch wie Tiere, da Heu für die Pferde auf langen Wüstenstrecken mitgeführt werden mußte.

Erstaunlich und höchst lehrreich ist die Antriebskraft, die vom herrenlosen, okkupierbaren Objekt, Land, Gold, jagdbarem Tier — dem Büffel zum Beispiel — ausgeht. Entfernte Parallelen haben wir bei der Todesverachtung des Plünderers bei Luftangriffen, revolutionärer Bodenverteilung und dem rücksichtslosen Zugriff siegreicher Staaten kennengelernt, in leichterer Form auch beim Sturz einer regierenden Partei, ein Fall, in dem sogar die übliche Terminologie von „Beute[1]" ("spoils") spricht. Im Gegensatz zu späteren langweiligen Erwerbsformen hat die Siegesbeute noch ihre tiefe lustvolle Betonung bewahrt. Vielleicht erklärt diese emotionelle Sonderstellung die eigentümliche Anziehung, die den großen Einbrecher an seinen Beruf bindet.

Ist aber einmal Beute gemacht, so wird sie verteidigt. In Kalifornien und später in Colorado verlangten die Pioniere, die Goldfunde gemacht hatten, Sicherheit, Rechte, an deren Schutz sich auch die Gruppe zu beteiligen hatte. In Kalifornien nahm der Alkalde sehr früh Anmeldungen entgegen, die er gegen eine Gebühr schriftlich niederlegte[2]. Bald bilden sich unter den Interessenten an neu erworbenem Eigentum gestaltlose Gruppen. Sie haben eine gewisse Exekutivgewalt, legen sich entweder die Bezeichnung „Gericht[3]" bei, oder erklären, in Gestalt von Vigilantes, Wächtern der Ordnung, den „Willen des Volkes" zu vollziehen. Urplötzlich treten sie aus dem Dunkel hervor, verschwinden im Mahlstrom der ewigen Wanderung und sind überraschend wieder da. Sie nennen sich „Geschworene", ohne es zu sein, und nehmen gerichtliche Funktionen in Anspruch. Manche beginnen ihre blutige Tätigkeit mit einem Gebet[4]. Das eine Mal ist das Verfahren tumultuarisch und formlos. Dann wieder setzen die Vigilanten ihren ganzen Stolz darein, den Prozeß sorgfältig zu führen, wie im Falle Gordon in Denver[5]. Hier findet das Verfahren in voller Öffentlichkeit statt, die Verteidigung ist gesichert, und der Delinquent darf sich den Mann aussuchen, der ihn schließlich hängt.

Diese spontanen Formationen sind höchst erratisch in ihrem Auftreten. In Kalifornien gab es schon 1850 Gerichte und Sheriffs. Ein Jahr später, nachdem ein bekannter Geschäftsmann überfallen und schwer

[1] Gerstäcker schildert die Prozedur nach eigener Erfahrung (S. 115ff).

[2] So die "Miner's Courts" im frühen Colorado.

[3] Connell, Mac: *Frontier law*, The story of vigilante days, S. 155. Yonkers-on-Hudson 1924.

[4] Langford, S. 105.

[5] Casey, S. 27. — Das Todesurteil wird einer tausendköpfigen Menge zur Bestätigung vorgelegt. „Man muß wissen", sagt der Bericht (Casey, S. 27), „daß diese Volksgerichte, die vor der Einführung von Gesetzen fünf oder sechs Desperados in Denver verurteilten, keinesfalls lynchende Mobs waren. Sie basierten auf dem Grundsatz, daß alle Staatsgewalt vom Volke ausgeht. Es ist wahr, technische Einzelheiten wurden nicht beachtet ... aber man stand vor der Entscheidung, ob Gesetz und Ordnung, oder Mord, Raub und Terror der Verbrecher regieren sollten."

verletzt worden ist, sammelt sich ein lynchlustiger Mob, bildet sich ein Vigilanzkomitee. Es geht das Wort vom Versagen des Gesetzes um. „Die Exekutionen waren öffentlich und fanden vor aller Augen statt und wurden im allgemeinen von der öffentlichen Meinung und der Presse gutgeheißen[1].“ Andere informale Judikaturen waren die „Herden-Gerichte“, die über Cowboys Todesstrafe verhängten[2]. Zwischen entschuldbaren, oder gar berechtigten Lynchakten und wüsten Ausbrüchen der Mobleidenschaft kann in gedrängten Ausführungen nicht unterschieden werden. Dafür sei in Kürze ein Teil der Literatur aufgeführt, die von den Ursachen und den Erscheinungsformen der damaligen Lynchjustiz berichtet[3]. Über das psychologische Problem ist — vielleicht ein anderes Mal — viel zu sagen.

II

Früh treten Rechtsanwälte auf. Sie waren ursprünglich — so in Colorado — verhaßt gewesen und fädeln sich erst allmählich wieder in das gerichtliche Verfahren ein. In den Regeln der Bergmanns-Gerichte von Colorado heißt es[4]:

„Kein Anwalt darf in einem Gericht des Bezirks praktizieren. Strafe der Zuwiderhandlung sind nicht mehr als 50 und nicht weniger als 20 Peitschenhiebe und Ausweisung aus dem Distrikt.“

In späteren Jahren wurde das Übermaß an Anwälten beklagt. Der Verkehrston an der Grenze war ursprünglich und lebensnah. Während der Gegenanwalt in Tombstone sprach, begann auf der Straße ein Esel zu schreien. Der andere Anwalt wandte sich an den Vorsitzenden und bat ihn, zu verhindern, daß zwei Anwälte gleichzeitig plädierten[5].

III

Der Sheriff vertrat das, was an Staatsgewalt da war. Es konnte nicht ausbleiben, daß er oft über seine Funktionen hinauswuchs. John Slaughter von Tombstone hatte von seinen polizeilichen Aufgaben eine Auffassung, die wir heute nicht billigen würden[6]. Das Gesetz von Arizona kannte keine

---

[1] Borchard, S. 269.

[2] Coolidge, Dane: *Fighting men of the West*, S. 13. New York 1952.

[3] Pict. Hist., S. 25, 71, 76. — Folklore, S. 393, 394, 406. — Miller, S. 124, 137, 139, 141, 154. — Martin, S. 233. — Horner, S. 42, 260—263. — Glasscock, S. 218. — Cendrars, S. 228, 231. — Dimsdale, S. 210, 224. — Wilson, S. 283. — Vestal, S. 178. — Borchard, S. 270. — Mac Connell, S. 156. — Langford, S. 396. — Cleland, S. 303. — Mark Twain, II, S. 252. — Casey, S. 30. — Bret Harte, I, S. 50 ... Versuche werden bei Burns, S. 35, 45, 55. — Ely, S. 60. — Coolidge, S. 19 besprochen.

[4] Horner, S. 47.

[5] Burns, S. 29.

[6] Burns, S. 229.

Todesstrafe für Pferdediebstahl, aber Sheriff Slaughter sprach das Todesurteil privatim aus und führte es privatim durch. Seltsamerweise ist diese Praxis nicht immer abgelehnt worden. „Er brachte", schreibt Burns[1], „Frieden mit dem Mündungsfeuer seiner Schußwaffe."

Mit der streng geformten Enge der Tatbestände, hundert Prozeßvorschriften, Instanzenzügen und einem Gnadenverfahren ist die moderne Justiz bemüht, Irrtümer zu vermeiden. Die Leidenschaft der Masse schiebt formales Hemmnis ungeduldig zur Seite. Sie will keine gründliche Untersuchung, keine Verteidigung, keinen Instanzenzug. Heute, nach 100 Jahren, hat sich Dunkel über die Irrtümer der Vergangenheit herabgesenkt. Sie müssen häufiger gewesen sein als bei Berufsgerichten. Ein altes Buch erzählt von einem Esel- und Pferdedieb. Er wurde ergriffen[2]. Rufe wurden laut: „Hängt ihn auf!" „Verbrennt das verdammte Sumpfhuhn!" Aber man wollte korrekt vorgehen. Geschworene traten zusammen und ließen sich in einem Nebenraum nieder. Bald klopfte die unwillige Menge an die Tür und wollte das Verdikt hören. „Nicht schuldig", kam es von innen. Die Menge fluchte, griff zum Revolver und schlug die Tür wieder zu. „So geht das nicht", rief man den Geschworenen zu. Nach einer halben Stunde neuer Beratung wurde wieder gefragt: „Das Urteil, meine Herren?" „Schuldig", kam prompt zurück. „Gut", rief es von draußen, „wir haben den Mann vor einer Stunde gehängt."

Der Dieb war tot und die Sonne war am Sinken, da ging ein Schankkellner daran, die Kneipe auszufegen. Draußen stand das gesuchte Pferd im Schatten einer Eiche, auch die beiden gestohlenen Esel waren da und kauten an Spielkarten, die in Mengen herumlagen. Das vermißte Tier, so sagte man ihm, habe hier den ganzen Tag gewartet. Für den gehängten Mexikaner kam die Erkenntnis zu spät.

Dort, wo die Grenze sich zögernd vorwärtsschob, wo Land, Gold, Vieh, Reichtum winkten, war die Atmosphäre mit Mißachtung des Lebens geladen. Irrtümer der Justiz und der richtenden und exekutierenden Volksgruppen wurden mit Fassung betrachtet. Ein Mann wurde in Kalifornien zum Tode verurteilt und nur durch Zufall gerettet. Er bat den Senat um Entschädigung für die unschuldig erduldete Haft und sonstige Verluste[3]. Das Senatskomitee, unter Vorsitz von J. W. Ralston, begründete die Ablehnung mit folgenden Worten:

---

[1] Burns, S. 241. — „Slaughter hatte die Nase voll von Gerichten und Geschworenen. ... Er war entschlossen, sich nicht auf korrupte oder falsche Urteile einzulassen. Wozu sollte der Bezirk unnötige Kosten tragen? Nachdem er Van Wyck Coster (den Verdächtigten) in seinem Kopf (in his mind) prozessiert und verurteilt hatte, ritt er nach Willcox, um das Urteil auszuführen."
Burns, S. 235.

[2] Folklore, S. 405ff.

[3] Man hatte alles Geld, das man bei dem Schuldlosen gefunden hatte, dem Opfer gegeben.

„Wollte man dem Antrag des Petenten Folge geben, so würde damit ein Präjudiz geschaffen werden, das, gewissenhaft durchgeführt, die Mittel des Staates erschöpfen würde ... Es kommt in einer sozialen Gemeinschaft allzu oft vor, daß ein Unschuldiger ohne Grund eines Verbrechens beschuldigt wird. Das ist sein Pech, und die Regierung kann nichts dagegen tun. Es ist ein Teil des Preises, den jedes Individuum zahlen muß, um dafür den Schutz der Gesetze einzutauschen. Selbst wenn er zu Unrecht angeklagt wurde, sollte er sich erinnern, daß das Gesetz ihm Schutz gewährte, und nicht noch Entschädigungsansprüche an den Staat stellen, dessen gerechte Hand ihn vor schmählichem Tode bewahrt hat[1].

Wo die Schußwaffe so locker saß und Entschlüsse blitzartig gefaßt wurden, mußten Verwechslungen und Irrtümer vorkommen. DEBO[2] teilt einen solchen Fall mit. Das Gerücht ging, ein bekannter Desperado sei auf dem Wege nach Prairie City. Der Deputy Sheriff forderte einige „zuverlässige" Leute auf, ihm Hilfe zu leisten. Der Mann wurde umzingelt und aus voller Deckung aufgefordert, sich zu ergeben. Der Unbekannte, der den Zuruf nicht verstanden hatte, begann zu schießen. Es entwickelte sich eine „Schlacht" mit Verwundeten, einem Toten und einem, der sich schwer verletzt ergab. Dann stellte sich heraus, daß man gegen einen harmlosen Siedler und seinen noch harmloseren Begleiter vorgegangen war, gegen die nicht das Geringste vorlag.

Hastige Methoden der Privatjustiz und der Selbsthilfe verdeckten bisweilen einen Raubmord. In ein Lager ritt ein gut aussehender junger Mann, auf ausgezeichnetem Pferde, und, wie es schien, wohl mit Geld versehen. Am nächsten Morgen schleppten die Brüder Doyle und ihre Leute ihn zu einem großen Baum und hängten ihn als Pferdedieb auf. Dabei zwangen sie einen 15jährigen Mexikaner, das Seil hochzuziehen. „Außer dem Revolver gab es ringsum kein Gesetz. Ein Versuch, die Mörder zur Verantwortung zu ziehen, war nutzlos[3]." Von jedem gehängten „Pferdedieb" fiel außer seinem Gelde mindestens ein gutes Pferd an die Kombination von Richter und Henker ab.

IV

Sehr oft hat sich die öffentliche Meinung geweigert, gegen die Massenaktionen der Lynchfreudigen anzugehen. Ein bedrückter Staatsanwalt schreibt: „Ich wäre bereit, die Lyncher zu verfolgen, aber leider würde keine Grand Jury sie hier unter Anklage stellen. Ich höre, daß der Geistliche der Presbyterianischen Kirche am Sonntag darauf den Exzeß des Mobs gebilligt hat[4]." Ein Gedicht der lokalen Zeitung spricht von „frisch-fröhlichem Tun"[5]. Einem Holzschnitt, der die Exekution darstellte, hatte das Blatt die Worte beigefügt: „Das Vorgehen der Vigilantes

[1] BORCHARD, S. 270, 271.
[2] DEBO, S. 68.
[3] SIRINGO, S. 175.
[4] HORNER, S. 262.
[5] "As soon as our cheerful task was done ...". HORNER, S. 262.

wurde allgemein gutgeheißen, ja man sah in ihnen Wohltäter der Menschheit.“ Aus verschiedenen, oft egoistischen Gründen fehlte es nicht an unzufriedenen Stimmen[1]. Bis zur heutigen Auffassung war noch ein weiter Weg zu gehen.

Bei der Vielzahl von aburteilenden Instanzen konnte es nicht ausbleiben, daß der Grundsatz „ne bis in idem“ nicht immer beachtet wurde. Der Mörder von Wild Bill wurde vor eine gerichtsähnliche Volksversammlung mit Richter, Ankläger und Verteidiger gestellt und freigesprochen. Die Entschuldigung des Täters, John McCall's mit Namen, Wild Bill habe seinen Bruder erschossen, fand Glauben. Auf freien Fuß gesetzt, tauchte der Mann in Laramie auf, wo er im Suff damit prahlte, die Geschichte mit dem Bruder sei Humbug gewesen und vom Anwalt angeraten worden. Er wurde von neuem verhaftet, zum Tode verurteilt und gehängt. Das Gericht hielt den Grundsatz „ne bis in idem“ nicht für anwendbar, weil das freisprechende Gericht nur ein Rumpfgericht und gesetzlich nicht anerkannt gewesen sei[2]. Offenbar war die Volksstimmung an beiden Orten verschieden.

Ehe sich feste gerichtliche Ordnungen ausbildeten, gingen richterliche und polizeiliche Funktionen oft durcheinander. Richter Frank Wattrons war gleichzeitig Friedensrichter und Polizeimeister von Holbrook. „Außer ihm gab es keine Obrigkeit im Ort“[3], und von Gewaltenteilung war nicht viel zu sehen. Die Gerichtssitzungen fanden in seiner Apotheke statt. Aber das war nur einer von ihnen. Wir haben Richter Roy Bean schon erwähnt, weißhaarig, das Gesicht von Alkohol gedunsen[4]. Seine Kneipe war der Gerichtssaal. Eine Meldung der Associated Press vom 27. Mai 1901 erläutert seine Methoden. Er war mit einem Revolver durch den Schnellzug gegangen und hatte nach dem Passagier gesucht, der bei dem Aufenthalt des Zuges in Langtry Bier getrunken, aber nicht bezahlt hatte. Als er den Mann gefunden hatte, hielt er den Revolver vor und rief: „35 Cents her, oder ich schieße[5].“ Ein anderer Richtertyp war Jim Burnett von Charleston in Arizona. Nach seiner Belehrung brachte die Coroner's Jury das salomonische Verdikt ein: „Es geschah dem Mexi-

[1] Ein Mann in Georgetown, offenbar ein Deutscher, schrieb mißvergnügt: "Dose vigilanters disgrace mine pig-sty (diese Vigilantes versauen meinen Schweinekoben), the negst time dey hangs a man, besser dey goes a leetle nearer off." Horner, S. 261.

[2] Pict. Hist., S. 56.

[3] Coolidge, S. 103.

[4] Eine Photographie in Pict. Hist., S. 138.

[5] Folklore, S. 401. — Bei einer anderen Gelegenheit hatte ein Passagier für eine Flasche Bier 20 Dollar hingelegt, aber nur 19 Dollar herausbekommen. Er protestierte und fluchte. Der Richter holte einen Revolver unter dem Schenktisch hervor und verkündete: „Ich verurteile Sie zu einer Geldstrafe von 6 Dollar 66 wegen öffentlichen Fluchens, 6 Dollar 66 wegen Ruhestörung und 6,66 wegen Ungebühr vor Gericht. Die Kosten des Biers übernehme ich.“ Folklore, S. 402.

kaner ganz recht, daß er sich vor die Mündung des Revolvers stellte[1]." Dieser Richter nahm eigenhändig Verhaftungen vor, erklärte, wo er auch immer saß oder stand, die Verhandlung für eröffnet und sprach eine Geldstrafe aus, die er gewöhnlich sofort einzog. Ein Kneipenbesitzer erschoß einen Mann; Burnett brummte ihm eine Geldstrafe von 1000 Dollar auf. Ehe der Sheriff ihn wegen Mordes festnehmen konnte, machte er sich schleunigst aus dem Staube[2]. Charlie Meyer, der Friedensrichter von Tucson, aus Hannover gebürtig, blieb hinter diesen Originalen nicht zurück. Sehr beliebt, nebenbei Apotheker, sprach er ein zum Entzücken der Umgebung grauenhaftes Englisch[3] und hatte eine Abneigung gegen Rechtsanwälte. Diese Richter, die aus allen Berufen stammten[4], gaben dem Desperado eine große Chance des Entkommens, wenn er beliebt oder gefürchtet und deshalb imstande war, Entlastungszeugen aufmarschieren zu lassen[5].

Trotzdem man über sie lachte[6] und trotz ihrer vielfachen Schwächen haben diese behelfsmäßigen Richter das Vertrauen der Goldgräber und der Cowboys genossen. Jede höhere Instanz war weit weg oder machtlos. Die Person des Richters, mochte er noch so unvollkommen sein, stellte eine wohltuende Erinnerung an die entlegene Welt der Ordnung dar. In der Einöde der Berge und der Wüsten war das Bedürfnis nach dem Ungewöhnlichen und Vielfarbenen rege. In diese Lücke traten die Originale und wußten sich dankbare Beliebtheit zu erwerben. Natürlich ist es auch möglich, daß die Geschichten seltsamer Richter in der Erinnerung bewahrt und weiter erzählt wurden, während Hunderte von normalen Persönlichkeiten vergessen worden sind. Leute wie Roy Bean waren höchst irregulär, aber sie wären nicht 20 Jahre lang geduldet und wiedergewählt worden, wenn sie nicht Funktionen des Ausgleichs auf ihre besondere Art erfüllt hätten[7].

In dieses bewegte Bild paßt Richter Joyce von Hays City. Auf die Frage: „Schuldig oder nicht schuldig?" entgegnete der Angeklagte:

---

[1] Burns, S. 60.

[2] Folklore, S. 408.

[3] Miller, S. 254ff.

[4] In Springerville (Arizona) war der Dorfschmied Friedensrichter (Miller, S.225), auch Buffalo Bill, der Zirkusmann, war eine Zeitlang Richter (Walsh, S.225).

[5] Zu dieser Frage siehe den plötzlich auftretenden und entlastenden Freund in Coolidge, S. 173.

[6] Als der Richter Buffalo Bill einmal eine Eheschließung vollziehen sollte, trank er erst gewaltig, um sich Mut zu machen und warf dann einen Blick in die Gesetze von Nebraska, ohne daraus klug zu werden. Er stürzte sich dann in die Amtshandlung, so gut er konnte und schloß mit den Worten: „Ich erkläre Euch hiermit zum Ehemann und zur Ehefrau, und wen Gott und Buffalo Bill zusammengetan haben, den soll kein Mensch mehr trennen." Walsh, S. 163.

[7] Von dem versoffenen Roy Bean, sagt Jeff Milton (Haley, S. 70), daß er nicht nur "bluff, bluster and fraud" war, sondern auch gewisse Qualitäten hatte.

„Schuldig, Euer Gnaden.“ Der Richter fuhr ihn an: „Halte deine verdammte Schnauze. Freigesprochen aus Mangel an Beweisen[1]!“ Ein wenig günstiges Urteil hat GOODWIN über die ersten Bundesrichter in Nevada gefällt. Es waren, nach diesem Zeitgenossen, in der Regel gescheiterte Politiker, die man im Osten loswerden wollte oder deren Ernennung Abzahlung für politische Verpflichtungen war. „Auf juristischem Gebiete waren sie völlig ahnungslos, und eine nicht geringe Anzahl war korrupt[2].“ Ähnliche Erfahrungen hat WICKERSHAM mit vielen Einzelheiten aus Alaska mitgeteilt[3]; da er 1900–1908 Bundesrichter in Alaska war, müssen wir ihm Glauben schenken.

Neben den populären Richtern stand die finstere Figur eines richterlichen Beamten, den Washington entsandt hatte, ein Minimum von Ordnung in das Gebiet zu bringen, das heute Oklahoma heißt und damals noch von Indianern bewohnt wurde. Es erschien, von Präsident Grant ernannt, ein riesenhafter, düsterer mit Bibelsprüchen um sich werfender Jurist aus Ohio[4], Isaac C. Parker mit Namen. Seine Vollmachten waren außerordentlich. 14 Jahre lang konnte keine höhere Instanz in seine Todesurteile hineinsehen. Ein Galgen für 12 Personen wurde errichtet. Dem Hängerichter stand ein Scharfrichter zur Seite, wahrscheinlich von deutscher Abkunft[5]. Parker glaubte an die Lehre vom geborenen Verbrecher. Das Gesetz war für diesen Richter „ein furchtbarer und erhabener Geist der Rache[6]“. Gewiß hatte Parker mit gefährlichen, oft unverbesserlichen Gesellen[7] zu tun. Aber seine unumschränkte Macht verleitete ihn zur Mißachtung prozessualer Regeln, so daß ein Gesetz von 1889 endlich die Berufung gegen seine Urteile zuließ.

Damals warteten 46 Leute auf die Hinrichtung. In 30 Fällen stellte die Berufungsinstanz rechtliche Mängel fest, 16 Verurteilte wurden freigesprochen, 14 der zum Tode Verurteilten erhielten nur Freiheitsstrafen[8].

---

[1] WRIGT, S. 10.

[2] „Der klügste von ihnen ging nach einiger Zeit daran, seine Entscheidungen zu verkaufen und dann an beide Seiten zu verhöckern ... Das war zweifellos nicht ehrlich, denn nach der Definition von ZINC BARNES war nur der alte Gauner ehrlich, der einmal gekauft, dabei blieb.“ GOODWIN, S. 260 und 261.

[3] WICKERSHAM, S. 347ff. — Eine ältere, kaum sehr häufige Kombination beschreibt COATES (S. 204ff): „James Ford verband die Funktion eines Friedensrichters, Fährmannes und Banditenchefs.“

[4] Pict. Hist., S. 140 und 141.

[5] Ein Bild dieses melancholischen Henkers und seine Lebensgeschichte finden sich in Pict. Hist., 142, 143.

[6] SUTTON, S. 160.

[7] Er hatte auch schwache Augenblicke. Einen greisen Betrüger sprach er mit den Worten frei: „Gehe hin und sündige nicht mehr.“ Der Mann war 98 Jahre alt. SUTTON, S. 142.

[8] Unter Parker wurden 174 Menschen zum Tode verurteilt, 88 gehängt. — „Ich habe nie einen Mann gehängt“, sagte Parker in seinen letzten Stunden. „Das Gesetz hängt. Ich bin nur das Werkzeug.“ SUTTON, S. 141. Ähnliche Worte ließen mittelalterliche Henker in ihre Schwerter ritzen, sie aber mit besserem Recht.

Wenige Monate, nachdem er sein Amt hatte aufgeben müssen, starb Richter Parker. Ihm fehlte das Lebenselement des Hängens und der sentimentalen Tiraden, mit denen er die Verurteilten zum Galgen zu schicken pflegte[1].

V

Eine unvollkommene Rechtsordnung erweckt Tendenzen des Selbstschutzes. Zur Rechtssicherheit gehören nicht nur Gesetze und Richter, sondern eine staatliche Verfolgung, die den Schuldigen der Strafe zuführt und den Unschuldigen der Freiheit wiedergibt. Wenn eine Strafe ausgesprochen ist, so muß jeder wissen, daß sie vollstreckt wird. Bis die Beweise gesammelt sind und die Verhandlung stattfinden kann, muß der Beschuldigte in Haft gehalten werden.

Es ist verständlich, daß die ersten Gefängnisse der Grenze sehr mangelhaft waren. Aus dem ersten Haftlokal von Monterey[2] konnte man unschwer durch das Dach oder die locker geschichteten Wände ausbrechen. Selbst das Staatsgefängnis von Warm Springs in Nevada sieht nicht übermäßig solide aus[3]. Viele Orte hatten überhaupt kein Haftlokal[4]. Man band den Gefangenen an einen Wagen oder einen Baum an oder ließ ihn in der Wohnung des Sheriffs bewachen. Merkwürdige Dinge kamen vor. Ein Sheriff vertraute dem Häftling und ließ ihn nach Belieben ausgehen. Dann wurde jener zum Tode verurteilt und dem Sheriff aufgegeben, den Verurteilten ordnungsgemäß zu verwahren. Der Sheriff wandte ein, er werde den Gefangenen pünktlich zur Hinrichtung abliefern. Wolle man ihn aber zwingen, einen Freund unnötig hart zu behandeln, so werde er eher abdanken. Das Dilemma löste sich in der allerseltsamsten Weise. Der Verurteilte erschoß sich; auf einem hinterlassenen Zettel standen die Worte: „Sag den Jungens adieu. Sie (der Sheriff) brauchen nicht ihren Abschied zu nehmen. Aber passen Sie besser auf die auf, die nach mir kommen. Vielleicht haben die Sie nicht so gern wie ich[5]."

Flucht besteht nicht nur aus dem Ausbruch. Wichtiger ist, draußen fortzukommen. Diese Schwierigkeit entfiel, da man anfangs noch von Wild leben konnte, keine Verbindungen bestanden und überall Pferdediebe hausten, die nicht nach der Herkunft fragten, Anzeigen sehr gefährlich waren und weiteste Gastfreundschaft geübt wurde[6]. Berichte

[1] Siehe die Standrede in Folklore, S. 348: „Es wäre besser gewesen, wenn man Dich bei der Geburt erwürgt hätte ... Schlimm genug, daß Du nur ein Leben hast ... Man sollte Dich dreizehnmal hängen für jeden der Morde, die Du begangen hast."

[2] Abbildung in Pict. Hist., S. 21.

[3] Bild bei Drury, S. 141.

[4] Chalfant, S. 129, 130.

[5] Chalfant, S. 130.

[6] „Auch gab es überall Freunde, die dem Bedrohten bedenkenlos Hilfe leisteten." Horner, S. 253.

von Ausbrüchen aus Gefängnissen und provisorischen Haftlokalen[1] gehören zu den Alltäglichkeiten der Grenze und werden in fast allen Steckbriefen vermerkt[2]. Oft lag es an der simplen und flüchtigen Einrichtung des Gefängnisses, nicht selten wird der Sheriff ein Auge zugedrückt haben, oder er war machtlos, den Ausbruch von Häftlingen oder den Einbruch lynchender Mobs zu verhindern[3]. Diese Erfahrungen trugen dazu bei, das Vertrauen in die Justiz zu erschüttern und den Gedanken der Selbsthilfe zu beleben.

„Entweichungen" anderer Art waren die zahllosen Freisprüche. Ihre Begründung zeigt die ganze Rechtsunsicherheit der Zeit. Die improvisierte Staatsgewalt fürchtet den festen Zugriff und begnügt sich mit einer warnenden Geste. Clay Allison hatte den Marshal Charlie Faber von Las Animas erschossen. Er wurde freigesprochen, weil alle Belastungszeugen verschwunden waren[4]. Die Überfallenen wagen nicht, den Täter wiederzuerkennen[5]. Desperados bedrohen das Gericht. Ein Richter kapituliert vor der Pistole Allisons und vertagt die Verhandlung. Fluchend erklärt der Desperado, er habe keine Zeit, tagelang zu warten und reitet unbehindert aus dem Ort[6]. Als Charles Harrison in Denver James Hill erschossen hat, schwören seine Kumpane, Mann für Mann, daß er in Notwehr gehandelt hat[7]. Oberst Bill Greene erschießt einen unbewaffneten Mann. Seine Lage ist kritisch. Schließlich gräbt er einen alten Freund aus, der beschwört, er habe das Opfer sagen oder andeuten hören, „das Land sei nicht groß genug für sie beide[8]". Damit war die Notwehrlage gegeben. Die Freisprechung bleibt nicht aus. Fast immer — und dies ist ein psychologisch bedeutsamer Realismus — sagen die Zeugen zugunsten des Überlebenden aus[9]. Der Tote hat keinen Freund mehr.

Wie schlecht es stand, hört man immer erst, wenn es besser wird. Staatsanwalt Wolcott erzielte die ersten Verurteilungen wegen Mordes oder Totschlags in Georgetown im Jahre 1877. „Das war etwas Neues für

[1] Flucht aus einem Hotel (Burns, S. 35), aus einer Schmiede durch die Esse (Miller, S. 225), aus dem Amtszimmer des Sheriffs (Burns, S. 119), aus dem Krankenhaus (Martin, S. 159, 160). Die Zeitung brachte die Nachricht mit der Überschrift: „Niemand kann ein Vorwurf gemacht werden."

[2] Von Flucht aus dem Gefängnis wird berichtet bei: Pict. Hist., S. 224. — Ripley, S. 47, 129. — Drury, S. 160. — Chalfant, S. 131. — Miller, S. 258. — Lake, S. 247.

[3] Ripley, S. 160.

[4] Folklore, S. 310.

[5] Miller, S. 135.

[6] Folklore, S. 314, siehe einen noch gröberen Vorfall bei Siringo, S. 166.

[7] Casey, S. 31.

[8] Coolidge, S. 173.

[9] Es handelt sich um die Tötung eines Mannes mit Zunamen "Jack the Ripper". Der Bericht ist höchst lesenswert: "Of course all the other witnesses corroborated with Fisher und he was freed on the spot." Miller, S. 152.

Clear Creek County, wo bisher wenige für einen Mord bestraft worden waren. Bislang hatten Freunde die Flucht begünstigt, oder die Behörden oder die Geschworenen in Milde und Freispruch hineingeblufft[1]. Die wesentlichen Rechtfertigungsgründe der Grenze waren „Zufall“[2] und Notwehr, daneben auch Amtshandlung[3]. Um Notwehr annehmen zu können, wurde vor allem das Tatbestandsmerkmal des „drohenden“ Angriffs gestreckt. Notwehr wurde in einem Tombstone-Fall angenommen, nur weil der Getötete streitsüchtig und zänkisch war, getrunken hatte und aus Texas stammte[4]. Das Gewohnheitsrecht der Grenze sah Notwehrsituation noch in einem andern Falle. War bekannt, daß ein Mann die Drohung ausgestoßen hatte, er würde den andern umlegen, sowie er ihn zu Gesicht bekäme[5], so galt ihr bloßes Zusammentreffen als Angriff und Notwehrlage. Um diese Drohung, die Betrunkene oder Prahlhänse oft genug von sich gaben, ging schließlich die ganze Beweisaufnahme, und es war selten schwer, Zeugen zu finden, die solche Drohung selbst oder durch andere gehört hatten. Wer im Besitze des Lebens war, war im Recht.

Dr. Gardiner[6] hatte einen Halb-Wahnsinnigen mit Indianerblut zu begutachten. Er hatte seiner Frau den Hals abgeschnitten und sich selbst mit dem Messer schwer verletzt. Als er abgeführt wurde, stieß er Drohungen gegen den Arzt aus. Darauf erklärte der Richter:

„Doktor, wir haben alle diese Drohungen des Angeklagten gehört, sie zu töten. Ich möchte hier im Gerichtssaal feststellen: Wenn sie je wieder auf diesen Mann stoßen, haben Sie die Erlaubnis des Gerichts, ihn zu töten, sowie Sie ihn zu Gesicht bekommen.“

Manche Zuhörer stimmten dem Richter ausdrücklich bei. „Dem Doktor steht eine Tötung zu[7].“ Der Notwehrbegriff ist der ungewöhnlichen Situation und der letzten technischen Erfindung, dem mehrläufigen Revolver, angepaßt.

C. Die mechanische Übermacht

Kraftverstärkende, mechanische Vorrichtungen ziehen den jungen Menschen an. Selbst laute Geräusche, von Motoren verursacht, scheinen das Selbstgefühl dessen zu erhöhen, der sie auslöst. Aus der gesammelten Kraft des Pferdes wächst dem Reiter Antrieb und Lust zu. Zwischen

[1] Horner, S. 253.
[2] Burns, S. 55.
[3] Martin, S. 203.
[4] Martin, S. 111.
[5] "at sight".
[6] Gardiner, S. 234.
[7] "The doc has sure a killing due to him", er hat einen Anspruch auf einen straflosen Tötungsakt, weil er es auf den Angriff nicht ankommen lassen braucht. Es existiert im Gegensatz zu heutigen Anschauungen eine chronische Gefahrlage. Das Leben an der Grenze war voll von diesen Situationen, und unbedachte Worte genügten, sie herbeizuführen.

Automobil und jungem Menschen — oft auch dem alternden, in seiner Bewegung behinderten — entwickeln sich fetischistische Neigungen, die an „Liebe“ grenzen. Drei junge Leute in Ann Arbor, Michigan, waren an einem unsinnigen Mord beteiligt. Der eine war ein Auto-Narr, arbeitete, putzte, malte und klopfte Tag und Nacht an seinem Wagen herum. Der Staatsanwalt teilte ihm, der bis dahin leugnete, mit, daß das Lederpolster des Autos aufgeschnitten werden müßte, um nach Blutflecken zu suchen. Der „Autopath“ konnte die Zerstückelung des heißgeliebten Wagens nicht ertragen. „Sie brauchen das Auto nicht in Stücke zu reißen“, erklärte er, „ich will gestehen. Es ist Blut[1].“

An diese eigenartige Beziehung zwischen tonisierendem, schwächeausgleichendem Instrument und jugendlichem Menschen müssen wir denken, wenn wir das Verhältnis von Mensch und Waffe an der Grenze untersuchen. Der neu erfundene Revolver war zu jener Zeit ein zärtlich gehätscheltes Objekt. Fast jeder Cowboy hatte einen Kosenamen für seinen Revolver[2]. In jeder „ruhigen Minute wurde an ihm herumgeputzt[3]. Zumeist waren es Mädchennamen, die der kleinen blanken Waffe gegeben wurden, wie Old Betsy, oder, wenn man höher herauswollte wie Buffalo Bill: Lucrezia Borgia. Ein anderer sprach zu seiner Old Blue“[4]; denn diese Besessenen der Waffe[5] redeten sie an, wie ein Kind mit der Puppe spricht. Sam Bass, der keine Beziehung zu Frauen hatte, nannte seinen Revolver den „Tiger“. Es war stahlgewordener Blutdurst.

Die Entwicklung der Schußwaffe ging um die Mitte des 19. Jahrhunderts mit Riesenschritten voran. Anfangs waren die schweren Gewehre der Weißen im Kampf mit berittenen Indianern ein Nachteil gewesen, die mit erstaunlicher Sicherheit und Schnelligkeit vom galoppierenden Pferde Pfeile entsandten[6]. Um schießen zu können, mußten die Texas Rangers anfangs noch absteigen. Erst die Erfindung des Colt-Revolvers wendete das Blatt zugunsten der Weißen[7].

---

[1] Martin, John Bartlow: *Why did they kill?* S. 98. New York 1953.

[2] Sutton, S. 146.

[3] Auch der Henker Maledon von Fort Smith „liebkoste“ seine Stricke, streckte sie, bastelte daran herum und gab ihnen Öl zu trinken. Pict. Hist., S. 142.

[4] Es ist möglich, daß die Bedeutung blue=obszön hereinspielt. Der Sinn hat sich aus dem blauen Kleid der Huren entwickelt. Partridge, S. 69.

[5] „Ich hatte einen Mann bei mir“, erzählt Sutton (S. 228), „der Slim Kid genannt wurde ... Er war ein brutaler Bösewicht ... Seinen Revolver hieß er "Old Racketee" (alter Gauner). Er wies 8 oder 10 Kerben auf. Er liebkoste und streichelte die Waffe wie ein Baby und sprach mit ihr. Wenn wir ums Feuer saßen, holte er sie heraus, rieb sie mit einem Tuche blank, hauchte auf die Metallteile und polierte sie. Er litt unter der Wahnidee, daß er noch mehr Kerben zufügen müsse. Ich mußte sehr auf ihn achtgeben. Jedesmal, wenn er betrunken war, wollte er einen umbringen, nur um eine neue Kerbe auf die Waffe setzen zu können.“

[6] Webb, S. 81.

[7] Die einzelnen Modelle sind bei Hicks, S. 133 abgebildet.

Der rohe Vorgänger dieser Waffe hatte schon einen drehbaren Zylinder, aber jede Kammer mußte wie ein Vorderlader mit Kugel, Pulver und Zündhütchen versehen werden; ein kleiner Ladestock diente dazu, das Geschoß gegen das Pulver zu pressen[1]. Noch einige Zeit nach dem Bürgerkrieg entsandte man aus dem sogenannten Dragonermodell des Revolvers eine Gewehrkugel[2]. Bald führte die Suche nach leichteren Typen zu Neuerungen. Den Vogel schoß — wenn man so sagen darf — Anfang der siebziger Jahre der sechsschüssige Colt ab, der ein Kaliber von 45 mm hatte und sich im Westen erst 1879 verbreitete. In der Regel wurden nur 5 Kammern geladen. Über der leeren Kammer ruhte der Hahn[3]; zahlreiche Unfälle müssen zu dieser Vorsicht geführt haben. Freilich war es Sitte, den Abzugswiderstand auf ein Minimum zu reduzieren. Das Visier wurde abgefeilt, damit die Waffe beim raschen Herausreißen nicht hängenblieb.

Noch kann man in alten Trödelläden des amerikanischen Westens den Derringer sehen, der eine Zeitlang beliebt war. Er war eine sehr kleine Taschenwaffe von großem Kaliber und eignete sich nur für nahe Entfernungen. Mit dieser Beschränkung, also im Nahkampf oder über den Spieltisch hinweg, war er eine furchtbare Waffe. Er riß ein solches Loch in den Körper, daß jeder Widerstand aufhörte. Collier nennt den Derringer die typische Waffe der Spieler, wenn es hart auf hart ging[4].

Das brennende Interesse, das dem neuen Colt entgegegebracht wurde, hatte seine Gründe. Wenn die Büffeljäger auf dem alten Marktplatz von Kansas City saßen, sprachen sie von nichts anderem als von den verschiedenen Waffen, den Tricks und Geheimnissen ihres Gebrauchs und von den Erfahrungen der großen Meister, zu denen man ehrerbietig aufblickte[5]. Drei Eigenschaften der Waffe standen zur Diskussion: sie mußte klein genug sein, um versteckt werden zu können; die irgendwo befestigte Waffe mußte weiter angewendet werden, ehe der Gegner zum Schuß kam. Bei der raschen Folge der Schüsse ließ sich der erste Fehlschuß, wenn er nur kampfunfähig machte, durch eine weitere tötliche Kugel ausgleichen; schließlich war die Rauchentwicklung noch so stark, daß man in einem geschlossenen Raum nach dem ersten Schuß nichts mehr sah. Bei Nahschüssen kam es vor, daß die Kleider in Brand gerieten und das Opfer erst „gelöscht“ werden mußte[6]. Oftmals versagte die Waffe, noch öfter versagte die Munition.

[1] Collier, S. 125ff.

[2] Collier, S. 126.

[3] Lake, S. 40, und Collier, S. 126.

[4] Collier, S. 127. — Eine Zeitlang war ein Modell mit zwei Läufen auf dem Markt. Um die Waffe leichter in der Hand verbergen zu können, saßen die beiden Läufe übereinander.

[5] Lake, S. 34, wo alle Waffenfragen ausführlich erörtert werden.

[6] Vestal, S. 26. — Lake, S. 242.

Berührung und Besitz der Schußwaffe waren damals eine wahre Leidenschaft. In Calabasas gehörte der Revolver zum Anzug von Mann und Frau, und der Mann kam sich nicht angezogen vor, wenn das Schießeisen nicht gegen Hüfte oder Oberschenkel schlug[1]. Einen Schwerkranken im Hospital, der einen Revolver unter dem Kopfkissen hatte, fragte der Arzt: „Haben sie soviel Angst vor den Mädchen hier (den Pflegerinnen)?" Ein Zeitungsmann hat die Cowboys aus Texas beschrieben, die Dodge City unsicher machten. „Es tut ihm (dem jungen Mann aus Texas) wohl, den Knall der tödlichen Waffe zu vernehmen[2]", so wie der junge Mensch von heute zum überzeugenden Beweis seiner Existenz das Motorrad knallen läßt. Schießen war Ausdruck des Überschwanges, Erklärung der Mündigkeit und der Gleichheit mit der Welt der Älteren und Abgesetzten. In einer chronischen, von allen Seiten drohenden Notwehrsituation hat nur der Überlebende recht. Ihm fielen, wenn er als furchtlos und rücksichtslos bekannt war[3], die entlastenden Aussagen der Mitwelt zu. Seine Treffsicherheit zu bewundern, war nur ein Nebenprodukt der Anerkennung. Mit einem günstig gefärbten Bild des Siegers stellten sich die Zeitungen auf seine Seite[4]; absprechende Gerüchte über den Toten trugen zur Rechtfertigung seines Endes bei. Wenn blitzschnelles Schießen und radikale Erledigung nicht nur über Leben und Tod, sondern Recht und Unrecht entschied, kam es darauf an, nicht schuldlos zu sein, sondern größte Fertigkeit im Gebrauch der Waffe zu besitzen. In Galeyville vergingen bei Tage oder bei Nacht keine fünf Minuten, ohne daß man einen Schuß hörte[5]. Wenn Curley Bill müßig und Bier trinkend herumsitzt, schießt er nach Eidechsen und Konservenbüchsen[6]. Den Indianern ähnlich, die sich stundenlang im Bogenschießen übten[7], trainiert sich Buckskin Frank, indem er seiner Frau eine Rose aus dem Haar oder eine Tasse aus der Hand schießt[8].

---

[1] Miller, S. 264. — Der echte Desperado machte sich über diese Ausrüstung der Hasenfüße lustig. „Warum die meisten von ihnen Waffen trugen, wußte kein Mensch, denn die meisten warteten darauf, die Waffen wegzuwerfen oder wie ein Reh davonzulaufen, wenn Gefahr drohte, oder sie stumm dem Gunman abzuliefern, der sie abforderte. — Siehe dazu die artilleristische Ausrüstung eines naiven Deutschen, der mit einem Pallasch, einem Hirschfänger, einem Nickfänger, einem Dolch mit Terzerolläufen, zwei Pistolen und einer Vogelflinte von enormem Kaliber in die kalifornischen Goldfelder zieht. Gerstäcker, S. 49.

[2] Vestal, S. 140.

[3] Vestal, S. 189.

[4] Haley, S. 248.

[5] Burns, S. 63. — Man schoß gerne nach dem Mond.

[6] Burns, S. 107. — Siehe das systematische Training des Doolin-Gangs. Folklore, S. 318.

[7] Miller, S. 273. — Gute Bogenschützen legten einen Pfeil auf, hatten zwei in der linken Hand und hielten drei mit dem Mund fest, konnten daher schneller sechsmal schießen als eine Winchesterbüchse.

[8] Burns, S. 114.

Wie beim Boxen und Fechten kam es darauf an, dem Gegner die nächste Bewegung am Gesicht abzulesen. Wes Hardin soll den Gegner mit der Unschuldsmine eines Babys angegrinst, ihn für Sekunden abgelenkt und dann plötzlich zugeschossen haben[1]. Noch als er trank und alterte, sah seine Hauswirtin ihn durchs Zimmer gehen, zur Seite springen, sich jäh umdrehen und den ungeladenen Revolver spannen und abdrücken[2].

Tief fraß sich diese stete Übung in den Bereich der Reflexe ein. In Virginia City wurde ein Desperado, Bill Hunter, gehängt. Er schien nicht zu leiden, aber im Sterben nach seinen Pistolen zu greifen und sie, so meinten die Zuschauer, zu spannen und abzudrücken[3]. Die Leidenschaft war zur zweiten Natur geworden. Daher der Grundsatz: "Shoot first, think and ask questions afterwards[4]."

Nach einem bekannten Wort hat der Colt „alle Menschen gleichgemacht und jeden Soldaten versechsfacht"[5]. Der Colt hat für kurze Zeit die massenhafte Erscheinung des Desperados geschaffen, weil zu seiner Handhabung Rücksichtslosigkeit und rascheste Innervation gehörten und weil sich eine Ethik des Erfolges anschloß, der die unsichere Volksmeinung und die noch unsichereren Geschworenen nicht widerstehen konnten. Wie der Höhlenmensch mit der schwersten Keule obsiegte, so gab ein mechanisches Hilfsmittel in der Hand bestimmter Menschentypen im rechtlosen Raum den Ausschlag. Der Colt machte nur in einer Hinsicht gleich: Er stellte den Kleinen, den Schwachen auf die gleiche Stufe mit dem Jungen, dem Großen, Starken und Erwachsenen, auch den schlaffsten Weißen mit dem athletischsten Indianer. Man konnte Überlegenheit und Übermacht im Laden kaufen und durch Übung bewahren. Diese soziale Umwertung hat in zahlreichen Wortbildungen seinen Ausdruck gefunden und reicht in die Sprache des modernen Gangsters hinein. Schon damals nannte man den Colt „Friedensmacher" oder „Gleichmacher" und einen „Überreder". Vom „persuader", der Waffe in der Hand des Räubers und dem Stemmeisen in der Faust des Einbrechers, spricht noch der Kriminelle der Neuzeit[6]. Er hat nach langer Domestikation die überredende Funktion der Gewalt wiederentdeckt.

Der Revolver machte oft ungleich. Er war das Mittel der Entwaffnung, und jeder Entwaffnete ist eine Versuchung für den Stärkeren. Urzeiten kehrten für wenige Jahre zurück. Eine Kraftquelle, die längst genommen und wie ein Wintermantel an den Staat abgegeben war, kam in die Hand

---

[1] Ripley, S. 238.

[2] Haley, S. 243.

[3] Langford, S. 404.

[4] Folklore, S. 223.

[5] Folklore, S. 417.

[6] Partridge, S. 621 und 622.

des Individuums zurück, dem sie nur noch aus den Prügeleien der Schuljungen erinnerlich war. Der junge Mensch fühlte diese Überlegenheit, die nicht nach Alter, Herkunft, Reichtum und sozialer Stellung fragte, schwer und hart in der Tasche[1]. Stärker als die Wildnis um ihn herum, der giftige Alkohol, der rassische Vorrang, die gestaltlose Gesellschaft, hat die Übermacht der Waffe das geistige Gleichgewicht vieler ins Wanken gebracht.

V. Wildnis und Wildheit

Das Problem der rückläufigen Anpassung

A. Verwilderte Tiere

Der Wissenschaft erwächst die Pflicht, für das Auftreten eines regressiven Menschentyps vor hundert Jahren wie ähnlicher Erscheinungen in neuester Zeit eine Erklärung zu finden. Noch vor 30 oder 40 Jahren gab es Menschen, die den Desperado in zahlreichen Exemplaren erlebt hatten, sich ducken mußten, wenn er zu schießen begann, ihn mit Bewunderung oder Abscheu auf dem Boot Hill landen sahen. Betroffen nehmen wir Photographien, vergilbte, selten gewordene Bilder zur Hand und stoßen auf menschliche Spielarten, die längst ausgestorben zu sein schienen. Ich selbst habe noch Buffalo Bill alt, klapprig und künstlich zurechtgemacht, im Zirkus seinen weißen Zelter tummeln sehen. Beunruhigt durch diese phantastische Wirklichkeit geht der aufgestöberte Kausaltrieb auf die Suche nach Synthese und Deutung.

Von Weltkriegen und Weltrevolutionen weit entfernt, war Cesare Lombrosos Zeit mit Gedanken kaum unterbrochenen Fortschritts erfüllt. Unaufhaltsam schien die menschliche Domestikation voranzuschreiten. Um so höher müssen wir es seiner Einsicht anrechnen, daß er in manchen Kriminellen Züge des Atavismus entdeckte. Obschon das Material, das seine Anstalt darbot, nicht „die“ Kriminalität darstellte und somit zu Verallgemeinerungen verleitete, hat Lombroso die Rückschlagserscheinung nicht nur im anatomischen Bilde, sondern im Verhalten des Menschen entdeckt[2]. Daneben hat er an epileptische Grundlagen gedacht und den moral insane beobachtet, den seine Irrenanstalt in vielfachen

[1] Der Mann des Westens griff bei jeder Schießbude leidenschaftlich zum Gewehr. Stewart, S. 119. — In einer Kneipe bei Galleyville machten sich die Desperados, die dort tranken und gröhlten, den Spaß, nach jeder Fliege an der Wand zu schießen.

[2] „Wenn eine Gehirnläsion“, hat Lombroso (*Der Verbrecher*, Bd. I, S. 519. Hamburg 1887) geschrieben, „die Fähigkeit Farben zu unterscheiden, verwischt, so erlischt zuerst diejenige Farbe, die sich zuletzt in dem Gehirn entwickelt hat. Ebenso ist der Sinn für Sittlichkeit, der zuletzt erscheint und zuerst wieder schwindet, sobald das Leiden ausbricht.“

Abstufungen vorwies. Daß auch dem sogenannten Normalen Bereitschaften der Regression innewohnen und unter rauhen Umweltsbedingungen mobilisiert werden, hat er bei der Frage der Tätowierung geahnt[1] und betont.

Bei Geisteskranken und echten Verbrechern achten wir auf physische Degenerationszeichen. In das Krankheitsbild und die kriminelle Handlung schließen wir regressive Wesenszüge bedenkenlos ein. Beim Normalen haben wir, abgesehen vom stärksten Affekt und den Veränderungen, die der Mensch in der Masse erleidet, nicht auf den überweiten Ausschlag der Variationsbreite geachtet. Trotzdem sieht es so aus, als gäbe es neben der Welt des Unbewußten noch andere Schlupfwinkel, in denen abgelegte Bereitschaften des Handelns im Winterschlaf ruhen. Wir sind gewohnt, den Geisteskranken, vor allem aber den Verbrecher für „anders" zu halten, fremd und meilenweit entfernt. Daß die durchschnittliche menschliche Anlage aber, starker Zerrung ausgesetzt, viel dehnbarer ist, als wir in ruhigen Zeiten ahnen, ist das Überraschende, ja bestürzende Ergebnis dieser Untersuchung. Tief in uns allen lauern auf abschüssiger Ebene, bereit abzugleiten, sowie die Haltetaue gekappt sind, retrograde Gewalten. Lustvoll beinahe, und nahezu mühelos, werfen sie die anerzogene Zähmung ab. Es ist das Phänomen der De-Zivilisation, das sich vor uns auftut, hier einzelne, dort ganze Massen mit sich reißend.

Die Reversion zu Zügen der Wildheit ist dem Botaniker wie dem Zoologen wohlbekannt. Sie kann im Experiment und im freien Leben studiert werden. Das Tier braucht nicht in die völlige Wildnis zu entlaufen. Schon die Verlegung aus einer kultivierten Umgebung in Räume, die der ursprünglichen Wildnis nahekommen, zwingt das Tier, das am Leben bleiben will, latente Wild-Eigenschaften aus unbekannten Tiefen herauszuholen. Jack London, den ein ruheloses Wanderleben nach Clondyke führte, hat eine solche Wandlung miterlebt und meisterhaft beschrieben. Da war ein kräftiger Hund, der Vater ein Bernhardiner, die Mutter ein schottischer Schäferhund. Faul und wohlgefüttert, von Kindern verhätschelt, lebte das Tier gemächlich in der warmen Sonne Südkaliforniens. Im Jahre 1897 bricht in Alaska der Goldrausch aus. Tausende von Hunden werden gesucht, hochbezahlt, in vielen Fällen gestohlen und heimlich nach dem Norden verfrachtet. So geht es unserem Weichling. Hier in Alaska aber „wechselt" die Natur des Luxushundes, die festgeformt schien. Hier oben im Norden ist die künstliche Welt der Zivilisation zu Ende, hier hört für Menschen und vor allem die dienstbaren Tiere das gute, falsche, trügerische Leben auf. „Hier gibt es weder Frieden, noch Ruhe, noch einen Augenblick der Sicherheit. Alles

[1] Lombroso, Bd. I, S. 270.

ist Durcheinander, Drauflosgehen, und unaufhörlich sind Leib und Leben in Gefahr[1]." Die Arglosigkeit muß äußerstem Argwohn weichen, denn Hunde und Menschen hier draußen sind nicht die Hunde und Menschen der weit entlegenen Zivilisation. „Sie waren Wilde, sie alle, die von keinem anderen Gesetz wußten, als zuschlagen und um sich zu beißen."

Unter der Peitsche des Herrn und den Zähnen der anderen Schlittenhunde kommt im eisigen Norden eine Veränderung über das zahme Geschöpf. Damit die anderen es ihm nicht wegschnappen, muß das Essen schnell heruntergeschlungen werden. Nachdem er gesehen hat, wie ein anderer Hund aus Hunger eine Scheibe Speck heimlich genommen hat, fängt er selbst zu stehlen an. „Dieser erste Diebstahl bewies die Kraft seiner Anpassung[2], seine Fähigkeit, wechselnden Lebensbedingungen beweglich zu folgen, deren Mangel schnellen und schrecklichen Tod bedeutet hätte. Er bewies damit, daß seine moralische Hundenatur abbröckelte oder in Stücke brach, eine unnütze Sache und ein Handicap im unerbittlichen Kampf ums Dasein."

Und nun geht eine Entwicklung, eine Rückentwicklung mit dem Tiere vor sich. Die unbenutzten Muskeln werden wieder hart wie Stahl. Die Schmerzempfindlichkeit stumpft sich ab. Gesicht, Gehör und Geruch kehren zur alten Schärfe zurück. Und da ist noch etwas, was JACK LONDON gut gesehen hat. „Alle domestizierten Generationen fallen vom Tiere ab... Instinkte, die längst tot schienen, erwachen zu neuem Leben." Zurück tritt der Hund in die unendlich lange Reihe seiner wilden Vorfahren. Körperlich, mehr noch seelisch reduziert er sich um viele Jahrtausende, weil die Natur um ihn herum und das Leben um viele Entwicklungsstufen zurückgefallen ist. Könnte es sein, daß der Desperado in einer anderen Art der „Wildnis" ähnliche Rückbildung erleidet? Sind auch im Menschen Mechanismen verrohender Umsteuerung verborgen angelegt, die in Not und Lebensgefahr von den Toten heraufgerufen werden können? Kriege und Revolutionen deuten in dieser Richtung. Wir haben erlebt, wie Millionen, wenn sie dürfen oder gar sollen, den drückenden Schuh der Zivilisation abwerfen und psychisch wieder „barfuß" gehen. Wie lästigen Kesselstein kratzen sie die alte Moral von ihrer Seele ab. Im Haustier und im Kulturmenschen schläft, von Kältestarre erschlafft, die „unbekannte Bestie". Locker sitzt die Maske der Zähmung und jeder Windstoß reißt sie dem Haustier und der Menschheit vom Gesicht.

---

[1] LONDON, JACK: The call of the wild, S. 13. New York 1949.

[2] Wir verherrlichen die Anpassung als die höchste Leistung der lebenden Materie. Kann die „Anpassung" an physische oder menschliche Wildnis etwas anderes als Reversion zu den Wesenszügen vergangenen Lebens in Wildheit sein?

B. Der de-zivilisierte Mensch

I

Zu den auffälligsten, regressiven Zügen des Desperados gehört seine Lebenskraft. Diese Vitalität, die wir auch beim echten Verbrecher[1] und manchen Gangstern[2] antreffen, ist eine Erbschaft tiernaher Vorzeit; alte Berichte werden nicht müde, die physische Widerstandskraft Schwerverwundeter zu preisen. BREHM[3] hat die außerordentliche Zählebigkeit von Affen festgestellt. „Hat man sie nicht nahe und sicher, so schießt man besser gar nicht, weil die bloß verwundeten Tiere doch nicht zu erlangen sind." Immer wieder fiel dem Forscher dieser Besitz von „neun Leben" auf. „Auf späteren Jagden", berichtet er, „lernte ich die unglaubliche Zähigkeit dieser Tiere bewundern. ... Sie eilten, auch wenn sie stark verwundet waren, noch so rüstig davon, daß sie immer entkamen. Sie griffen nur nach der verwundeten Stelle, rieben sie mit der Hand und setzten ihren Weg fort, als ob nichts geschehen wäre."

Als einer der ersten hat LANGFORD die erstaunliche Lebenskraft des Desperados hervorgehoben. Tödlich Verwundete waren noch imstande, den Gegner zu erledigen, und die Furcht vor dieser Zähigkeit soll manchen Kampf verhindert haben[4], weil selbst der Sieger noch in Gefahr war. Die zählebigen Affen, die BREHM sah, konnten nicht mehr weiter, wenn sie einen Kopf- oder Blattschuß empfangen hatten[5]. In Nevada aber stand ein Mann, durchs Herz geschossen, wieder auf, wankte zur Tür und erledigte den Angreifer auf der Stelle. Ein früherer Eisenbahnbeamter in Kalifornien war zum Bahnräuber geworden. Im Jahre 1893 trafen ihn Schüsse in den Rücken, in den Arm und das rechte Auge. Beide Arme ließen sich nicht mehr bewegen, im Gehirn saßen drei Schrotkörner. Trotzdem schleppte er sich 10 Kilometer weit durch unwegsames Gelände. „Es gibt keinen stärkeren Ausdruck menschlicher Ausdauer und Willenskraft", schreibt HARLOW[6]. Ergriffen und verurteilt lebt er bis 1917. In seinem Gehirn findet der Arzt die drei Schrotkörner, die das Auge zerfetzt hatten. Die machtvollen Lebensfunken des Mannes hatten sie nicht auszulöschen vermocht.

Die Reihe derer, die nicht umzubringen sind, wird länger und länger, je tiefer man in die Geschichte der Zeit eindringt. Cole Younger war 26 mal verwundet worden, so daß man an Schmerzsucht glauben möchte.

---

[1] Meine „Strafe", Bd. II, S. 347.

[2] PASLEY, S. 77. — Siehe die Entfernung, die der tödlich verletzte Gangster Arnold Rothstein von seinem Hotelzimmer auf die Straße gegangen sein muß. RUSSEL CROUSE: *Murder won't out*, S. 233. Garden City 1932.

[3] Brehms Tierleben, Bd. I, S. 49.

[4] LANGFORD, S. 431.

[5] Brehms Tierleben, Bd. I, S. 187.

[6] HARLOW, S. 421.

Ein alter Freund, so erzählt man, habe sich über die vielen, in ihm steckenden Kugeln lustig gemacht und gemeint, wo man auch bei ihm schürfe, werde man auf Blei stoßen[1]. In Julesburg hat Slade einen Zusammenstoß mit Jules Reni. Er wird von sechs Revolverschüssen und einer Flintenkugel getroffen. „Keiner, der zusah, glaubte, er würde auch nur eine Stunde weiterleben können[2].“ Er genas. Bei einem Bankraub wird Emmet Dalton schwer verletzt. Der Arzt hat jede Hoffnung aufgegeben. Draußen tobt der Mob und will den Verwundeten lynchen. Er zerstreut sich schließlich, weil Emmet im Sterben liegt. Aber Emmet wird wieder gesund und lebt noch lange Jahre[3].

Verwundert stehen die Zeitgenossen vor dem, was sie primitiven Mut[4] nennen, aber nichts weiter als ungeheure Lebenskraft ist, wenn der Desperado Marion Hedgepath[5], von einem Kriminalbeamten über denHaufen geschossen, sich auf den Knien aufrichtet, den Colt mit beiden Händen packt und sterbend mit dem Beamten ein Feuergefecht führt. Wild Bill hatte eine furchtbare Messerwunde empfangen, die von der Schulter bis zum Ellenbogen ging und zu ihrer Heilung Jahre brauchte. Ein Beobachter schreibt: „Ich glaube nicht, daß je ein Mensch von einer solchen Verletzung wieder genas[6].“ Was man für Entschlossenheit hielt, war mehr als seelische Leistung. Es war die gewaltige Vitalität dieser menschlichen Spielarten. Es war einmal Sache von Herz, Lunge, Muskeln, vor allem aber ein schockfreies, bis zuletzt funktionierendes Nervensystem und eine erstaunliche Fähigkeit, in Reserve gehaltene Lebenskräfte auf den Heilungsprozeß zu konzentrieren, wobei Furchtlosigkeit, besser vielleicht Mangel an Todesfurcht, eine erhebliche Rolle spielten. Man kann die physiologische Glanzleistung dieser Typen nur verstehen, wenn man an das große Kaliber des Derringers und die gewaltige Durchschlagskraft der alten Revolver denkt. Trotzdem erwehrte sich das zähe Leben dieser Männer wie ein Tier des Urwaldes der Auslöschung[7]. Zwing

[1] Love, S. 428.

[2] Langford, S. 445.

[3] MacNeal, S. 274. — „Von 100 wären 99 an diesen Wunden eingegangen.“ Ein Bild des Mannes ist in Pict. Hist., S. 165 zu finden. Er saß von 1893—1907 im Zuchthaus Lansing in Kansas und wurde dann "a churchman, a moralist and a crusader for prison reform".

[4] Pict. Hist., S. 150.

[5] Ein Bild in Pict. Hist., S. 149.

[6] Hough, S. 177. — Billy Clanton saß nach Walters (S. 56) schwerverwundet mitten auf der Straße und schoß weiter. — Langford Peel hatte ein Rencontre, Beide drückten gleichzeitig ab und stürzten getroffen zu Boden. Aber sie schossen noch weiter und, obschon hilflos und tödlich verletzt, erledigte der andere mit wohlgezieltem Schuß seinen Gegner. Langford, S. 433.

[7] In Dodge City passierte Folgendes: Der Buchhalter einer Eisenbahngesellschaft und ein Arbeiter gerieten in Streit; dabei wurde der Buchhalter erschossen. Man verfolgte den Täter und brachte ihn mit einem Kugelhagel zu Fall. Voll

Hunt, der berüchtigste Cowboy, lag mit einem Schuß durch beide Lungenflügel als Polizeigefangener im Krankenhaus. Eines Abends fährt ein Wagen vor, sein Bruder lädt ihn auf und der Mann, der in der ersten Nacht wegzusterben drohte, erholt sich rasch, sowie die frische Bergluft erreicht ist[1]. Wir wollen die Aufzählung mit Harvey Logan[2] und Sam Bass abschließen. Sam Bass ist tödlich verwundet, hält sich aber im Sattel und galoppiert noch aus der Stadt. Die rechte Niere ist durch einen Schuß zerrissen. Trotzdem dauert es noch drei Tage, bis seine eiserne Konstitution sich ergibt und der Tod ihn überwältigt[3].

Wieder fällt uns die gleiche Lebenskraft beim Gangster ein. Wilbur Underhill ist im Kampf mit der Polizei von Schüssen durchsiebt; er hat dreizehn Schüsse erhalten. Drei Wunden werden später vom Arzt für tötlich erklärt. Trotzdem entkommt er und stirbt, in einem Versteck in Oklahoma City aufgestöbert, erst nach etwa einer Woche. Wer in seinem Strafregister die Zahl seiner Gefängnisausbrüche liest, wird eher an einen unbändigen, elementaren Lebenswillen denken als an bloße körperliche Zähigkeit[4].

Neben der auffallenden Unempfindlichkeit für Schmerz[5] ist Lebensverachtung ein häufiger Zug. Ehe der Eisenbahnräuber Jim Parker gehängt wurde, hielt er eine kleine Rede: „Ich habe nicht viel zu sagen", meinte er. „Ich glaube, daß ich mein Geschick nicht verdient habe, aber ich denke, jeder, der gehängt werden soll, sagt das gleiche, so daß ich mich von andern nicht unterscheide. Wenn das Volk sagt, daß ich sterben soll, so weiß ich zu sterben, ohne mich dagegen aufzulehnen." Man hatte schon die schwarze Hülle über den Kopf gezogen, da wollte er noch einmal den Umstehenden die Hand schütteln und ihnen alles Gute wünschen. Er warf einen Blick auf die Zuschauer und bat sie, sich nicht aufzuregen[6]. Nach einer Meldung der New York Times vom 25. April 1901 lehnte Black Jack unter dem Galgen geistlichen Zuspruch ab, verlangte aber, daß jemand die Geige spiele, wenn er in die Ewigkeit ginge. Er fügte gutgelaunt hinzu: „Ich werde in der Hölle sein, ehe Ihr Euch

---

Wut schoß ein Freund des Ermordeten immer wieder in den Hingestreckten und schlug ihm schließlich mit dem Kolben über den Schädel. Der Coroner kam, die Leiche, die 12 Einschüsse zeigt, abzuholen. Bald merkte man, daß in ihr noch Leben war. Ein Arzt nahm sich seiner an. Es schien ihm besser zu gehen und er wurde bewacht. Am andern Tag hatte er das Weite gesucht. Vestal, S. 171.

[1] Martin, S. 161.

[2] Schwer verletzt kriecht er durch Buschwerk 30 Meilen weit. Pict. Hist., S. 224.

[3] Folklore, S. 374.

[4] Cooper, S. 17.

[5] In Arizona schlägt sich ein Cowboy, der prahlen will, kaltblütig mit einem Beile den Finger ab, nachdem ihn eine Klapperschlange gebissen hatte. Miller, S. 245.

[6] Miller, S. 154.

zum Frühstück hingesetzt habt[1]." Dann kam unter der schwarzen Umhüllung heraus das Kommando: „Abfahren!" Irgend ein technischer Fehler war begangen worden und beim Sturz durch die Falltür riß der Kopf ab. — Der Biograph von Wes Hardin berichtet, daß Longley bei seiner Hinrichtung der Mann zu sein schien, den die Sache am wenigsten anging[2].

II

Das lange, bis auf die Schultern fallende Haar der Männer läßt verschiedene Erklärungen zu. Wild Bill, Buffalo Bill und Clay Allison zum Beispiel waren nicht wenig stolz auf diesen Schmuck. Jeff Wilsons Haar war etwa 15 Zoll lang und hatte „niemals mit einem Kamm oder einer Bürste Bekanntschaft gemacht[3]". Commodore Owens, Sheriff und weithin bekannter Killer in Neu Mexiko, hatte langes Haar[4]. Mickey Free, Tom Horns Freund, hatte langes und noch dazu rotes Haar und ein einziges blaues Auge[5]; der exzentrische Temple Houston aus Oklahoma sieht auf den hinterlassenen Bildern wie eine verkleidete Frau aus und trug das Haar lang, dazu eine Klapperschlangenhaut als Schlips[6]. Er war als Posse-Führer gefürchtet und wurde später ein bekannter Strafverteidiger[7].

Bret Hartes Bild der engelgleichen, langlockigen jungen Männer in Kalifornien ist von dem sanften Pastell seiner persönlichen Neigung gefärbt. Harte spricht davon, daß keine Zeit war, die Haare schneiden zu lassen[8]. Sutton gibt eine ähnliche Erklärung: „Die meisten Männer der Ebenen trugen damals das Haar lang. Leute aus dem Osten, die alles besser wissen, hielten den Brauch für Affektiertheit; aber es gab gute Gründe dafür. In den großen Ebenen und in den Bergen gab es keine Friseure und keine Scheren. So wuchs das Haar lang. Es war warm und praktisch im Winter, und das ist die Ursache, warum langes Haar die große Mode wurde. Ein anderer Grund war, daß der Indianer den Mann, der das Haar kurz schnitt, für einen Feigling hielt. Bei kurzem Haar war es nicht leicht, einen Skalp abzuschneiden, und die Indianer meinten, die Bleichgesichter hielten es kurz, um ihren Skalp zu retten. Ein weißer Mann mit langem Haar galt als unerschrockener Kriegsmann. Es verlieh Ansehen[9]."

---

[1] Pict. Hist., S. 241.

[2] Ripley, S. 55.

[3] Miller, S. 244.

[4] Haley, S. 144; Coolidge, S. 95. Wenn Owens in die Stadt kam, verbarg er das lange Haar in seinem Hut.

[5] Fowler, S. 17;

[6] Pict. Hist. ,S. 116.

[7] Bild eines solchen Posses, Pict. Hist., S. 116.

[8] Folklore, S. 39.

[9] Sutton, S. 77, 78.

Mit dem Ruhm unter Weißen kann es, wenigstens in späteren Jahren, nicht besonders gewesen sein, denn wir hören, daß der wütende Wild Bill seinen Mit-Schauspieler Buffalo Bill als „langhaarigen Schweinehund" bezeichnet[1], und daß Wes Hardin wiederum Wild Bill einen „langhaarigen Gauner" nennt[2]. Langes Haar muß in erster Linie Nachahmung indianischer Vorbilder gewesen sein[3]. Wie FRAZER wahrscheinlich gemacht hat[4], kreisen um das Kopfhaar besondere Vorstellungen primitiver Menschen. Das Haar ist mit eigenartigen Tabus beschwert; wer das Haar eines Menschen besitzt, hat Macht über ihn. Haare sind „Geiseln seines Verhaltens[5]". Wenn man es nicht schneidet, es unberührt dem Körper verbunden läßt, kann es nicht in die Hand des Feindes fallen und zu bösem Zauber verwandt werden[6]. Die großen britischen Seeräuber des 18. Jahrhunderts waren extravagant in Bart und Haartracht[7]. LOMBROSO fand Locken bei vielen italienischen Briganten[8]; im Haar sitzt die Lebenskraft. Schneiden bringt Schwäche und Erschlaffung[9].

Nicht alle, aber viele Indianerstämme skalpierten den gefallenen Feind. Die Weißen nahmen leicht und gründlich den barbarischen Brauch an. „Man braucht nur einen Blick in die Geschichten der ersten Siedler in den Staaten zu werfen, um zu erkennen, wie weitverbreitet das Skalpieren indianischer Gegner durch Weiße in gewissen Stadien der amerikanischen Entwicklung gewesen ist[10]." VESTAL, der von „Kopfjägerei"[11] spricht, wies noch kürzlich darauf hin, daß nicht wenige Staaten in ihren Gesetzessammlungen noch Verordnungen aufweisen, die eine Prämie auf indianische Skalps aussetzen. Im alten Gefängnis von Williamsburg saß eine Zeitlang der britische Gouverneur Henry Hamilton. Man nannte ihn den „Haarhöker", weil er den Indianern eine Belohnung für Skalps der weißen, aufständischen Kolonisten ausgesetzt hatte[12].

---

[1] "That long-haired son-of-a-gun." MONAGHAN, S. 27. — In der heutigen amerikanischen Umgangssprache bedeutet "long-haired" meschugge.

[2] "I cursed him for a long-haired scoundrel." RIPLEY, S. 78.

[3] Die echten Ute-Indianer nennen sich "longhairs". CASEY, S. 136. Siehe das Bild von Apache Kid und seinen Kumpanen in Pict. Hist., S. 175. — Die Indianermutter küßt den Sohn nicht auf den Mund, sondern auf das Haar.

[4] Sir JAMES FRAZER: *The golden bough*, Abridged edition, S. 232 London 1950.

[5] FRAZER, S. 234.

[6] FRAZER, S. 232.

[7] TURBERVILLE, A. S.: *English men and manners in the eighteenth century*, S. 166ff. Oxford 1926.

[8] LOMBROSO, S. 232.

[9] Die Strafe, Bd. I, S. 220ff.

[10] VESTAL: Kit Karson, S. 41.

[11] Zweifellos ist der Brauch des Skalpierens eine verkürzte Form der Kopfjägerei. Photo eines skalpierten Weißen bei VESTAL: Cowtown, S. 20.

[12] *Handbook for the exhibition building*. The public goal, S. 13. Williamsburg 1936.

Bekannt ist Buffalo Bills Jägerlatein, wie er 1876 Chief Yellowhand erlegte und seines Skalpes beraubte[1]. Viele Zweifel sind später geäußert worden. Buffalo Bill will den Indianerhäuptling zum tödlichen Zweikampf herausgefordert haben, er selbst in einen schwarzen Samtanzug mit feuerroten Schlitzen, Silberknöpfen und Spitzenrüschen gekleidet[2]. Andere Teilnehmer an den Kämpfen behaupten, Yellowhand sei schon vor dem Eintreffen der amerikanischen Truppen ermordet worden. Fest steht, daß Buffalo Bill später einen Skalp in der Tasche mit sich trug, aber niemand konnte sagen, ob er von einem toten oder einem lebenden Indianer genommen war. Ein Offizier bot ihm 50 Dollar, wenn er die Kopfhaut wegwerfen wollte. Ein alter Unteroffizier erinnert sich, man habe Bill ersucht, auf der Seite der Truppe zu reiten, wo der Wind nicht auf die Soldaten zuwehte[2]. Daß Buffalo Bill von einem Theaterkritiker einmal eine wunderschöne „Blondine" genannt wurde, haben wir früher erwähnt. Es dauerte nicht lange, und das geschäftliche Interesse bestand auf dem femininen Aufzug. Er kam einmal in eine Kneipe zu North Platte; als er den Hut abnahm, fiel das verborgene Haar auf die Schultern. „Sag mal, Bill", meinte der Kneipier, „warum schneidest du dir, zum Donnerwetter, nicht den verdammten Salat ab?" „Wenn ich es täte, würde ich verhungern müssen", meinte Buffalo Bill[3]. So sehr war das Haar Heldensymbol bei jung und alt geworden.

Der Beobachtung, daß Weiße so rasch in das uralte magische Zeremoniell abglitten[4], ist von der Wissenschaft kaum Beachtung geschenkt worden. Der Desperado Patterson skalpierte in Idaho eine Prostituierte[5]. Bei der entfernten Verwandtschaft, die wir zwischen Desperado- und Gangster-Mentalität festgestellt haben, kann es uns nicht wundernehmen, von der gleichen Form der Verstümmelung in den Slums von Chikago zu hören[6]. Auch hier hat man sich mit einer bloßen Tatsachenmeldung begnügt. In Urzeiten und in primitiven Kulturen wird der Getötete, dem man gespenstерhaftes Fortleben zuschrieb, dadurch unschädlich gemacht, daß man ihn in den Stamm oder die Sippe der Sieger aufnahm. Seine Bedrohlichkeit wurde in hilfreiche Potenz umgewandelt[7], einer Gefahr

---

[1] Fowler, S. 375.

[2] Monaghan, S. 232.

[3] Folklore, S. 420.

[4] Fälle finden sich bei Martin, S. 77. — Goodwin, S. 132. — Langford, S. 180. — Walsh, S. 159. ... Wie ein in Wasser oder Alkohol aufbewahrtes Indianerskalp aussah, sagt uns Sabin (S. 251): „Es sah wie eine ersoffene Ratte aus."

[5] Stewart, S. 97.

[6] Am 2. Februar 1942 wurde Estelle Carey in Chikago ermordet aufgefunden: „Das verführerische frühere Modell war skalpiert, die Kehle aufgeschlitzt. Außerdem waren Knochenbrüche und Brandwunden an den Beinen da." Jack Lit und Lee Mortimer: *Chicago confidential*, S. 140. New York 1950.

[7] Thomas, William I.: *Primitive behavior*, S. 289. New York 1937.

wurden die „Zähne ausgezogen". Vor hundert Jahren war der Gedanke noch lebendig.

1850 ging eine Karawane von 146 Wagen, 486 Männern und 90 Frauen[1] unter Führung des bekannten Jim Bridger und von F. W. Drannen nach Kalifornien. Die wohlbewaffneten Weißen überfallen, wie sie seelenruhig berichten, eine Gruppe Indianer, die mit nichts anderem ausgerüstet als mit Pfeil und Bogen, auf der Jagd sind. 20 Indianer werden getötet, 16 Pferde werden „erbeutet". Dann gehen die Auswanderer daran, die toten Indianer zu skalpieren. Bridger, der später einen Namen hatte, will „Wächter" aus ihnen machen. Zum Schutz des Wagenzugs werden die Skalpe auf lange Stangen gesteckt und auf den Wagen aufgerichtet. Bridger besteht, als die Frauen Einwände machen, auf seiner Meinung, daß die Skalpe Männer und Frauen wirksamer beschützen werden als 100 gute Soldaten der Armee[2].

Neben dieser diminutiven Kopfjägerei werden auch wirkliche Köpfe abgeschnitten. Man kann in der Nähe von Dodge City Indianer- und Negerköpfe aufgesteckt sehen[3]. Bei Tombstone zeigt ein Mann, der nach der ausgesetzten Belohnung jagt, den angeblichen Kopf von Curly Bill vor[4]. Um dem Verräter Murphy den Kopf abzuschneiden, lauert Frank Jackson ihm auf. Der Kopf eines unglücklichen Abenteurers, Crabbe, liegt bei der Feier der mexikanischen Sieger auf einer Schüssel[5]. Der Kopf von Joaquin Murieta und die Hand des „Drei-Finger-Jacks" werden in San Francisco gegen Geld zur Schau gestellt. „Es war eine Sensation für die Zuschauer, zu beobachten, wie die Haare des ausgestellten Kopfes und die Nägel der Hand nachwuchsen[6]."

Vereinzelt ist von kannibalistischen Akten die Rede. Notkannibalismus gehört als anlagefremd nicht hierher, auch scheint es angebracht, nicht zu weit zurückzugehen[7]. Helm rühmt sich auf einem langen Ritte im Jahre 1858: „Manchen armen Teufel habe ich umgebracht, und manchmal war ich genötigt, von einem der Opfer zu leben[8]." Mike McGowan von Virginia City hieß allgemein „der Menschenfresser[9]". Einzelheiten über ihn und ähnliche Typen im Gangsterleben von New York sind schwer zu erlangen. Sein Frühstück bestand, wie scherzhaft gesagt wurde, aus Whisky und dem Bein eines Schutzmannes. Jedenfalls

[1] Das Zahlenverhältnis von Mann und Frau ist bemerkenswert.

[2] Folklore, S. 186ff.

[3] Vestal, S. 73.

[4] Lake, S. 315.

[5] Miller, S. 111.

[6] Folklore, S. 297.

[7] Akte der Menschenfresserei aus Not finden sich in Folklore, S. 177—184, und bei Fowler, S. 29ff., berichtet, auch bei Ruxton, S. 147. — Der aus dem Zuchthaus entlassene Menschenfresser Packer wurde, auf bloße Beefsteaks beschränkt, Leibwächter der Herausgeber einer Zeitung in Denver. (Fowler, S.155) — Über einen kannibalistischen Akt aus älterer Zeit s. Pict. Hist. S. 13.

[8] Langford, S. 76.

[9] Drury, S. 307.

liebte er, die Zähne als Nahwaffe zu verwenden. Die vielgebrauchte Wendung: „Noch einen Mann zum Frühstück[1]" kann durch die Metapher nicht ganz den leisen ernsteren Beigeschmack verbergen. Die Bildergeschichte des wilden Westens[2] zeigt die Totenmaske und ein Stückchen gegerbter Haut des Desperados Big Nose George Curry[3]. Eine andere Photographie gibt Schuhe wieder, die aus der Brusthaut des Toten gefertigt sind.

Die Indianer verstümmelten zuweilen die Leiche, und man muß an magische Gründe denken, da die Operation der Frau oblag[4]. Auch die Weißen ließen sich zu Verstümmelungen herbei. Ein Offizier schnitt 1864 einem toten Indianer die Ohren ab. „Man pflegte ihn später zu einem Glase einzuladen, damit er die Ohren vorzeigte[5]." Slade schnitt seinem Erzfeinde Jules die Ohren ab und trug sie eine Zeitlang in der Westentasche mit sich herum[6]. Hier taucht der Menschenfresser McGovern wieder auf. „Von kannibalistischer Wut ergriffen, suchte er sich in Ohren, Nase und Fingern des Gegners zu verbeißen[7]." Auch der Ringkämpfer Nixon biß die Schutzleute von Virginia City in die Finger[8].

Daß viel gebissen wurde und Beißen überhaupt im Kampfe galt, muß als regressive Neigung bewertet werden. LAKE weist darauf hin, daß mancher bekannte Mann des Westens nach einem Kampfe, in dem getreten, Augen ausgequetscht und gebissen wurde, auf einer Kopfseite nur noch Reste eines Ohres und deutlich sichtbare Bißspuren aufwies[9]. In dem Südteil von Dodge City lagen die Etablissements, in denen man sich erholte . . . Hier wurde, „gesungen, getanzt, gekämpft, gebissen und gestochen", und hier hatte man einen Mordsspaß. Hier hießen, wie Wyatt Earp es zart ausdrückt, die Mädchen die Cowboys willkommen[11]. In Georgetown wird einem Manne die Unterlippe abgebissen, und die

---

[1] WALSH, S. 107.

[2] Pict. Hist., S. 211.

[3] In einer Bemerkung wird gesagt, daß der Mann „in Gestalt von Brieftaschen und Mokassins endete". — Der spätere Zeitungsmann Tammen aus Denver verkaufte in seinen Anfangsjahren jährlich etwa 80 urkundlich beglaubigte Skalps, deren Herkunft freilich zweifelhaft war. FOWLER, S. 61.

[4] MILLER, S. 75. Was mit den Organen geschah, wird nicht gesagt. In Brasilien essen die Frauen die Sexualorgane, um fruchtbar zu werden. W. M. McGOVERN: *Jungle paths and Inca ruins*, S. 385. New York 1927.

[5] BREAKENRIDGE, S. 35.

[6] DIMSDALE, S. 205.

[7] DRURY, S. 166.

[8] DRURY, S. 310.

[9] LAKE, S. 63. — Über Ohren-Abbeißen und Augen-Ausdrücken im älteren Gangleben von New York, siehe ASBURY, S. 51, 228, 229, 230. Auch in New York gab es einen Mann, der besonders gern biß und deshalb Eat 'Em Up Jack hieß. ASHBURY, S. 261.

[10] LAKE, S. 187.

[11] LAKE, S. 186.

Verletzung geschieht nicht beim Küssen, sondern in ehrlichem Kampfe Mann gegen Mann[1]. Ein Mexikaner „nagt“ Wes Hardin einen Teil der Lippe „ab“ und beißt ihn ins Ohr. Dafür zerschmettert Hardin seine Kinnlade und beißt ihn in die Finger[2]. Instinkte und Mechanismen der Vorzeit treten in Aktion.

Hände, Taschentücher und Kleidungsstücke in das Blut großer Getöteter zu tauchen, ist uralter Brauch. Die entfliehende Lebenskraft des Toten wird in Besitz genommen und zum Schützer und Verbündeten bestellt. Lebendig war die Vorstellung zur Zeit der Christenverfolgungen[3], lebendig zur Zeit, als Maria Stuart hingerichtet wurde[4], lebendig ist sie noch in den Asphaltwüsten moderner Großstädte[5]. In Dodge City sind wir auf einen Frauentyp gestoßen, der erregt die Hände in das Blut eines Erschossenen taucht und in einem kannibalistischen Rausch umhertanzt[6].

Es lassen sich noch mehr regressive Züge auffinden. Es gibt Tötungen, bei denen nach Art der Urmenschen die bloße Faust gebraucht wird, der organische Prototyp des Hammers, und der Tod durch Wirbelbruch erfolgt[7]. Die Kerben, die an Schußwaffen angebracht werden und die die Zahl der Opfer anzeigen[8], erinnern an die Frauengürtel afrikanischer Stämme, auf denen die Erfolge geschlechtlicher Begegnungen durch kleine Lochzeichen und Kerben verzeichnet sind[9]. Höchst primitiv ist auch die Gleichgültigkeit gegenüber dem Phänomen des Todes. Wir haben früher Fälle erwähnt, in denen neben dem Erschossenen weitergegessen[10], weitergespielt[11], weitergetanzt und weitergeschlafen[12] wird. „Männer“, meint Drury[13], „fochten wegen einer Lappalie bis in den Tod oder auch aus gar keinem Grunde.“

[1] Horner, S. 219.

[2] Ripley, S. 71.

[3] Jones, William: *Credulities past and present*, S. 187. London 1898. Siehe dazu die Szene aus dem Martyrium des Saturus, beschrieben von H. Donald. M. Spence: *Early christianity and paganism*, S. 208. London 1902.

[4] Stuart, A. Francis: *The trial of Mary, Queen of Scots*, S. 197. London 1951.

[5] Als der große Gangster Dillinger erschossen war und auf dem Pflaster lag, stürzten in Chicago Menschen herbei, „beugten sich nieder und tauchten ihre Taschentücher in das Blut“. Hynd, Alan: *We are the public enemies*, S. 37. New York 1949.

[6] Vestal, Cowtown, S. 23.

[7] Martin, S. 62ff.

[8] Nach Lake, S. 39, war die Sitte durchaus nicht allgemein.

[9] Hirschfeld, Magnus: *Geschlechtskunde*, Bd. IV, S. 862. Stuttgart 1930.

[10] Folklore, S. 309.

[11] Burns, S. 57.

[12] Lyman, S. 147.

[13] Drury, S. 163.

III

Die infantile oder archaische Freude an prahlenden Äußerungen (der wir noch in der Berühmung der Grabreden Tribut zollen) kann rasch übergangen werden. Sie erinnert an die Homerischen Helden, ja die Selbstverherrlichung, die griechische Götter über sich selbst ergießen. Ein Mann in Virginia City will seine Kraft und Bedeutung dadurch klar machen, daß er sich rühmt, einen Wirbelsturm geschluckt zu haben[1]. Man muß in die fernen Zeiten Ossians zurückgehen, wenn man ähnliche Bilder hören will, in denen die höchste, damals bekannte Form der Kraftentfaltung zum Ausdruck kommt[2]. Aber auch der äußersten Verruchtheit suchten sich manche zu rühmen. Wie konnte es einem Manne einfallen, sich Jack the Ripper zu nennen[3] und in sinisterer Berühmtheit zu schwelgen? Die Psychologie der gegebenen oder selbstverliehenen Spitznamen wäre ein besonderes Kapitel. Die Nachkommen des Desperados standen ihm darin nicht nach; der Gangster und Sadist Ignazio Saietta war stolz darauf, daß man ihn Lupo nannte[4].

IV

Woher kamen die polygamen Praktiken vieler alter Siedler? Kit Carson, ein winziger Mann, hatte drei Frauen in 8 Jahren, wobei er sich wohl weniger an das gute Beispiel Heinrich VIII[5] als an indianische polygame Institutionen anlehnte. In Sutters Fort herrschte unverhülltes Durcheinander. Der Chef selbst hatte zwei Kanakenfrauen und eine Anzahl von indianischen Squaws[6]. Man erzählte, daß einer seiner Handwerker, ein irischer Schmied, nacheinander 19 Indianerinnen „heiratete[7]“. In den ersten Tagen von Virginia City wurde nicht viel dabei gefunden, daß Comstock einem Mormonen seine Frau abkaufte: Der Preis waren ein Pferd, ein Revolver und 60 Dollars in bar; man ging so korrekt vor, daß ein richtiger Kaufbrief ausgestellt wurde[8]. Ruxton spricht von "mountain law" (dem Gewohnheitsrecht der Berge), wenn der Trapper

---

[1] Drury, S. 168. — Den Höhepunkt der Selbsterhebung in den Himmel leistet sich der Bad Man from Bodie, der sich als rothaariger Specht von Cow Creek vorstellt. „Ich bin in einer Pulvermühle geboren und in einer Kanonenfabrik aufgezogen ... Der wilde Grizzly schreit vor Schreck, wenn ich in seine Höhle krieche.“ usw., usw. Folklore, S. 60ff.

[2] Im Gesang eines Barden wird von einem Helden gesagt: „Im Frieden bist du ein Frühlingszephir, im Kriege ein Bergsturm". Poems of Ossian, translated by James Macpherson, S. 84. Leipzig 1840.

[3] Miller, S. 148ff.

[4] Sid Feder und Joachim Joesten: *The Luciano story* S. 48. New York 1954.

[5] Vestal, Kit Carson, S. 189.

[6] Zollinger, S. 120.

[7] Zollinger, S. 121.

[8] Glasscock, S. 42.

La Bonté zwei Frauen hatte. Er preist die Ergebenheit der indianischen Frauen und bemerkt, daß die Trapper ohne weiteres die indianischen Frauen wegschicken, „wenn sie ihren Harem auffrischen wollen." Sein Vergleich weißer und rothäutiger Frauen fällt nicht zugunsten der eigenen Rasse aus[1].

Wenn TOM HORN den rothaarigen und einäugigen Pfadfinder Mickey Free und seinen Wohlstand beschreiben will, so spricht er beinahe biblisch davon, daß Free „reich an Pferden, Rindern, Frauen und Kindern" war[2]. Eine Lockerung monogamischer Begriffe verrät eine Nachricht aus Charleston, Arizona. Hier lebte Jack Swartz, der Besitzer einer Kneipe. „Morgens begrub er seine mexikanische Frau, tötete mittags einen Mann aus Mexiko und heiratete eine andere Mexikanerin, bevor die Sonne gesunken war[3]. Gegenüber den wilden Tagen von Dodge City, wo „Polygamie ... der Hauptgeschäftszweig war[4]", konnten sich die multiplen Squaws der Trapper, die sich um einen häuslichen Kern versammelt hatten, durchaus sehen lassen. Die polygamen Sitten der Mormonen[5] hatten das Fundament einer religiösen Idee und können nicht als regressiv bezeichnet werden.

V

Die locker gefügten Ergebnisse der Domestikation werden abgebaut, wenn chronische Gefahr in das Dasein von Mensch und Tier zurückgeführt, schwerer Druck längere Zeit ausgeübt und die kaum gelichtete Umwelt wieder verhunzt wird. Schlechte Behandlung macht schlecht; der Kettenhund wird böse und bissig, und, wenn die Kette reißt, wird wahllos Herr oder Eindringling angegriffen. Grausame Unterdrückung brütet Grausamkeit und Herrschsucht aus. Wenn Kriege sich ohne Ende hinziehen oder in kurzen Abständen wiederholen, so sind die Völker gezwungen, Kampfeigenschaften, die wir mühsam herausgezüchtet haben, wieder zum Leben zu erwecken und zum Ideal der Leistung zu erheben. Man sprach nach dem Dreißigjährigen Kriege von einer verrohten Soldateska, aber auch die Bevölkerung war auf eine tiefere Stufe zurück-

[1] RUXTON, S. 160. — Er meint: „Die amerikanischen Frauen gelten nicht viel in den Bergen. Sie können keine Mokassins fertigen und keine Felle gerben. Auch verstehen sie sich wenig auf völligen Gehorsam, lassen sich auch nicht die Prügel gefallen, die ihnen die westlichen Herren der Schöpfung bei nachlässiger Führung des Haushalts verabreichen ... Amerikanische Frauen sind zu fein und widersprechen zu viel." RUXTON, S. 161.

[2] Life of TOM HORN, S. 33.

[3] BURNS, S. 59.

[4] WALSH, S. 150, 151. — Gemeint ist hier die Prostitution.

[5] Von MARK TWAIN übertreibend dargestellt. Bd. II, S. 272.

gesunken und hatte sich ihren undomestizierten Anfängen genähert[1]. Ebenso decken alle Revolutionen rückwärts gerichtete Bereitschaften auf, die sich unter der Maske gerechter Strafe oder verdienter Rache verbergen und aus der Wehrlosigkeit des Besiegten seltsame, bislang zurückgedämmte Ermutigung ziehen. In jeder Revolution tritt eine jüngere, vital unerschöpfte, von Hemmung und Skrupel unbelastete Schicht auf die Kommandobrücke. Mit Demontage-Gelüsten ausgerüstet, sind die neuen Herren für den Abbruch wohl geeignet. Aber diese Tendenzen des Niederreißens verhaspeln sich schließlich untereinander und zehren sich auf. „Starke Männer" nehmen dann den unterbrochenen Prozeß der Domestikation wieder auf. Wieder einmal hat die Menschheit einen Rückfall in ihre barbarische Vergangenheit überstanden und hat bestürzt im Spiegel des Geschehens verborgene, fratzenhafte Züge alter Wildheit erkannt.

Wir wagen nicht, der Wahrheit ins Gesicht zu sehen, wenn wir nur bei Kriminellen oder Geisteskranken Rückbildungen erkennen und sie festfixierte Mißbildungen nennen, mit denen unsere Gottähnlichkeit nichts gemein hat. Wir schaffen uns diese entarteten Typen[2] durch Hinrichtung aus den Augen. Wir schämen uns dieser Monstra, die ein schlimmer Spieltrieb der Natur ins Leben setzte. Und doch lehren Geschichte, Soziologie und Kulturpathologie, daß eine verwilderte Umwelt kollektive Wildheit herauslockt. Wir sind, so scheint es, nur Kulturmenschen auf Kündigung.

Die Regression[3] entspricht in allen Stücken der Verwilderung der Haustiere, denn alle deletären Umweltsformen schrauben, wenn nicht

[1] Während der Jahre 1636—1637 war, wie der alte KHEVENHILLER erzählt, in vielen Teilen Deutschlands ... „die Hungersnot so entsetzlich, daß die Bewohner Fleisch vom Schindanger holten, Leichen vom Galgen herab stahlen, die Gräber nach Menschenfleisch umwühlten, Brüder verzehrten ihre toten Schwestern, Töchter ihre verstorbenen Mütter, Eltern mordeten ihre Kinder, um sie zu essen, und nahmen sich dann, über die schreckliche Sättigung in Wahnsinn fallend, selbst das Leben. Es bildeten sich Banden, die auf Menschen, als wären es wilde Tiere, förmlich Jagd machten, und als man in der Gegend von Worms eine solche Jagdgenossenschaft, die um siedende Kessel herumsaß, auseinandertrieb, fand man menschliche Arme, Hände und Beine zur Speise bereitet in den Kochgeschirren vor". SCHER, JOHANNES: *Deutsche Kultur und Sittengeschichte*, Bd. II, S. 140. Berlin o. D. — Am 14. Februar 1650 faßte der Fränkische Kreistag zu Nürnberg folgenden Beschluß: ... solle drittens „Jedem Mannspersonen 2 Weyber zu heiraten erlaubt sein", um die zusammengeschrumpfte Bevölkerung gegenüber den rasch zunehmenden Türken wieder auf den gleichen Stand zu bringen. SCHER, Bd. II, S. 141.

[2] Ich nenne nur Landru, Haarmann, Holmes, Kürten, Pétiot.

[3] In manchen Gangs, z. B. im Dalton Gang, stößt man auf solche Typen. Den einen, Charley Pierce, nannten die Kameraden, wegen seiner Hemmungslosigkeit den „Wilden Mann"; ein anderer, Little Dick, war in der Prärie geboren und wollte, selbst beim allerkältesten und stürmischsten Wetter nicht in einem Zimmer schlafen, sondern hüllte sich auf bloßer Erde in seine Decken. SUTTON, S. 191.

rechtzeitig Einhalt geboten wird, das Lebewesen um einige Entwicklungsstufen zurück, damit es mit roheren Ressourcen um sein Dasein kämpfen kann. In Jack Londons Schlittenhund wird die moralische Häutung und die Abwerfung aller Luxuseigenschaften nur durch die Neigung zu einem guten Herrn gemildert. Sonst ist das Tier um viele Jahrtausende in seine Wild-Natur zurückgeglitten:

„Es war älter als die Tage, die es erlebt, und die Atemzüge, die es getan hatte. Es saß neben seinem Herrn am Feuer. Aber weit hinter ihm standen die Schatten von andern Hunden — halben Wölfen und wirklichen Wölfen — ... die den Wind mit ihm rochen, mit ihm lauschten und ihm die Geräusche deuteten ... die seine Launen diktierten, seine Handlungen bestimmten und im Schlafe mit ihm niederkauerten ...“[1]

Viele andere Haustiere verwildern. Wenn Rinder aus irgendeinem Grunde der Pflege des Menschen entrinnen, so nehmen sie wieder die Reaktionen und Gewohnheiten der Urarten an. Noch eine andere Ähnlichkeit macht sich bemerkbar. „In Innerasien kommen verwilderte Rinder vor, die infolge von Kriegen herrenlos geworden sind[2].“ Mit der neuen öden Umgebung kommt regressive Veränderung über das einstmals zahme Tier. Sie drängen immer tiefer in die Wildnis hinein, ziehen sich auf hohe Berge oder in die Wüste zurück[3]. Es ist, als ob sie einem biologischen Schwergewicht nach rückwärts folgten und einer geheimen, unerfüllten Sehnsucht nach Rückfall gehorchten.

Den spanischen Kampfstier erklärt Brehm als einen „degenerierten“[4] Abkömmling zahmer Rinder, und meint, daß die Verhältnisse in der Neuen Welt von jeher einer Verwilderung des Rindes günstig waren[5]. Die gleiche Beobachtung gilt für das Pferd; man braucht nur eine Beschreibung des „Schwarzen Wolfes“ zu lesen, um ein unzähmbares, absolut wildes Pferd kennenzulernen. Dieses Teufelstier warf jeden männlichen Reiter ab. „Das Pferd zitterte einen Augenblick von Kopf bis Fuß“, sagt eine alte Beschreibung. „Dann nahm es den Kopf zwischen die Beine, fuhr wie eine Rakete nach oben und drehte sich mit unglaublicher Behendigkeit in der Luft im Kreise herum. Kaum auf den Füßen, legte es wieder los. Diesmal drehte es sich in entgegengesetzter Richtung und schüttelte sich dabei wie ein nasser Hund, um den Zugriff der

[1] Call of the Wild, S. 72.

[2] Brehms Tierleben, Bd. III, S. 302.

[3] Brehms Tierleben, Bd. III, S. 304.

[4] Vielleicht ist das, was wir Zahmheit nennen, für das freilebende Tier jämmerliche Verwilderung. Ein junger, kerngesunder Bär, den Bret Harte in den Bergen kannte und liebte, kommt nach San Franzisko. Bald ist er mager, das Fell verfilzt, die Krallen sind beschnitten. „Seine Blicke waren verstohlen und unruhig und der frühere Ausdruck schlichter Gutmütigkeit war schlauem Mißtrauen gewichen. Offenbar hatte der Verkehr mit der Welt den Verstand geschärft, aber den moralischen Sinn nicht verbessert.“ Calif. Erzählungen Bd. VIII, S. 16.

[5] Brehms Tierleben, Bd. III, S. 303.

schmerzenden Sporen loszuwerden[1]." Es ist eine Freude, die Beschreibung eines königlichen, unzähmbaren Pferdes zu lesen, die ein Indianer hinterlassen hat. Nach endlosen Mühen eingefangen und in einen Corral eingeschlossen, war das Tier am nächsten Tage nicht mehr da. Es hatte einen sieben Fuß hohen starken Zaun buchstäblich überklettert, dann einen Anlauf genommen, und, vorwärtsgepeitscht von einem ungeheuren Freiheitsdrang, die solide Umhegung einfach durchbrochen[2]. Ein Loch in den Balken, Haare und einige Blutflecke waren alles, was von dem Geisterpferd übriggeblieben war.

Es ist uns in verhältnismäßig kleinen Zeiträumen nicht gelungen[3], aus Tier und Mensch Wildeigenschaften völlig herauszuzüchten. Sie lauern verborgen irgendwo im Hinterhalt. Wir legen sie nur in die Fesseln hemmender Vorstellungen und entkräftender Gewohnheiten, aber sie regen sich im Traume, in der Psychose, in der höchsten Glut der Leidenschaft. Diese in langen Zeiträumen aufgebauten Mechanismen warten darauf, uns mit roheren, aber wirksamen Anpassungen zur Seite zu treten, wenn moralische oder soziale Wildnis von neuem hereinbricht. Je jünger und je lockerer sie gelagert sind, um so leichter sind „höhere" Reaktionsformen bei Mensch und Tier zu erschüttern, und es sieht so aus, als sei der Europäer manchen großen asiatischen Kulturvölkern gegenüber im Nachteil und täusche durch den technischen Fortschritt über Tiefe und Echtheit seiner moralischen Natur hinweg. BREHM[4] hebt hervor, daß wenige Tiere so zähmbar sind wie Schweine, daß aber auch wenige Haustiere so leicht wieder verwildern:

„Ein junges Wildschwein gewöhnt sich meist bald an die Gefangenschaft, an den schmutzigsten Stall. Ein in diesem geborenes Hausschwein wird schon in wenigen in der Freiheit verbrachten Jahren zu einem wilden und bösartigen Tier, das sich von seinen Ahnen kaum noch unterscheidet und in der Regel schon beim ersten Wurf Junge bringt, welche echten Wildschweinen vollständig gleichen."

Der Schluß ist zwingend, daß sich auch unter Kulturvölkern eine Anzahl von „reversiblen" Typen findet, deren Zahl von der Stärke des retrograden Umweltdruckes abhängig ist. Wenn sich physiologische Abbauerscheinungen — Hunger, Erschöpfung — psychologische Faktoren wie Sorge, Unsicherheit, Enttäuschung, Demütigung — mit Effekten der Massensuggestion zusammenfinden, so ist die Gefahr eines Ausbruches aus dem „Gefängnis" der unerträglichen Zustände nahegerückt, sind ganze Völker der Verlockung des rettenden Rückschritts, die Jungen und die Alten allen voran, verfallen. Ein überlegener Kopf,

[1] MILLER, S. 117.

[2] Folklore, S. 132, nach dem Buche eines Indianerhäuptlings aus dem Jahre 1898.

[3] Man braucht nur Tacitus' Schilderung der alten Deutschen zu lesen, um den raschen Gang der Domestikation zu erkennen.

[4] Brehms Tierleben, Bd. III, S. 513.

der Polizeiminister Napoleons, FOUCHÉ, hat, um seine revolutionäre Vergangenheit zu erklären, von einem gesunden Baum gesprochen, der inmitten eines brennenden Waldes allein nicht Widerstand leisten könne[1]. Die Weltkriege der letzten Zeit sind solche Waldbrände gewesen, deren Glut und einschmelzende Kraft mit jedem Land und jedem Jahre wuchs. Weltkriege sind physisch wie moralisch Weltenbrände. Sie werfen die Menschheit um lange Zeiträume zurück.

Neben glatten Autostraßen und genial konstruierten Werkzeugmaschinen blickt eine neue Art der Wildnis hervor, und es gibt nicht viele Pioniere, die sie zu lichten versuchen. Kriege und Revolutionen haben den Wechselbalg der Massenvernichtung ins Leben gerufen, an den Physiker und Chemiker ihre ganze Kraft setzen. Die Fixation aller Gedanken auf einen letzten ungeheuren Kampf der Erdteile und Systeme zwingt den Menschen um viele Stufen der Entwicklung zurück. Nachdem wir den Krieg, so weit es möglich war, durch völkerrechtliche Regeln einigermaßen domestiziert hatten, greifen wir auf ausrangierte, mörderische Fähigkeiten der Vorfahren an der Grenze von Kultur und Unkultur zurück. In besonderen Schulen wird die Handhabung von Axt, Messer oder würgender, von hinten übergeworfener Schlinge beigebracht, „um einen Posten schnell und geräuschlos niederzuwerfen und dann unbemerkt weiterzuschleichen[2]". Ein Blick in die Bildergeschichte des wilden Westens[3] zeigt den Desperado, der durch die Stahlgitter seiner Zellentür dem Wärter eine Stahlschlinge um den Hals wirft und ihn dadurch schnell und geräuschlos erledigt. Es ist in beiden Fällen die Rückkehr zur Dressur des „Zweck-Wilden".

Ein Experiment mit Hunden offenbart die Folgen dieser Methoden. Im letzten Kriege wurden Hunde durch besondere Behandlung zur Wildheit zurücktrainiert. Durch bewußte menschliche Einwirkung und Umstellung der Umwelt wurde aus dem Haustier der Kampf- und Kriegshund. Seine Psyche wurde aufgeteilt. Er wurde einer harten Disziplin des Gehorsams unterworfen und alle so erzeugten Spannungen auf ein Feindesbild abgeleitet, an dem die gestaute Aggressionslust sich austoben konnte. Bei Kriegsende hatte man Tausende von Hunden, die für die Friedenswelt nicht mehr zu gebrauchen waren und die einer Umstimmung zum Haustier ausgesetzt[4] werden mußten. Es stellte sich heraus, daß viele Hunde ihre Lektion zu gut gelernt hatten und nicht mehr von den neu belebten Urtrieben lassen wollten. Das seelische Gefälle zur Rückläufigkeit war in Bewegung geraten. In vielen Fällen ließ

[1] Siehe meine Untersuchung: *Fouché*. Ein Beitrag zur Technik der politischen Polizei in nachrevolutionären Perioden, S. 39. Tübingen 1919.

[2] Siehe den Bericht der Militärzeitung Stars and Stripes vom 11. März 1955.

[3] Pict. Hist., S. 225.

[4] Der hübsche amerikanische Züchter-Ausdruck ist "re-gentling".

sich das zahme Haustier nicht zurückzaubern. Die moralische Entfärbung hatte Bestand.

VI

Andere Formen der „Wildnis“ haben die Sagen aufbewahrt, die von der schrankenlosen Willkür halbwahnsinniger Feudalherren sprechen. Allmacht hat die besondere Fähigkeit, Züge der Regression aufzudecken und zu vertiefen. Nicht alle Einzelheiten der Sage mögen beglaubigt sein, daß aber Macht über Leben und Tod diesen Burgherrn seelisch Abbruch tat, muß aus der furchtbaren Reaktion des Bauernkrieges erschlossen werden, in dem Gleiches mit Gleichem vergolten wurde.

In der Schweiz liegt bei Moosleerau eine Höhe, der Stierengarten genannt. In einer Schlucht hatte sich der Sage nach der Burgherr einen Tierzwinger angelegt und belustigte sich damit, „die armen Leute drunten mit den wilden Bestien kämpfen zu lassen“. Schließlich wurde der letzte Burgherr von einem verzweifelten Bauern erschlagen und unter die frische Ackerfurche eingepflügt[1].

Den Herrn von Königstein bei Aarau, der seine Leute auf das furchtbarste quälte, auch seinen Bruder erschoß, banden die aufsässigen Bauern mit den Füßen an einen Baum und striegelten ihn mit Kardätschen zu Tode[2]. Als dem Burgvogt von Brunnegg im strengen Winter die Füße froren, erschlug er einen armen Holzhacker und wärmte im aufgeschnittenen Bauche seine Füße[3]. Wüteriche hochgeborener Art im Lande Österreich waren die „Hunde von Künring“, die auf der Burg Aggstein saßen[4]. Schlimmer als diese entarteten Gesellen hauste viele Jahre später der Schreck vom Wald, der die geschleifte Burg wieder aufgebaut hatte. „Seine Gefangenen hatten die furchtbarsten Qualen zu erdulden. An Stricken wurden sie über die schroffen Felsen hinausgehängt, um ein möglichst hohes Lösegeld von ihnen zu erpressen, oder man stieß sie durch eine kleine Pforte auf eine schmale Steinplatte hinaus . . . Diesen kleinen Felsvorsprung nannte der grausame Ritter in rohem Scherz sein Rosengärtlein, und es war weit und breit berüchtigt und gefürchtet[5].“ In der grausamen Burgfrau von Forchtenstein tritt der Typ eines weiblichen Desperados von Adel und moralischer Verkommenheit vor uns hin, „der ihre Untertanen weniger galten als ein Stück Freiwild[6]“.

Im Mandelbecker Forst in Niedersachsen liegen die Ruinen der Seckelnburg. Hier soll ein Raubritter armen Menschen den Kopf, den Frauen die Brüste abgeschnitten haben[7]. Ein Graf Isang war ruchlos

---

[1] Rochholz, E. L.: *Schweizersagen aus dem Aargau*, Bd. I, S. 126. Aarau 1856.

[2] Rochholz, Bd. I, S. 141.

[3] Rochholz, Bd. I, S. 187.

[4] Pischinger, A.: *Sagen aus Österreich*, S. 88. Wien 1949.

[5] Pischinger, S. 92 und 93.

[6] Pischinger, S. 103 und 104.

[7] Schambach, Georg u. Wilhelm Müller: *Niedersächsische Sagen und Märchen*, S. 61. Stuttgart 1948.

und schlecht, raubte Mädchen und zwang sie zu seinem Willen. Erst als er sich an einer Klosterfrau, seiner Schwester, vergreifen wollte[1], verwirrte Gott seinen — schon vorher gestörten — Sinn, so daß er ihr nichts anzutun vermochte.

Neben der Entartung vieler alter Geschlechter muß die Wehrlosigkeit der Leibeigenen, die überlegene Bewaffnung und die straffere Organisation der Feudalherrn eine Miniaturform des Cäsarenwahns erzeugt und ihre rohesten Instinkte aktiviert haben. So war es mit der Burgherrin von Merode im Rheinland, die ihre Bauern ins Hexenloch werfen ließ[2], so mit dem Ritter Kuno von Malberg, dessen Gewalttaten weithin Schrecken verbreiteten[3]. Vom Grafen Wilhelm II. von Jülich erzählte man schon zu seinen Lebzeiten und mehr nach seinem Tode unerhörte Dinge. Cäsarius von Heisterbach schreibt darüber: Er sei so ausschweifend, daß er kaum einen Dienstmannen habe, dessen Weib oder Tochter er nicht angetastet. Wie grausam er gegen seine Untertanen und Nachbarn war, davon wußte das ganze Bistum Köln zu erzählen . . .[4]. „Die Gräfin ließ er eines Tages mit Honig bestreichen, in einen Eisenkorb sperren und an einem Turm des Schlosses aufstellen, damit die Bienen und Wespen sie zerstächen[5]." Hier handelt es sich nicht um eine Sage, sondern um bezeugte Exzesse des gräflichen Outlaws. Macht ohne hemmende Einschränkung erweckt in ihm die Gelüste des Höhlenmenschen, und daß er ihnen ungestraft immer wieder frönen konnte, gab ihnen gesteigerten Antrieb.

Überall, wo Menschen sich wehrlos und stumm fügen müssen, entsteht eine „Wildnis" der menschlichen Beziehungen. Der bedingungslos Überlegene fällt rasch auf reine Machtmechanik zurück. In den Slums ist es der Muskel-Imperialismus des Gangsters[6], in der weißgekachelten,

---

[1] SCHAMBACH u. MÜLLER, S. 65.

[2] ZAUNERT, PAUL: *Deutscher Sagenschatz.* Rheinlandsagen, Bd. I, S. 127. Jena 1924.

[3] ZAUNERT, Bd. I, S. 285.

[4] ZAUNERT, Bd. I, S. 103.

[5] ZAUNERT, Bd. I, S. 105. — In dem alten Schloß von Tölz, das in einer Sturmnacht zusammenstürzte, hauste der grausame Graf Waal. Er war der Sage nach ein so böser und gottloser Mann, daß ihn schon das Geläute der Kirchenglocken in rasende Wut versetzte. — HANS FEHR hat in seinem Buch: *Das Recht in den Sagen der Schweiz*, S. 94ff., Frauenfeld 1955, ein ganzes Kapitel über diese ritterlichen Desperados, an denen die Wissenschaft bisher vorbeigegangen ist.

[6] Von Al Capone sagt ein Biograph: „Er war Neapolitaner von Geburt und seinen Instinkten nach Neandertaler. Es war etwas vom Gorilla an ihm." PASLEY, S. 12. — Vom Gangster Jimmy Frederico wird gesagt (FEDER und JÖSTEN, S. 144), er sei ein massiver, fetter Klotz gewesen, gebaut wie ein Affe und von entsprechender Mentalität.

wohl desinfizierten „Wildnis“ des Zuchthauses oder des Zwangslagers zu oft noch der Größenwahn des unbeschränkten Machthabers[1].

VII

Schon die Mitwelt hat das Problem des Desperados zu deuten versucht und verwundert in der Verdammung ein Element der Achtung entdeckt. Sie wies auf die Verwilderung des Krieges und die rohe Pädagogik der Nachkriegszeit hin[2], in der die Erregung des Kampfes langsam abebbte. Man dachte an den jugendlichen Charakter der Wanderung, die sich nach dem sagenhaften Westen ergoß, ohne daran zu denken, daß unisexuelle Bevölkerungs-Strukturen sozial wie emotional „Wüsteneffekte“ erzeugen. An der Noxe der Allmacht ist die Betrachtung vorbeigegangen, obschon sie am schwersten den jungen Menschen und den Besiegten trifft. Am besten noch wurde die moralische Ausfaserung durch die Ansprüche einer primitiven Umwelt gesehen. HOUGH sagt an einer Stelle[3], daß die ungezähmte Umwelt das Joch der Zivilisation von den Schultern der Menschen nahm. „Die Welt um sie herum war wild, und die Menschen kehrten zur Wildheit zurück.“ Ein Autor war 50 Jahre früher feineren Zusammenhängen auf der Spur. Ihm fiel auf, daß viele Menschen, die aus dem wohlbewachten und wohlgeordneten Osten kamen, „seltsame Impulse in sich verspürten, die immer herrischer wurden, wilde, neu erwachende Instinkte[4]“. Das war es: Die Wildnis tat es ihnen an. Für viele war es wie eine Heimkehr. Irgend etwas rüttelte an den verstellbaren Mechanismen ihrer Seele und stellte sie auf neuen, sehr alten Anspruch um.

In einem riesigen Massenexperiment deckte die Zeit einen dunklen Winkel der menschlichen Natur auf. Beim Kriminellen nennen wir ihn Atavismus, beim psychisch Defekten Degeneration, haben aber kein Wort dafür, wenn wir ihm beim normalen Menschen oder bei der Masse begegnen, deren Willen wir heilig gesprochen haben. Die Biologie sagt uns, daß nicht gebrauchte Organe oder Gliedmaßen sich zurückbilden[5]. Triebe und Instinkte sind älter als Gliedmaßen. Sie halten sich zäh in funktionellen Reserveunterständen und sind unter drängenden Bedingungen mobilisierbar. Wichtige reaktive Apparate können in äußerster Not umgesteuert werden, wenn es sein muß auch im Sinne stammesgeschichtlicher Rückbildung. Wir können uns, um nicht zugrunde zu gehen, dezivilisieren.

---

[1] Siehe dazu: Die Strafe, Bd. II, S. 299.

[2] RIPLEY, S. 19 und 20.

[3] HOUGH, S. 283.

[4] COATES, S. 26.

[5] Wie die Hinterbeine des Wals, der aus dem Wasser kam, Landbewohner wurde, und weil es ihm nicht gefiel, den Rückweg ins Wasser antrat.

VIII

Manche Wilde kommen aus der Schöpferhand der Natur[1] und tauchen als bedrohliche Mutationen unter uns auf. Andere mußten auf Krieg oder Umsturz, Extreme von Affekt oder Brunst warten, um ihr wildes Herz zu entdecken. Zu ihnen tritt, wie diese Untersuchung ergeben hat, eine neue große, in ruhigen Zeiten wohlversteckte Gruppe: sie wagt sich hervor, wenn die physische oder die soziale Umwelt zu ursprünglichen Formen abgezehrt ist. Der Reversion aller Dinge um ihn herum paßt sich der Mensch durch Rückbildung auf das gemäße niedere Niveau an. Er greift in das Arsenal latenter seelischer Bereitschaften und holt die „Wild"-Züge hervor, mit denen er den Ansturm unbändiger Kräfte parieren kann. Für kurze Frist ist der größte Barbar König unter denen, die nur halb oder viertel rückläufig sind.

In solchen Epochen verliert das Leben seinen Wert, wie es vor 100 Jahren im wilden Westen geschah. Die Frauen sind beim Vormarsch zurückgeblieben. Von allen Seiten droht Gefahr. Nur Brüder oder Kameraden halten noch zusammen, messen sich mit andern ähnlichen Gruppen, bleiben bestehen oder verlieren das Spiel. Wo wir hinblicken ist Goldgier, Herrschsucht, Lust des blinden Gehorchens und die Achtlosigkeit der Jugend, die nur den Augenblick genießt. Blut fließt, sehr viel Blut. Für diesen Rückfall in Mord und Selbstmord hält der Mythos des Altertums eine Deutung bereit, und Ovid hat ihm Worte[2] gegeben: Aus dem strömenden Blut der Giganten wird die Menschheit geschaffen. Ihr Sinn verachtet die Götter und steht nach Mord und Gewalt[3]. „Denn wisse", sagt Ovid, „aus Blut sind die Menschen geboren[4]."

Die Naturgeschichte des Desperados bestätigt die Intuition des Dichters. Aus dem Potential der Regressionen hebt er freilich nur einen der mannigfachen Wesenszüge hervor, die, wenn der Urwald wieder näherrückt, dem Menschen als Gebot und Begier durch das „Labyrinth der Brust" wandeln.

---

[1] Die nordischen Berserker des 10. Jahrhunderts waren Berufsfechter, bellten und heulten beim Angriff, bissen in den Schildrand und liefen gegen den Feind Amok. Näheres über diese nutzbaren „Wilden" wissen wir nicht, sie mußten aber nach isländischen Sagen, wenn sie in Friedenszeiten zu lästig wurden, umgebracht werden. Elton, Oliver: *The nine books of the Danish history of Saxo Grammaticus*, Bd. I, S. 45. London 1905. Diese Typen haben eine gewisse Ähnlichkeit mit den muskelbepackten „Gorillas", die als Leibwächter großer Gangster dienen.

[2] Ovid, Met. I, 161—162.

[3] „aeque avidissima caedis et violenta fuit."

[4] „scires a sanguine natos."

Sachverzeichnis

Batch number: 10844655

Printed by Printforce, the Netherlands